DIANE VON WELTZIEN (HRSG.)

DAS GROSSE BUCH VOM GANZHEITLICHEN HEILEN

Mit Beiträgen von
Jeanne Achterberg, Edward Bach, Barbara Ann Brennan,
Stephen T. Chang, Ruediger Dahlke, Irene Dalichow,
Marilyn Diamond, Louise L. Hay, Anita Höhne,
Hans Höting, Erich Keller, Eric Meyer, Petra Neumayer,
Leila Parker, Mechthild Scheffer, Andrew Weil,
Harald Wiesendanger u.v.a.

W0190960

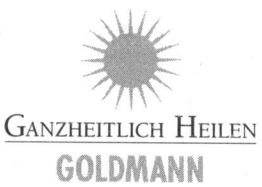

GANZHEITLICH HEILEN

GOLDMANN

Die Quellennachweise zu den einzelnen Texten
befinden sich am Ende des Bandes.

Originalausgabe

Umwelthinweis:
Alle bedruckten Materialien dieses Taschenbuches
sind chlorfrei und umweltschonend.

Originalausgabe Januar 1999
© 1999 Wilhelm Goldmann Verlag, München
in der Verlagsgruppe Bertelsmann GmbH
Umschlaggestaltung: Design Team München
Layout/DTP: Martin Strohkendl
Druck: Elsnerdruck
Verlagsnummer: 14137
WL · Herstellung: Stefan Hansen
Made in Germany
ISBN 3-442-14137-0

1 3 5 7 9 10 8 6 4 2

*Dieses Buch
ist Olivia Baerend gewidmet*

Inhalt

4. TEIL
Unkonventionelle Heilmittel

5. Teil
Ernährung, Fasten, Entgiften

1. Teil

Ganzheitliches Heilen

JEANNE ACHTERBERG

Heilen und Heilsystem

Ein sowohl die männliche wie die weibliche Perspektive berücksichtigender, ausgewogener Standpunkt bedeutet, daß das Heilen nicht als punktuelle technische Angelegenheit, sondern als Prozeß begriffen wird. Er bedeutet ein Hinausgehen über die beschränkte intensive Konzentration auf die Molekularbiologie und die Einbeziehung von Faktoren wie Gemeinschaft und Umwelt sowie die Berücksichtigung geistig/seelischer Bedürfnisse.

Heilen: eine Neudefinition

Der Begriff des Heilens bedarf, gerade auch in den USA, einer Neudefinition. Spricht man heute von »Heilkräften«, dann ruft das schnell die Assoziation mit Quacksalbern, Evangelisten oder anderen Personen hervor, die sich nicht der gängigen allopathischen Behandlungsmethoden bedienen. Die Wissenschaft schenkt selbst in dramatischen Fällen dem Phänomen der Selbstheilung wenig Aufmerksamkeit. Die inneren Mechanismen von Geist und Körper (zum Beispiel das Immunsystem), die dafür ausgerüstet sind, praktisch alle Arten von Trauma oder Krankheit zu heilen, sind erst in jüngster Zeit von der medizinischen Wissenschaft ein wenig erforscht worden. Über die Heilkräfte oder das Heilen weiß man weit weniger als über die Pathophysiologie der Krankheit.

Die Technologie des Kurierens dagegen, die Labor- und Apparatemedizin, genießt im allopathischen System hohes Prestige. Sie impliziert, daß der, der kuriert, aktiv und der, der kuriert wird, passiv ist – auch hier die Dichotomie von männlich und weiblich.

In einem ausgewogenen System ist weder das Heilen noch das

Kurieren etwas, das eine Person mit der anderen *macht* oder für sie tut. Beide Begriffe beziehen sich auf einen inneren Prozeß, der von einem tieferen, Harmonie und Ganzheit implizierenden Gesundheitsverständnis ausgeht. Von daher mag sich der Begriff der physischen Gesundheit – oder die Molekularbiologie – verändern oder im Zusammenhang mit dem Begriff von Ganzheit relevant werden (oder auch nicht). Was »geheilt« oder »ganz« werden bedeutet, ist letzten Endes eine Sache persönlicher Anschauung und nicht der Resultate einer Urinanalyse oder eines psychologischen Tests oder der Gesundheitskriterien einer anderen Person. Auch mag sich ein Mensch durch den Heilungsprozeß in einem ganzheitlicheren, harmonischeren oder »besseren« Zustand befinden, weil er an innerer Stärke und Einsicht gewonnen hat. Krankheit oder Leiden kann sehr wohl als kritisches und entscheidendes Ereignis auf dem Weg zu persönlicher Transformation begriffen werden.

Meiner Ansicht nach gehören zu einer ausgewogenen Anschauung vom Heilen folgende Konzeptionen:

1. Heilen bedeutet eine lebenslange Reise zur Ganzheit.
2. Heilen bedeutet ein Sich-Erinnern an das, was über die Verbindung, die Einheit und die wechselseitige Abhängigkeit zwischen allen lebendigen und unbelebten Dingen vergessen wurde.
3. Heilen bedeutet eine Umarmung dessen, was am meisten gefürchtet wird.
4. Heilen bedeutet ein Öffnen dessen, was verschlossen wurde, ein Erweichen dessen, was sich bis zur Behinderung und zum Hemmnis verhärtet hat.
5. Heilen bedeutet ein Eintreten in das transzendente, zeitlose Moment, in dem das Göttliche erfahren wird.
6. Heilen bedeutet Kreativität und Leidenschaftlichkeit und Liebe.
7. Heilen bedeutet das Streben nach Selbst-Erkenntnis und Selbst-Ausdruck in seiner ganzen Fülle, seinen Licht- und Schattenseiten, seinen männlichen und weiblichen Aspekten.
8. Heilen bedeutet lernen, dem Leben zu vertrauen.

Das Heilsystem

Ein System, das einem ganzheitlicheren Gesundheitsbegriff zum Ausdruck verhilft, hat viele Facetten: Es wird verstanden als ein Geflecht von Individuen, deren Beziehungen zueinander und zu ihrer Umwelt (siehe graphische Darstellung S. 16). Ein Geflecht, das man sich wie ein Netz vorstellen sollte, nicht als eindimensionale hierarchische Ordnung. Jede Ebene berührt alle anderen Ebenen, und die Beziehungen sind sowohl komplex wie unendlich. Heilung, Krankheit, ein Bruch an irgendeiner Stelle des Systems – alles ruft ein Echo auf allen Ebenen hervor. Das Modell des Netzes gehört zur weiblichen Bilderwelt im Gegensatz zur männlichen Denkweise in Modellen von linearen, hierarchischen Beziehungen.

Die Bindungen zwischen den und innerhalb der einzelnen Ebenen sind unsichtbar und immateriell. Sie umfassen bewußtes und unbewußtes Denken, Motivation, Liebe und Willen. Tatsächlich scheint sich mehr und mehr zu erweisen, daß alles Physische in einem unsichtbaren Netzwerk wurzelt. Diese Erkenntnisse aus der Welt der Quantenphysik rütteln an den Grundfesten einer rein materiellen und physisch orientierten Weltsicht. Um ganzheitliche Gesundheit verstehen und anstreben zu können, brauchen wir die Polaritäten sowohl des Sichtbaren wie des Unsichtbaren, des Physischen wie des Nichtphysischen.

Jede Ebene des Heilsystems verlangt eine ihr angemessene Technologie und Datenbasis. Das, was sich auf physischer Ebene manifestiert, braucht Aufmerksamkeit und Behandlung auf physischer Ebene. Was sich auf psychischer Ebene manifestiert, erfordert Kenntnisse über Psychopathologie und normale psychische Abläufe und Mechanismen. Die Lektionen, die Botschaft und die Bedeutung einer Krankheit mögen sich auf das Erkennen und Akzeptieren der von den Eltern ererbten genetischen Strukturen, auf Aspekte der Lebensführung oder auf esoterische Themen beziehen. Sie alle sind gleichermaßen gültig und bedeutungsvoll und verdienen gleich viel Beachtung.

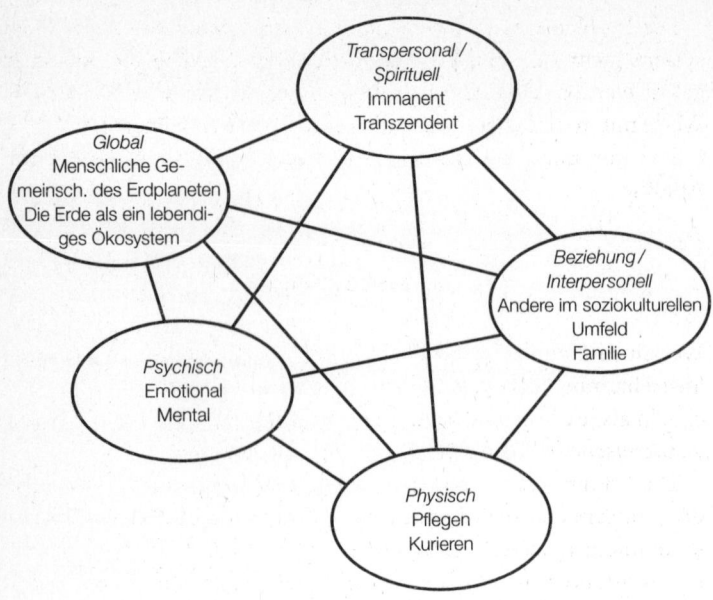

Das Heilsystem
Ein Netz wechselseitiger Beziehungen

In einem vielschichtigen ausgewogenen Heilsystem kann man nicht davon ausgehen, daß eine einzige Sichtweise die primären Ursachen von Leiden oder Krankheit zu erklären vermag, noch kann es als wünschenswert betrachtet werden, daß die Behandlung nur durch Vertreter einer einzigen medizinischen Richtung erfolgt. Für einen Psychologen mag die Annahme verführerisch sein, daß die »wirklichen« Ursachen einer Krankheit emotionale Unausgeglichenheit oder nichtfunktionierende Beziehungen sind. Schulmediziner neigen dazu, die Ursachen genetisch oder anderweitig physisch zu definieren. Wiederum andere sehen die primären Ursachen und damit Ansätze für eine Behandlung in blockierten Energiezentren, Problemen der Wirbelsäule, Streß, karmischen Verfehlungen oder falschen spirituellen Praktiken.

Die Probleme von Ursache und Heilung können in diesem Heilsystem nicht mit simplen Antworten oder engstirnigen Ansätzen gelöst werden. Die Herausforderung besteht darin, daß weibliche Werte mit männlichen Prinzipien sinnvoll verbunden werden: Flexibilität mit Entschlußkraft, Perspektive mit Fokus, Synthese mit Analyse.

Die Heiler/innen

Wer einen Heilberuf im Rahmen eines ausgewogenen Heilsystems anstrebt, muß sich ein detaillierteres und umfassenderes Wissen aneignen als je zuvor, was nicht unbedingt nur auf dem Weg über eine *akademische* medizinische Ausbildung zu erreichen ist.

Die Erfahrungen der Vergangenheit und Gegenwart lassen es jedoch ratsam erscheinen, daß gerade Frauen sich auf vielen Ebenen sachkundig machen. Der Wunsch zu heilen und das Bewußtsein, über eine heilerische Gabe (was immer das im einzelnen heißen mag) zu verfügen, mag eine »Berufung« sein, wie Florence Nightingale behauptete, aber es ist zweifellos auch ein Beruf. Die Frau, die wirklich daran mitwirken will, das menschliche Leben in andere Bahnen zu lenken, braucht vielleicht Hände, von denen heilendes Licht ausgeht, und ein Herz voller Liebe, aber das ist nicht genug. Der Weg des Heilens ist lang und verlangt einen hohen Preis, wie uns die Biographie Trotulas, Hildegards, Mary Putnam Jacobis und anderer Frauen lehrt. In den Stammeskulturen kündigt sich die Befähigung zum Heilen im Laufe einer Visionssuche an, die meist in der Adoleszenz unternommen wird. Der oder die zukünftige Heiler/in geht dann für den größten Teil seines oder ihres Erwachsenenlebens bei einem Meister oder einer Meisterin in die Lehre. Sie üben ihren Beruf erst dann wahrhaft und eigenständig aus, wenn sich im Haar die ersten silbernen Fäden zeigen.

Der gegenwärtige »New Age«-Glaube, daß Heiler sich lediglich in ihre Intuition einzuklinken und um die Welt der archivierten Informationen nicht zu kümmern bräuchten, stellt eine Gefahr für ein

ausgewogenes Heilsystem dar. Das Vertreten weiblicher Prinzipien
allein – unter Ausschluß dessen, was andere Gedankengebäude an
Bewundernswertem und Effektivem anzubieten haben – bedeutet
kein bewußtes Ausüben von Verantwortlichkeit.

Auch der Begriff vom »verwundeten Heiler« ist für die Entwicklung eines ausgewogenen Heilsystems relevant. Er impliziert, daß
sich jemand dem eigenen Transformationsprozeß, der inneren Arbeit oder einer Krise stellt, um durch diese Erfahrung für andere leidende Menschen mehr tun und ihnen auf ihrer Suche nach Linderung oder Heilung besser beistehen zu können.[1]

Die starke Betonung von Objektivität dagegen, die in allen Professionen zu beobachten ist, sorgt dafür, daß man bei der Ausübung
des Berufs distanziert, nüchtern und von der Arbeit unberührt
bleibt. Der »verwundete Heiler« ist eine passende Metapher für die
Empathie, das Verständnis und eine gewisse Charaktertiefe, die im
gegenwärtigen Gesundheitssystem so rar sind.

Intensives Befaßtsein mit dem Heilen bedeutet eine Herausforderung für das eigene Leben. Die Initiationsreise des verwundeten Heilers, die persönliches Wachstum und Transformation impliziert, stellt
ganz klar eine Parallele zur »Heilungsreise« des Kranken dar. Heiler
und Heilung Suchender können auf dem Weg zu Selbst-Bewußtheit
und Persönlichkeitsentfaltung zueinander finden; jeder kann zutiefst
durch die Präsenz und Erfahrung des anderen beeinflußt werden.

Die weiblichen Prinzipien des Heilens – Subjektivität, Vernetzung, Verstehen – *sind* die Qualitäten des verwundeten Heilers. Eine
Entscheidung, diese Prinzipien zu akzeptieren, sollte mit Ernst und
großer Zurückhaltung getroffen werden. Die Menschen, die die
Wahl treffen oder auserwählt sind, in dieser Weise zu arbeiten,
fühlen sich geehrt und voller Demut zugleich, Teil eines transzendenten Prozesses zu sein, und sie wissen sehr wohl, daß die Anforderungen gewaltig, manchmal überwältigend sein werden. Der verwundete Heiler nimmt ganz bewußt am Leben eines anderen Menschen teil, begleitet ihn in die Reiche von Geist und Seele und fängt
mit ihm gemeinsam verlorengegangenes Wissen wieder ein, die Erinnerungen des Unendlichen.

Die von mir bereits beschriebene Arbeit des Schamanen ist die Arbeit des verwundeten Heilers.

Schamanen können im kollektiven Unbewußten nach Perlen tauchen und die Informationen abrufen, die in ihre Organe und Knochen eingeschrieben sind, sie verstehen es, die Melodie des Blutes auf der Saite ihrer Seele zum Erklingen zu bringen … Der Schamane hat, wie Platons Philosoph, das Sonnentor gefunden und ist aus der Höhle herausgetreten, hat in den Tiefen der Höhle gegraben und auch dort diese Tür gefunden. Seine (oder ihre) Aufgabe ist es, Bilder zurückzubringen, die die Seele heilen.[2]

Auf diese Rolle haben Priester, Ärzte, Therapeuten und auch Künstler schon lange verzichtet, da sie die Heilfunktion ihres Mediums vergessen haben.

Doch wird diese Arbeit reichlich vergolten. Denn wenn es stimmt, daß Arbeit manifestierte Liebe ist, dann gibt es keinen Bereich oder keine Aufgabe, die mehr Gelegenheit zur Manifestation von Liebe bietet. Sie ist ein Weg, um verstehen zu lernen, wer wir sind.

Verantwortungsbewußte Arbeit ist die Verkörperung von Liebe, und Liebe ist die einzige Disziplin, die der Formung der Persönlichkeit dient, die einzige Disziplin, die Geist und Gemüt zu der für ein Leben stetigen Bemühens erforderlichen Ganzheit und Beständigkeit bringt. Ein Schimmer innerster Berufung scheint hier auf, jenes Paradox aller wahren Selbsterkenntnis – die Tatsache, daß wir uns finden, indem wir uns verlieren. Wir verlieren uns selbst in der Liebe zur uns gestellten Aufgabe und erfahren in diesem Moment eine Identität, die sowohl in uns als auch über uns hinaus existiert.[3]

[1.] J. Achterberg, »The Wounded Healer: Transformational Journeys in Modern Medicine«, in: G. Doore, Hrsg., *Shaman's Path: Healing, Personal Growth, and Empowerment*. Boston: Shambhala, 1988

[2.] T. Mc Chellan, »Whether Art is Useful«, unveröffentlichtes Manuskript (Dallas/Mex.) S. 4.

[3.] T. Roszak, *Person, Planet. The Creative Disintegration of Industrial Society*, New York: Doubleday, 1978 (dt. *Mensch und Erde auf dem Weg zur Einheit*. Soyen 1982).

EDWARD BACH

Grundlegende Gedanken zu Krankheit und Heilung

Um Krankheit – ihren Zweck, ihr Wesen und ihre Heilung – zu verstehen, müssen wir auch etwas vom Grund unseres Daseins begreifen und von den Gesetzen unseres Schöpfers in bezug auf uns selbst.

Es kommt darauf an zu erkennen, daß der Mensch zwei Aspekte besitzt, einen geistigen und einen körperlichen. Von diesen beiden ist der körperliche von unendlich geringerer Bedeutung.

Unter der Führung unseres geistigen Selbst, unseres unsterblichen Lebens, wird der Mensch geboren, um Wissen und Erfahrung zu erwerben und um sich als körperliches Wesen zu vervollkommnen.

Der materielle Körper allein ist ohne die Verbindung mit dem Geistigen eine leere Hülle, gleich einem Stück Kork auf den Wellen. Wo aber Einheit ist, da ist das Leben eine Freude, ein spannendes, interessantes Abenteuer, eine Reise, die Glück, Gesundheit und Wissen bringt.

Unsere Entwicklung begannen wir als Neugeborenes, ohne Wissen, das ganze Interesse auf sich selbst gerichtet. Wünsche beschränken sich auf Geborgenheit, Nahrung und Wärme. Dann, wenn wir weiterkommen, wächst das Verlangen nach Macht, und so bleiben wir eine Zeitlang auf uns selbst gerichtet, allein erfüllt von dem Wunsch nach eigenem Gewinn, nach weltlichem Ehrgeiz.

Dann gelangen wir an den Wendepunkt: Geboren wird der Wunsch, anderen zu dienen. Nun beginnt der Kampf, denn im Laufe unserer Entwicklung gilt es, ›selbst‹ in ›selbstlos‹ umzukehren, Getrenntsein in Einheit. Wir haben alles Wissen, alle Erfahrung zu sammeln, die die Welt uns vermitteln kann und alle menschlichen Schwächen sind umzuwandeln in die entgegengesetzten Tugenden.

Doch wir lernen langsam, eine Lektion nach der anderen. Wenn wir aber gesund und glücklich sein wollen, müssen wir diejenige Lektion lernen, die unser geistiges Selbst vor uns gestellt hat.

Wir lernen nicht alle zur gleichen Zeit die gleiche Lektion. Der eine hat den Stolz zu überwinden, ein anderer die Angst, ein weiterer den Haß und so fort. Wesentlich für unser Wohl ist jedoch, daß wir die Lektion lernen, die uns aufgegeben ist.

Unsere Stufe der Entwicklung spielt keine Rolle; ob wir Wilde sind oder Jünger des Geistes, hat keine Auswirkung auf unsere Gesundheit. Was aber zählt, ist – ganz gleich, wo wir uns auf unserem Weg befinden –, daß wir in Harmonie mit den Geboten unserer Seele leben. Sei es, daß wir Rang und Wohlstand erwerben, sei es, daß wir das aufopfernde Leben eines Märtyrers führen: Die Gesundheit liegt im Befolgen der Gebote und im Übereinstimmen mit unserem geistigen Selbst.

Unsere Seele stellt uns auf diesen Platz im Leben und gibt uns die Berufung – sei es als Schuhputzer oder als Monarch –, die für unsere Entwicklung am besten geeignet ist. Da können wir am leichtesten die notwendige Lektion lernen, und in welcher Stellung wir uns auch befinden, ist es nur nötig, die uns vorgegebene Arbeit zu verrichten, und alles wird gut sein.

Krankheit ist die Folge eines Konfliktes: wenn die Persönlichkeit sich weigert, den Geboten der Seele zu folgen, wenn Disharmonie herrscht, Störung des Gleichgewichts zwischen dem höheren, geistigen Selbst und der niederen Persönlichkeit, als die wir uns kennen.

Keinem von uns wird mehr zugeteilt, als er bewältigen kann, und man verlangt von uns auch nicht, mehr zu tun, als in unserer Macht steht.

Dann geht das Leben auf in dem Bestreben, die niederen Eigenschaften des Selbst in die höheren Tugenden der selbstlosen Einheit zu verwandeln. Das ist nicht zu erreichen durch drastische oder wildentschlossene Anstrengungen, sondern durch eine langsame, allmähliche und eigentlich glückliche Entwicklung.

Während unseres hiesigen Aufenthaltes auf dem Wege zur Vollendung gibt es verschiedene Stufen. Selbstisch in selbstlos zu verwandeln, Wünschen in Wunschlosigkeit, Getrenntsein in Einheit, das ist nicht in einem Augenblick zu erlangen, sondern durch allmähliche, schrittweise Entwicklung, und Stufe für Stufe müssen wir im Laufe der Zeit hinter uns bringen. Manche Phasen mögen vergleichsweise einfach sein, andere äußerst schwierig, und dann passiert es, daß Krankheit dazukommt, weil wir in jenen schwierigen Abschnitten nachlassen, unserem geistigen Selbst zu folgen. So entsteht der Konflikt, der Krankheit schafft.

Je nach der Stufe, auf der wir fehlen, entwickelt sich im Körperlichen ein bestimmter Gemütszustand mit den dazugehörigen Konsequenzen für den Patienten und jene, die um ihn sind. Dieser Gemütszustand nun verrät dem Arzt den eigentlichen, wirklichen Grund der Beschwerden seines Patienten; er gibt ihm den Schlüssel zur erfolgreichen Behandlung.

Daraus läßt sich ableiten, welche Anstrengungen vom Patienten erwartet werden, an welcher Stelle er versagte – und damit auch, wie ihm richtig für sein Wohlbefinden geholfen werden kann.

Hahnemann lehrte: »Gleiches heilt Gleiches.« Das ist bis zu einem gewissen Punkt zutreffend, aber das Wort »heilt« ist irreführend. »Gleiches stößt Gleiches ab« hieße es, genauer ausgedrückt.

Die Krankheit selbst ist ein Fall von »Gleiches heilt Gleiches«, oder besser: »Gleiches stößt Gleiches ab.«

Der Zweck der Krankheit ist, uns davon abzuhalten, weiterhin falsch zu handeln, also die wirksamste Methode, unsere Persönlichkeit mit der Seele zu harmonisieren. Wie sollten wir ohne den Schmerz denn wirklich wissen, daß Grausamkeit wehtut? Hätten wir nie einen Verlust zu beklagen, wie könnten wir erkennen, daß Räuberei Leid erzeugt? Freilich sollten wir unsere Lektionen auf der mentalen Ebene lernen und uns so körperliches Leid ersparen, aber viele von uns bringen das nicht fertig. So wird uns Krankheit geschickt, um unsere Entwicklung zu beschleunigen. Das ist die Methode unserer eigenen väterlich-liebevollen Seele, um uns auf den Weg des Verstehens zu führen.

Darüber hinaus sei daran erinnert, daß Leiden (das wir gewiß klug meiden sollten) auch einen gewissen Vorzug hat: es zeigt an, daß die Persönlichkeit eine Stufe der Entwicklung erreicht hat, auf der eine Korrektur möglich ist; ganz kleine Babys werden nicht gezüchtigt.

Daraus ist unmittelbar zu erkennen, wie man Krankheit vermeiden kann: Lauschten wir nur der Stimme unseres geistigen Selbst, blieben wir nur in Harmonie mit unserer Seele, dann bräuchten wir keine schweren Lektionen und könnten frei von Krankheiten leben.

Es ist also die Aufgabe des Arztes, seinem Patienten dahingehend zu helfen durch geistige, gedankliche und körperliche Unterstützung.

Hahnemanns Genie erkannte Wesen und Zweck der Krankheit und gebrauchte ›gleiche‹ Arzneien, die, indem sie die Krankheit vorübergehend intensivierten, ihr Ende beschleunigten. Er verwendete Gifte, um Gifte aus dem Körper auszustoßen.

Nachdem wir betrachtet haben, an welchem Punkt dieses Genie uns verließ, wollen wir nun einen Schritt weitergehen, und wir werden sehen, daß es einen neuen, besseren Weg gibt.

Wenn der Patient einen Fehler im Denken hat, wird daraus ein Konflikt zwischen Geistigem und Körperlichem folgen und schließlich Krankheit entstehen. Der Fehler mag beseitigt, das Gift aus dem Körper vertrieben werden, aber ein Vakuum bleibt übrig. Die schädliche Kraft ist weg, aber wo sie einst saß, ist nun ein leerer Raum.

Die vollkommene Methode besteht nicht so sehr darin, den schädlichen Einfluß zu vertreiben, als die ihm entgegengesetzte Tugend hereinzuziehen und durch die Kraft dieser Tugend den Fehler auszuschwemmen. Das ist das Gesetz der Gegensätze, das Gesetz von Positiv und Negativ.

Zum Beispiel: Ein Patient leidet Schmerzen, weil Grausamkeit in seinem Wesen ist. Er mag wohl diese Schwäche verdrängen und ständig behaupten: »Ich werde nicht grausam sein«. Aber das bedeutet einen langen, anstrengenden Kampf, und sollte es ihm tatsächlich gelingen, auf diese Weise die Grausamkeit auszuschalten, dann bleibt ein Vakuum, ein Loch übrig. Konzentrierte sich der Patient aber auf das Positive, um Mitgefühl zu entwickeln und sein Wesen mit dieser Tugend zu erfüllen, dann wird die Grausamkeit ohne weitere Mühsal ersetzt und ihm für alle Zeiten unmöglich.

Die vollkommene Heilkunde lehrt und unterstützt also den Patienten, jene Tugend zu entfalten, die ihm ein für allemal Immunität in bezug auf die ihr entgegengesetzte Schwäche verschafft, die auszulöschen seine jeweilige Aufgabe ist. Das ist nicht ein Heilen nach dem Motto »Du sollst nicht ...«, sondern mit dem Leitsatz: »Selig sind, die ...«

Nun wollen wir ein weiteres großes Prinzip Hahnemanns betrachten: das Gebot, von innen nach außen zu heilen.

Zuerst muß das Gemüt geheilt werden, dann wird der Körper folgen. Den Körper zu heilen und nicht das Gemüt, kann ernste Konsequenzen für den Patienten haben, da der Körper auf Kosten der Seele gewinnt, und die zu lernende Lektion wird günstigstenfalls aufgeschoben. Es wäre besser, einen Körper zu verlieren als eine Lektion zu versäumen.

Deshalb ist die Aufgabe des Arztes zweifach: seinem Patienten zu helfen, sein geistiges Verfehlen zu korrigieren und ihm solche Arznei zu geben, die auf der körperlichen Ebene dazu beiträgt, daß er dies erreicht. So wird ein gesünderes Gemüt die Heilung des Körpers bewirken.

Dafür ist es wesentlich, daß die gewählten Arzneien lebenspendend und erhebend sind; ihre Schwingungen sollten veredelnd sein.

In der Wahl der rechten Arznei müssen wir deren Entwicklungsstand in bezug auf den Menschen in Betrachtung ziehen.

Metalle sind untermenschlich. Der Gebrauch tierischer Heilmittel würde Grausamkeit gegen Tiere voraussetzen, und in der göttlichen Heilkunst darf keine Spur von Grausamkeit sein. Damit bleibt uns noch das Pflanzenreich. Von den Pflanzen gibt es drei Typen. Die erste Gruppe ist in ihrer Entwicklung verhältnismäßig unterhalb der menschlichen; dazu gehören die primitiven Arten, die Algen, die Kakteen, der Teufelszwirn und ähnliche. Weiterhin solche, die für falsche Zwecke gebraucht wurden, und einige davon sind giftig: Bilsenkraut, Tollkirsche und verschiedene Orchideen.

Die Pflanzen der zweiten Gruppe sind dem menschlichen Entwicklungsstand ungefähr gewachsen. Sie sind unschädlich und als Nahrung zu verwenden.

Aber es gibt noch eine dritte Gruppe, die in ihrem Entwicklungsstand entsprechend hoch oder höher ist als der durchschnittliche Mensch. Aus dieser Gruppe müssen wir unsere Arzneien wählen, denn diesen ist die Kraft gegeben, zu heilen und zum Segen zu gereichen.

Außerdem ist hiermit keine Grausamkeit verbunden: Da diese Pflanzen das Verlangen haben, zum Wohle des Menschen genutzt zu werden, wohnt ihnen ein Segen inne für ihren Dienst am Menschen.

Die erste Gruppe senkt die Schwingungen des Körpers und macht ihn damit ungeeignet, um von einem geistigen Selbst bewohnt zu werden, sie können also den Tod herbeiführen. Die letzte Gruppe aber besitzt die Kraft, unsere Schwingungen anzuheben und damit geistige Kraft herabzuziehen, die Gemüt und Körper reinigt und heilt.

Damit bedeutet unsere Arbeit als Ärzte: Das Wesen des Menschen zu studieren, auf daß wir unseren Patienten zu einem Wissen über sich selbst verhelfen können und ihnen zu raten vermögen, wie ihre Persönlichkeit mit der Seele zu harmonisieren sei. Weiterhin gilt es, solche wohltätigen Arzneien zu verabreichen, die die Schwingungen der Persönlichkeit anheben werden und sie damit zu einer gefälligeren Heimstatt für die Seele machen, dadurch also die Tugend zu entfalten, die notwendig ist, um die Harmonie zwischen dem höheren und dem niederen Selbst herbeizuführen, die vollkommene Gesundheit bedeutet.

Nun laßt uns die praktischen Aspekte von Diagnose und Behandlung betrachten.

Es gibt zunächst sieben Hauptgruppen, nach denen wir unsere Patienten unterscheiden können.

Ein Mensch kann – je nach Lektion, die es zu lernen gilt – bezüglich jedes der folgenden Grundprinzipien irregehen:

1. Macht
2. Intellektuelles Wissen
3. Liebe
4. Ausgeglichenheit
5. Dienen
6. Weisheit
7. Geistige Vollkommenheit

Bevor wir weitergehen, sei noch einmal betont, daß das Vorhandensein von Krankheit anzeigt, daß sich die Persönlichkeit in einem Konflikt mit der Seele befindet.

Schwächen und Tugenden sind relativ, und was beim einen eine Tugend ist, mag der Fehler des anderen sein. Allein Macht anzustreben, mag recht sein für eine junge Seele und keinen Konflikt zwischen der Persönlichkeit und dem geistigen Selbst verursachen. Aber was hier recht ist, wäre in dem höheren Entwicklungsstadium des geistig Strebenden fehl am Platze und damit falsch; hier hat die Seele bestimmt, daß die Persönlichkeit gibt, statt zu nehmen.

Deshalb ist eine Eigenschaft an sich nicht als recht oder falsch zu beurteilen, solange man nicht den Entwicklungsstand des einzelnen in Betracht zieht.

Was wir als böse kennen, ist Gutes am falschen Platz.

Aber das Vorhandensein der Krankheit zeigt an, daß es Schwächen in der Persönlichkeit gibt, die die Seele sich zu beseitigen bemüht, weil sie nicht dem Entwicklungsstand dieses Menschen entsprechen.

Außerdem muß der Patient sich beharrlich weigern, der Stimme des Gewissens zu lauschen und seine Erfahrung auf der mentalen Ebene zu gewinnen, deshalb besteht die Notwendigkeit einer drastischeren Unterweisung, die dann die Krankheit bedeutet.

Aus der Mentalität unserer Patienten können wir den Irrtum erkennen, den sie begehen, den Punkt, an dem es der Persönlichkeit nicht gelingt, mit dem von der Seele erwünschten Wachstumsprozeß Schritt zu halten.

Fehler im Bereich der sieben Prinzipien ergeben folgende Typen:

1. Macht	Tyrann	Autokrat	Effekthascher
2. Intellekt	Magier	Zerstörer	Satyr
3. Liebe	Inquisitor	Haß	Rausch
4. Balance	Ekstatiker	Wetterfahne	Hysteriker
5. Dienen	selbstgerecht	Egoist	Schäker
6. Weisheit	agnostisch	Narr	Clown
7. Geistige Vollkommenheit	Schwärmer	Puritaner	Mönch

Die Art der körperlichen Krankheit unseres Patienten ist ohne Belang; wir müssen verstehen, zu welchem der oben genannten Typen er gehört.

Doch wir dürfen nicht erwarten, daß die Charakteristika immer so überdeutlich sind, denn in vielen Fällen ist vielleicht nur eine Spur der Schwäche übrig; dennoch ist es wesentlich, genau den zugrundeliegenden Fehler zu verstehen – wie leicht er auch sein mag –, um eine erfolgreiche Behandlung zu sichern.

BARBARA ANN BRENNAN

Die Ursachen von Krankheit

Aus der Sicht des Heilers ist Krankheit ein Ergebnis von Ungleichgewicht. Ungleichgewicht entsteht, wenn Sie vergessen, wer Sie sind. Zu vergessen, wer Sie sind, führt zu Gedanken und Handlungen, die einen ungesunden Lebensstil nach sich ziehen, und schließlich zu Krankheit.

Die Krankheit selbst ist ein Signal dafür, daß Sie nicht im Gleichgewicht sind, weil Sie vergessen haben, wer Sie sind. Sie ist eine direkte Botschaft, die Ihnen nicht nur die Art Ihres Ungleichgewichts deutlich macht, sondern Ihnen auch die Schritte zeigt, die Sie an Ihrem wirklichen Selbst und zur Gesundheit zurückführen. Diese Information ist sehr präzise, wenn Sie die Botschaft zu entschlüsseln vermögen.

Krankheit kann also als eine Lektion verstanden werden, die Sie sich selbst aufgegeben haben, damit Sie sich daran erinnern, wer Sie sind. Es werden Ihnen jetzt sofort alle möglichen Einwände gegen diese Aussage einfallen. Die meisten davon begrenzen aber Ihre Wahrnehmung auf eine Wirklichkeit, die nur diesen Lebenszyklus sieht und nur das Leben im physischen Körper. Mein Blickwinkel transzendiert diese Sichtweise. Die obigen Aussagen können nur dann richtig verstanden werden, wenn Sie bereits erkannt und akzeptiert haben, daß Sie jenseits der physischen Dimensionen von Zeit und Raum existieren. Daß diese Aussagen der Liebe entspringen, können Sie nur dann fühlen, wenn Sie sich selbst als Teil des Ganzen und damit als das Ganze begreifen. Sie beruhen auf der Vorstellung, daß es zwischen Individuation und Ganzheit keinen Widerspruch gibt, denn zwar setzt sich das Ganze aus einzelnen Teilen zusammen, diese aber sind nicht nur Teil des Ganzen, sondern wie ein Hologramm selbst das Ganze.

Meine persönliche Entwicklung in den Jahren, in denen ich als Therapeutin arbeitete und die Energiefelder der Menschen beobachtete, brachte zwei Veränderungen meiner Wahrnehmung mit sich, die einen drastischen Wandel meiner Arbeitsmethoden bewirkten. Zum einen bekam ich während der Sitzungen Anweisungen von spirituellen Lehrern. Zum anderen begann ich, ins Innere des Körpers hineinschauen zu können. So wurde aus der Therapeutin langsam eine Heilerin.

Heilen war für mich zuerst eine Erweiterung der Therapie und wurde dann zum Kern jeder Art von Therapie, denn es werden alle Dimensionen der Seele und des Körpers berührt – weit über das hinaus, was Psychotherapie leisten kann. Meine Arbeit wurde klar. Ich heilte die Seele oder wurde ein Instrument, um die Seele daran zu erinnern, wer sie ist und wohin sie geht, wenn Krankheit anzeigt, daß sie das vergessen und ihren Weg verloren hat. Diese Arbeit erfüllt mich ganz und gestattet mir, mit hohen Energien und spirituellen Wesen in Kontakt zu kommen. Gleichzeitig ist sie eine große Herausforderung, denn sie verlangt von mir, mich dem Leiden auszusetzen, das schreckliche Krankheiten mit sich bringt. Der Heiler muß es bis zu einem gewissen Grad selbst erfahren, um heilen zu können. Ich durfte mich nicht scheuen, die massiven Energie- und Seelenstörungen meiner Klienten mitfühlend wahrzunehmen. Die Menschheit lebt in einem Strom von schrecklichem Leiden und Einsamkeit und hat die tiefe Sehnsucht, frei zu werden. Die Arbeit der Heilerin ist eine Arbeit der Liebe. Sanft berührt sie die leidenden Bereiche der Seele und läßt Hoffnung aufkeimen. Behutsam weckt sie in der Seele die uralte Erinnerung, wer sie ist. Sie berührt den göttlichen Funken in jeder Zelle des Körpers und erinnert sie daran, daß sie bereits Gott ist, und daß der Strom des universalen Willens, dem sie angehört, unausweichlich in Gesundheit und Ganzheit münden wird.

LOUISE L. HAY

Heiler, heile dich selbst

Es gibt ein Lied von den Beatles mit dem Titel »All you need is love«. Ich glaube, das stimmt. Die Liebe durchströmt alles. Keine Heilmethode der Welt könnte wirklich helfen, wenn sie nicht mit Liebe angewandt würde. Viele unserer – körperlichen, emotionalen und sogar spirituellen – Probleme entstehen durch den Mangel an Liebe. Ich glaube, die meisten Menschen müssen wieder lernen, sich selbst zu lieben, um sich wirklich heilen zu können.

Meiner Meinung nach ist der Grund für viele Probleme die Ablehnung der eigenen Person und der Selbsthaß. Aus irgendeinem Grund schaffen sich viele Menschen unangenehme Erfahrungen – beispielsweise durch Drogen- oder Alkoholmißbrauch, Rauchen oder übermäßiges Essen. Solange sie nicht bereit sind, das Bedürfnis nach Selbstbestrafung aufzugeben, kann ihnen kaum dauerhaft geholfen werden. In manchen Fällen zeigen sich zwar Anzeichen einer Heilung, aber die Erfolge sind oft nur vorübergehend.

Wenn Liebe vorhanden ist, liegen die Dinge anders, sogar bei tödlichen Krankheiten. Es ist beispielsweise erstaunlich, welcher Bewußtseinswandel in der AIDS-Selbsthilfegruppe stattgefunden hat, die ich leite. Ständig sehe ich solche Veränderungen bei jedem, mit dem ich gearbeitet habe.

Das Beste, was Therapeuten, ob Mediziner oder Psychologen, tun können, um ihren Klienten am meisten zu helfen, ist, sich selbst zu lieben. Wenn Therapeuten sich wirklich so annehmen, wie sie sind, fällt es ihnen leicht, ihren Klienten zu vermitteln, es ihnen gleichzutun. Wenn sie sich selbst nicht lieben, helfen weder das ganze Gerede noch sämtliche Methoden der Welt.

Wie fangen wir dies an? Als erstes müssen wir aufhören, uns selbst zu kritisieren, denn Kritik hilft nicht – sie führt nur dazu, daß wir in unseren Problemen steckenbleiben. Wenn wir bereit sind, uns selbst zu lieben und anzunehmen, können wir Veränderungen herbeiführen.

Zum großen Teil bedeutet, uns selbst zu lieben, uns so anzunehmen, wie wir sind. Die meisten von uns haben lange Listen im Kopf, was wir alles tun müssen, bevor wir uns selbst lieben können. Wir müssen abnehmen, eine neue Stelle annehmen, eine Gehaltserhöhung bekommen oder eine neue Beziehung, ein neues Auto oder eine neue Wohnung haben. Aus all diesen Gründen können wir uns nicht lieben. Und wenn wir sie erreicht haben, lieben wir uns trotzdem immer noch nicht. Wir erstellen eine neue Liste der Gründe, warum wir uns doch nicht akzeptieren können.

Wenn wir uns so lieben und annehmen, wie wir sind, bedeutet dies nicht, daß wir uns nicht ändern werden. Vielmehr bedeutet es, wir werden uns ändern, indem wir mit der Vorstellung beginnen: »Das möchte ich gerne tun«, anstatt mit »Was bin ich doch für ein schlechter Mensch, weil ich dieses Problem habe« – ich esse zuviel, trinke zuviel usw. Die positive Vorstellung, bei der man offen für Möglichkeiten ist, hat eine viel stärkere Wirkung als die negative.

Der Unterschied mag nur sehr klein erscheinen, aber er ist sehr bedeutsam. Es ist der Unterschied zwischen dem Gefühl, daß wir schlecht sind und etwas falsch machen, und dem Gefühl »So bin ich nun einmal, und ich glaube, ich möchte gerne ein paar Dinge verändern«.

In meinen Veröffentlichungen habe ich gelegentlich den Vorschlag gemacht, das Wort »sollen« durch das Wort »können« zu ersetzen. Das ist wirklich eine Kleinigkeit. Aber wenn sich die Menschen damit beschäftigen, trägt es oftmals zu der Erkenntnis bei, wie starr ihr Denken ist. Viele von uns haben genaue Vorstellungen davon, wie es sein *sollte,* anstatt daß wir uns erlauben, das zu genießen, *was ist.*

Wir erzeugen auch viele sogenannte Krankheiten in uns. Wir bringen unseren Verstand und unseren Körper tatsächlich dazu, so sehr aus dem Gleichgewicht zu kommen, daß unser Leben zerschlagen wird. Oberflächlich betrachtet, ist dies sehr negativ. Aber es kann auch ein Vorteil sein, ein Lernprozeß, der aus der Krankheit resultiert, wenn wir bereit sind, dies zu erkennen.

Ich glaube, wir können in vielen Fällen aus unseren Problemen Nutzen ziehen. Aber andererseits glaube ich nicht, daß wir uns wirklich erst Probleme schaffen müssen. Sicherlich, wenn wir ein Problem schaffen und uns dann entscheiden, Nutzen daraus zu ziehen, ist dies eine wunderbare Sache. Aber ich glaube, es gibt auch noch andere Möglichkeiten zu lernen. Ich weiß, daß es lange Zeit sehr populär und sogar gesellschaftlich akzeptiert war, aus dem Leiden zu lernen. Aber offen gesagt halte ich dies nicht für notwendig.

Ich bin gefragt worden, welchen Rat ich Therapeuten geben würde, die über ihre jeweiligen Techniken hinauswachsen wollen, um welche Technik auch immer es sich dabei handelt, um herauszufinden, wie ihre Arbeit eine tiefgreifende Wirkung erzielen kann. Im Grunde genommen glaube ich, dies ist eine individuelle Angelegenheit. Aber es gibt einen Aspekt, den sie dabei beachten könnten. Ich bin ein einfacher Mensch und habe mit den Jahren gelernt, daß das einzige, was den Unterschied ausmacht, die Bereitschaft ist, uns selbst zu lieben. Ich schlage daher vor, Therapeuten sollten so viel wie möglich daran arbeiten, und nicht nur nach neuen Techniken suchen.

Ich selbst verwendete eine Menge Techniken. Aber erst als ich bereit war, mich selbst anzunehmen und meinen Selbsthaß aufzugeben – und das zu leben, was ich lehrte –, begann ich, wirkliche Erfolge bei den Menschen zu erzielen. Wenn ich heute einen Workshop abhalte, handelt es sich dabei wirklich um eine sehr einfache Sache. Wenn Sie die Teilnehmer fragen würden: »Was habt ihr gemacht?«, gäbe es nicht viel zu erzählen. Aber wenn Sie sie nach den Resultaten fragen, ist es etwas ganz anderes.

Ich versuche den Menschen immer zu zeigen, wie sie sich nicht lieben. Dann stelle ich die einfache Frage: »Bist du bereit, dieses Verhalten aufzugeben? Oder möchtest du es beibehalten?« Sie haben immer die Wahl. Sie machen niemals einen Fehler, wenn sie sich dafür entscheiden, das Verhalten noch für eine Weile beizubehalten.

Ich weiß nicht mehr, wie ich mit dieser Arbeit begann. Es passierte einfach. Als ich noch private Sitzungen mit meinen Klienten abhielt, war ich sehr darauf bedacht zu festigen. Ich konnte den Klienten helfen, ihren Körper, ihr Bankkonto, ihre Beziehungen oder ihre Stellung zu festigen, und dann entdeckte ich eines Tages, daß ich dieses ganze Festigen nicht brauchte, wenn ich den Menschen beibrachte, sich zu lieben. Denn wenn man sich wirklich liebt, hört man automatisch auf, sich selbst Probleme zu schaffen.

Ich gelangte zu der Erkenntnis, daß jemand, der sich wirklich liebt, ganz einfach keine Probleme haben würde. Wenn wir im Leben Probleme haben, wie sie jeder von uns auch hat, dann zeigen sie uns nur, wo wir noch nicht in Harmonie sind. Dies zu entdecken ist die wahre Aufgabe eines Heilers oder einer Heilerin. Es geht über das Festigen, ja sogar über die Therapie hinaus.

Es gibt keinen Grund dafür, warum diese Einstellung nicht auch von einem Arzt oder Psychotherapeuten vertreten werden könnte. Ich habe beobachtet, was mit Bernie Siegel passiert ist, der das Buch »Liebe, Medizin und Wunder« geschrieben hat. Wir arbeiteten zusammen, so daß ich ihn aus erster Hand beobachten konnte. Er kam mit dem typischen Denkmuster der Mediziner aus der Ausbildung. Mit der Zeit erlaubte er seinen Patienten, ihn zu lehren, was zu einer wirklichen Heilung beiträgt. Ich hörte, wie er sagte, das wirkungsvollste unter den bekannten Stimulanzien des Immunsystems sei die Liebe, und daß Liebe heilt. Nun könnten wir fragen, wenn Liebe das Immunsystem stärkt, was schwächt es? Vielleicht werden wir es eines Tages herausfinden.

Es würde mich freuen, wenn das Heilen dazu beitragen würde, eine Welt zu schaffen, in der es für jeden von uns ungefährlich ist, wenn wir uns gegenseitig lieben. Dies würde viele Probleme beheben. Um diese Welt zu schaffen, müssen wir alle unser Leben leben. Ich glaube, es ist die Pflicht der Therapeuten, ihr Bestes zu tun, sich gegenseitig zu helfen. Ich höre niemals auf zu lernen. Es gibt immer noch mehr, was ich lernen kann, und mehr, als ich begreifen kann. Meine Botschaft ähnelt der Goldenen Regel: Behandle andere so, wie du gerne behandelt werden möchtest. Wir vergessen, daß dies in Wirklichkeit bedeutet, unseren Mitmenschen die Liebe und Akzeptanz zukommen zu lassen, die wir selbst gerne empfangen würden.

Als Kinder wollten wir mehr als alles andere auf der Welt so geliebt und angenommen werden, wie wir sind. Dasselbe wollen wir immer noch, nur daß wir es solange nicht bekommen, bis wir bereit sind, es an erster Stelle uns selbst zu geben und erst dann den anderen. Für mich ist dies die Basis für die Heilung der Welt. Wir zeigen immer mit dem Finger auf andere Gruppen und meinen, sie müßten es anders machen. Aber wir sind die Regierung, die Kirchen, die Ärzte. Die Veränderungen müssen durch uns herbeigeführt werden. Wenn genug Menschen bereit sind, so zu leben, werden wir meiner Meinung nach Frieden auf Erden haben. Und dann werden wir beginnen, unser wirkliches Potential zu entdecken.

Wenn wir aufgehört haben, uns selbst zu kritisieren, besteht der nächste Schritt darin, gütig, freundlich und geduldig mit uns zu sein. Wir lernen viel Neues und wir können nicht alles an einem Tag lernen. Ich glaube, wir müssen uns auch viel loben. Kritik nimmt uns den inneren Schwung. Lob hingegen baut uns auf. Wir müssen unsere negativen Verhaltensmuster liebevoll betrachten, weil wir sie erschaffen haben, um ein Bedürfnis zu erfüllen. Wenn wir uns deswegen nicht herabsetzen, können wir eine positivere Möglichkeit finden, diesem Bedürfnis gerecht zu werden.

Wir müssen für unseren Körper sorgen und ihn als wertvollen Besitz behandeln. Wir müssen etwas über Ernährung und Sport lernen. Wir müssen darauf achten, welchen Treibstoff wir in unseren Körper füllen und welche Resultate dies erzielt.

Ich bin auch ein großer Anhänger der »Spiegel-Technik«. Meiner Meinung nach ist es sehr hilfreich, vor dem Spiegel Affirmationen zu sagen wie zum Beispiel »Ich liebe dich«, um unseren Selbsthaß zu beseitigen. Ich bitte die Menschen gerne, morgens aufzustehen und sich selbst in die Augen zu schauen und zu sagen: »Ich liebe dich. Was kann ich heute tun, um dich glücklich zu machen?«

All diese Übungen sind sehr einfach, doch wir praktizieren sie nicht. Wenn die Leute zum ersten Mal zu mir kommen, frage ich sie, ob sie schon einmal so einfache Dinge ausprobiert haben. Keiner hat dies getan. Ich erinnere mich daran, daß die Menschen ja nicht zu mir kommen, weil ihr Leben voller Freude ist. Dann begegne ich immer mehr Menschen, die mir danken, weil ihr Leben jetzt voller Freude ist, und sie das Gefühl haben, ich sei ein Sprungbrett auf ihrem Weg gewesen. In Wirklichkeit tue ich für keinen etwas. Die Leute tun es für sich selbst. Aber sie sind der Meinung, ich hätte etwas damit zu tun, daß sie jetzt das haben, was sie sich gewünscht hatten. Genau das ist wichtig: daß sie das bekommen, was sie wollen. Wer weiß? Vielleicht hilft es, hin und wieder ein Sprungbrett zu haben.

RICHARD MOSS

Das Geheimnis der Ganzheit

Keiner von uns steht dem Heilen gleichgültig gegenüber. Wenn wir gesund sind, spüren wir nur selten die unglaubliche Dynamik der Lebendigkeit in uns und erkennen nicht, daß unser Gefühl des Lebendigseins in der Tat eine äußerst empfindliche Angelegenheit ist. Wenn uns die Illusion der Unsterblichkeit durch Krankheit genommen wird oder das Ego sich in der großen Flut der Existenz auflöst, sind wir mehr schockiert, als wir uns je hätten vorstellen können. Dann erscheint uns sogar Geschirrspülen wie ein Wunder.

Wenn wir wieder gesund sind, wenn wir uns von einem neuen Gefühl der Identität durchdrungen fühlen und unsere Leistungsfähigkeit wiederhergestellt ist, so daß unser Leben wieder einen Sinn hat, sind wir dankbar – und noch mehr als das. Wir sind mit uns selbst in Berührung, als wäre es zum ersten Mal.

Nun sprechen wir von Heilung. Wir wollen verstehen, was das ist, und dieses Geschenk vielleicht mit anderen teilen. Aber was ist Heilung? Ist es nur die Rückkehr zu einem vertrauten und erfüllenden Leben? Ich glaube nicht. Für mich ist Heilung der Ort, den T.S. Eliot als »die Überschneidung der Zeitlosigkeit mit der Zeit« bezeichnete. Dies ist mehr als eine poetische Umschreibung. Vielmehr handelt es sich um eine Alchemie in unseren Zellen. Heilung ist ein flüchtiger Einblick in den universellen Prozeß der Inkarnation. Unser Leib schwingt in einer größeren Verbundenheit mit dem Leben.

Als ich noch ein konventioneller Arzt war, genügte es mir, Heilung als die Wiederherstellung von Gesundheit zu betrachten. Aber heute weiß ich, daß Heilung viel mehr ist als die Rückkehr in einen früheren Zustand. Wahre Heilung bedeutet, unseren Lebenskreis zu erweitern und eine alles umfassende Liebe zum Ausdruck bringen zu können. In diesem Sinn werden nicht nur die Kranken geheilt, sondern die ganze Menschheit.

Warum ist Heilung oftmals mit Leiden verbunden? Dies ist das große Drama der Materie, die zum Geistigen aufsteigt, und vom Geist, der sich in der Materie inkarniert. Ist unser Leid der Vorgang, durch den alte Erinnerungen, die in uns vergraben sind, allmählich ins Bewußtsein aufsteigen? Wenn es kein Leid gäbe, bräuchten wir unseren Körper auf der Reise der Transformation nicht mehr (wie uns viele glauben machen wollen). Wir könnten als ätherisches Wesen davonfliegen und alles wäre glücklich und vollkommen.

Aber es ist viel erstaunlicher, daß wir nicht davonfliegen. Unser Bewußtsein entwickelt sich genau deshalb, weil wir uns nicht von unserem Körper befreien können. Das Bewußtsein ist ebenso sterblich und an die Erde gebunden wie die Menschheit. Alle großen metaphysischen Wahrheiten werden in dem Paradox des Transformationsprozesses des Lebens lebendig. Dies ist eine große Herausforderung, der wir uns nur selten stellen. Doch hin und wieder einmal gerät einer von uns mitten in dieses geheimnisvolle Drama hinein, und in solchen Momenten geschieht Heilung. Und die größte Heilung bringt uns stärker in Kontakt mit dem Leben.

Nachdem ich den Transformationsprozeß jahrelang erforscht hatte und Zeuge vieler Heilungen geworden war, gelangte ich zu einigen Erkenntnissen, die auf die Kräfte hindeuten, die allen Heilungen zugrunde liegen. Doch ich sollte Sie davor warnen, daß jede Erkenntnis ebenso sehr zu einer Last werden kann wie zu einem Geschenk. Wenn man in Worte faßt, was zuvor geheimnisvoll war, verliert man eine gewisse Unschuld oder Anmut. Sobald man einen Blick auf die Wahrheit erhascht, verschwindet sie auch schon wieder. Letztendlich muß Heilung ein endloser Prozeß der Beziehung und Wiederentdeckung von einem Augenblick zum nächsten sein. Je mehr wir über Heilung »wissen«, desto mehr nähern wir uns gleichzeitig dem Unbegreiflichen. Aus diesem Grund ist Heilung im wesentlichen spirituell.

Heilung ist im tiefsten Sinne ein Geheimnis. Sogar die moderne Medizin mit ihrem Anspruch der Wissenschaftlichkeit basiert auf Beobachtungen, die grundsätzlich unerklärbar sind. In einem Standardwerk der Pharmakologie wird der Leser zu Anfang daran erinnert, daß letztendlich niemand weiß, wie Medikamente wirken. Natürlich vergessen die durchschnittlichen Ärzte diesen Hinweis im allgemeinen lieber wieder und glauben tatsächlich zu wissen, was sie tun.

Es besteht kein Zweifel, daß viele dieser medizinischen Behandlungsmethoden auf vorhersagbare Weise »funktionieren«. Doch wenn wir eine bestimmte Reaktion auf eine bestimmte Behandlung erwarten, bewegen wir uns mehr auf der Ebene der Beseitigung von Symptomen, als daß wir uns im Bereich des Heilens befinden. Wo das Geheimnis verleugnet wird, kann man das zunehmende, quälende Unwohlsein in den Kreisen der Mediziner spüren. Es geht nicht nur den Patienten schlecht, sondern auch den Ärzten. Wir müssen Fragen stellen und versuchen, uns und unsere Welt zu verstehen, aber wir dürfen nicht vergessen, daß am Rande unserer Erfahrung, an den Grenzen unserer Wissenschaft und unseres Denkens, immer ein großes, unlösbares Geheimnis bleibt. Meiner Meinung nach geschieht Heilung genau aus diesem Bereich heraus.

Wo auch immer wir eine neue Qualität der Ganzheit auftauchen sehen, werden wir gleichzeitig Zeuge einer Heilung. Es gibt einzigartige Menschen, die sich über die Grenzen der konventionellen Realität hinweggesetzt haben. Für mich ist dies das Erbe des Heilers, Mystikers, Schamanen und wahren Wissenschaftlers. Es sind wirklich die Früchte des Lebens dieser Menschen, welche die Menschheit schon immer geheilt haben. Diese Früchte sind die Wurzel dessen, was wir Kultur nennen. Doch jeder einzelne von uns muß den Baum des Lebens in sich selbst zur Vollkommenheit bringen. Die Kultur stirbt allmählich – ebenso wie wir –, wenn wir unbewußt von den Früchten fremder Bäume essen. Alles, was wir bisher erreicht haben, egal wie heilig oder wissenschaftlich »bewiesen« es ist, ist nichts anderes als eine Stufe, von der aus wir zu noch größeren Möglichkeiten gelangen. Was uns gestern über das Heilen offenbart wurde, kann heute zu unserem Gefängnis werden, wenn wir für uns selbst nicht die Beziehung zum Leben finden, die immer neue Früchte hervorbringt.

Beziehungen, dies ist für mich der rote Faden. Unsere Fähigkeit zu verschmelzen, eins zu werden mit uns selbst, miteinander und mit dem Leben in einem umfassenderen Sinn, egal für wie kurze Zeit. Wo und wie auch immer Heilung geschieht, trägt sie dazu bei, den einzelnen und die ganze Menschheit in eine umfassendere, freiere Verbundenheit mit allem, was in diesem Abenteuer des Lebens geschieht, zu bringen. Die Verbundenheit ist unendlich: die Verbundenheit mit sich selbst, mit seinen Gefühlen, Gedanken, Empfindungen, Vorstellungen und Träumen; mit anderen Menschen und zwar dahingehend, wie wir das Gefühl der Getrenntheit akzeptieren und transzendieren. Und es ist die Verbundenheit mit noch etwas, egal welche Vorstellung wir davon haben: mit dem Selbst oder Gott.

Wenn wir uns mit dieser Qualität der Verbundenheit näher beschäftigen, scheint es drei Kräfte zu geben, die unsere Konditionierung durchdringen und es ermöglichen, daß ein Zustand der Harmonie zwischen unserer instinktiven und unserer spirituellen Bewußtheit hergestellt wird. Diese Kräfte sind viel mehr als Techniken zur Heilung oder Transformation. Es handelt sich um Bewußtseinsfunktionen, welche die Zeit oder den historischen Zusammenhang transzendieren. Ob Sie ein australischer Ureinwohner, ein indianischer Medizinmann, ein moderner Arzt oder Psychotherapeut sind, ob Sie sich als Heiler oder ganz normalen Menschen betrachten, Heilung beinhaltet den Tanz dieser Kräfte. Ich bezeichne sie folgendermaßen:

1. Kreative Verbundenheit: eine ursprüngliche und spontane Teilnahme am Leben, ohne zu urteilen.
2. Intensität: die Qualität der Aufmerksamkeit; die Tiefe, aus der unsere Lebensbejahung entspringt.
3. Bedingungslose Liebe: das Prinzip der Allverbundenheit und das Gefühl der ehemaligen Ganzheit.

Diese transformierenden Kräfte liefern uns neue Einsichten in den Heilungsprozeß. Nehmen wir beispielsweise den Durchbruch von

Sigmund Freud. Er beobachtete das Unbewußte, so wie es sich in Träumen und anderen spontanen Phantasien ausdrückt. Indem er seinen Klienten half, den Inhalt des Unbewußten bewußt zu machen, förderte Freud die Heilung bestimmter Beschwerden. Aber der Kern dieser Leistung liegt nicht allein in seinen Ideen und Erkenntnissen, sondern vielmehr in der Art seiner Verbundenheit mit seiner eigenen Psyche und seinen Patienten.

Für mich liegt Freuds Originalität darin, daß er in einer neuen Weise *zuhörte*. Vor nicht allzu langer Zeit besuchte ich seinen Londoner Wohnsitz und stand versunken in seinem Therapiezimmer. Freud saß gewöhnlich am Kopfende der Couch und hatte seinen Kopf vom Patienten abgewandt. Ich glaube, er tat dies, um durch die normalen Sehgewohnheiten nicht abgelenkt zu werden, die das wirkliche Sehen verhindern. Freud sammelte antike Kunstgegenstände. Sein Therapiezimmer war voll mit mythischen Statuen und Symbolen. Mitten in dieser multikulturellen Atmosphäre »hörte« er andere Dimensionen. Diese Art des Zuhörens an sich repräsentiert die »kreative Verbundenheit«.

Darüber hinaus hörte Freud nicht zufällig hin. Er hörte in völliger Aufmerksamkeit und doch entspannt zu, tief aus seinem Innern heraus – Intensität zeigend. Vielleicht machte er sich erst Tage oder Monate später Notizen, denn durch das Schreiben wäre seine Aufmerksamkeit vorzeitig auf alte Vorstellungen und Verständnismuster gelenkt worden. In der Tat konnten sich seine therapeutischen Beziehungen frei entfalten und entwickeln. Er ließ Raum für unerwartete Geschehnisse, eine Beziehungsqualität, in der das Bewußtsein sich in einer völlig neuen Art und Weise ausdrücken konnte. Diese Offenheit, dieses tiefe Vertrauen in eine bisher unbekannte Möglichkeit, zeugt von bedingungsloser Liebe.

Anders als die Mehrheit seiner Kollegen hörte Freud das, was unausgesprochen blieb. Diese Art der Aufmerksamkeit bringt jeder gute Therapeut, Priester oder Heiler seinen Mitmenschen entgegen. Mit dieser Aufmerksamkeit beobachtet der originelle Denker die Klischeevorstellungen seiner Epoche. Und mit derselben Aufmerksamkeit studiert der Wissenschaftler die Phänomene, mit denen er sich beschäftigt. In diesem Zustand der Verbundenheit wird eine Heilenergie erzeugt. Der Bibelspruch: »Wo zwei oder drei oder noch mehr versammelt sind, werde ich in ihrer Mitte sein« bringt dieses Phänomen zum Ausdruck.

Diese Qualität der Aufmerksamkeit ist unser größtes Geschenk an uns selbst und an unsere Mitmenschen. Wenn wir auf diese Weise miteinander verbunden sind, taucht eine höhere Bewußtseinsebene auf, eine höhere Dimension des Selbst. Diejenigen, die gelernt haben, diese Energie wahrzunehmen, spüren buchstäblich die Gegenwart dieser höheren Dimension. In ihrer Gegenwart werden wir auf subtile oder tiefgründige Weise transformiert. Es ist ein höherer Energiezustand, der mit einer Bewußtseinserweiterung einhergeht, die ihrerseits wiederum mit einer entsprechenden Verschärfung von Intuition und Intelligenz verbunden ist. Es ist so, als ob sich verschiedene Bewußtseinsfunktionen wie Gefühl, Denken, Handeln und Empfinden in einer neuen Ordnung des körperlich-seelischen Seins vereinigen.

Wir können die Wirkung dieser Prinzipien überall beobachten. Wenn wir das Buch *Ein Kurs in Wundern*, die Bibel, einen inspirierenden Gedichtband, ein Wissenschaftsjournal oder irgendein anderes Buch aufschlagen, das einen Wechsel unserer Perspektive bewirkt, verändert sich auch unsere Beziehung zu unserer eigenen Erfahrung. In dieser neuen kreativen Verbundenheit wird unsere Energie freigesetzt. Als Norman Cousins Lachen und Vitamin C gebrauchte, um sich selbst zu heilen, handelte es sich hierbei um kreative Verbundenheit. Sein Engagement und seine rückhaltlose Begeisterung für seine gesunde Lebensweise repräsentiert Intensität. Allein die Tatsache, daß er sich erlaubte, seinem eigenen intuitiven Heilungswissen zu folgen, und sich in einer bisher noch nie dagewesenen Art und Weise heilte, ist ein Beweis für die darin verborgene Kraft der bedingungslosen Liebe.

Aber eine Warnung: Ja, Lachen ist heilsam. Aber ist es ebenso heilsam, wenn uns jemand auffordert zu lachen, wie wenn das Lachen spontan aus unserem Innern kommt? In gleicher Weise werden mit neuen Krebs-Therapien oftmals bessere Resultate in den Institutionen erzielt, wo sie erfunden wurden, als in Kliniken, wo sie nur übernommen wurden. Die spontane, kreative Kraft einer neuen Behandlung ist heilsamer, wenn sie von ihren Entdeckern angewandt wird.

Nach außen betrachtet scheint das, was getan wird – ob wir ein Medikament einnehmen, ein Gebet sprechen, ob uns ein Heiler die Hand auflegt, ob wir Sport treiben oder eine Diät machen –, die Ursache für die Heilung zu sein, und nicht das Bewußtsein, in dem die Behandlung durchgeführt wurde. Sogar die orthodoxe Medizin begann mit einer neuen Beziehung zu unserem Menschsein und sie verdankt ihren Erfolg der Universalität des wissenschaftlichen Ansatzes. Aber die wissenschaftliche Kreativität kann allzu leicht dogmatisch werden.

Wenn wir in der Physik den Teilchencharakter des Lichts untersuchen, bricht die Wellenfunktion zusammen. Ein ähnliches Phänomen taucht bei dem Versuch zu heilen auf. Wenn wir das Phänomen des Heilens beim Namen nennen, so daß wir einen flüchtigen Einblick in seine Natur erhaschen und es für unsere eigenen Zwecke nutzen, verliert es seine allumfassende Qualität. Wenn wir in der Medizin eine neue Erkenntnis über das Heilen gewinnen, beginnen wir automatisch über ihre Anwendbarkeit, Techniken und Formeln nachzudenken. Dann sind wir auf dem besten Weg, die universelle Heilkraft einzufrieren, die wir eigentlich freisetzen wollten.

Ich habe Jahre damit zugebracht, zwischenmenschliche Interaktionen auf einem hohen energetischen Niveau zu beobachten sowie die daraus resultierende Verschmelzung und Bewußtseinserweiterung. In diesem Zustand tauchen intensive Gefühle der Liebe und des Wohlbefindens auf, es finden mystische Erfahrungen und körperliche Heilungen statt. Zuerst kommt die tiefere Verbundenheit mit dem Leben in diesem Augenblick, und alles andere folgt ganz von selbst.

Aber das bewußte Verständnis der Kräfte, die zu einer solchen Augenblickserfahrung führen, ermöglicht nicht unbedingt eine Vereinigung in unserem Sinne, besonders weil eine Heilung angestrebt wird. Es gibt ein Element der Anmut, eine Hingabe an das Leben und seine Gesetzmäßigkeiten. Wenn ich diese Kräfte benannt habe, geschah dies in dem Versuch, über die äußerlichen Phänomene hinweg in eine universellere Dimension zu gelangen. Genau aus dem Grund, weil sich diese Kräfte nicht in unsere Begriffsvorstellungen pressen lassen, wird die Heilung oder jede fundamentale Transformation immer ein Geheimnis bleiben.

Dabei fällt mir die Bemerkung von Jesus ein, daß »niemand in den Himmel kommt, außer durch seine eigenen Bemühungen ... und in Gott alles möglich ist«. In einem einzigen Satz gibt er uns Mut und entmutigt uns wieder. Aber meiner Meinung nach haben wir die Bedeutung dieser Aussage nicht verstanden. Wir leben in einer Zeit, wo der Intellekt dem Leben so viele Geheimnisse entlockt hat. Dasselbe wollen wir mit unserer Psyche tun. Daher kommt die endlose Flut von Büchern mit Titeln, die mit »Wie man ...« beginnen, und die kurz auf der Bestsellerliste auftauchen, um schon sehr bald von der nächsten Verbesserungsformel ersetzt zu werden.

Solche Bemühungen können mit einer kreativen Verbundenheit mit dem Leben zu tun haben, oder aber sie stellen eine zwanghafte Manipulation unserer eigenen Persönlichkeit und unserer Umwelt dar. Es hängt davon ab, ob wir von selbst zu der Erkenntnis gelangt sind oder versuchen, vor dem Leben davonzulaufen und uns in eine Illusion oder ein falsches Gefühl der Sicherheit zu flüchten, oder ob wir uns auf das Wunder des Lebens einlassen. Wie auch immer, wir kommen an einen Punkt, wo uns keine bewußte Anstrengung mehr eine wirkliche Heilung garantiert. Die vielen Triumphe stehen Seite an Seite mit dem tieferen Geheimnis, das uns in unserem Stolz verletzt und demütig werden läßt.

Wahre Heilung (nicht nur die vorübergehende Linderung von Symptomen oder der scheinbare Sieg der Wissenschaft über eine Krankheit) liegt niemals ganz bei uns. Jede ursprüngliche und aufrichtige Antwort auf das Leben bringt die Fähigkeit mit sich, die Energie des Bewußtseins zu verändern, und die Folge davon ist eine mehr oder weniger starke Transformation. Doch innerhalb einer solch spontanen Lebendigkeit gibt es immer etwas, das unvorhersagbar bleibt, und das mit Vertrauen und Gnade verbunden ist.

Wenn wir ein Rezept geben, erzielen wir ein Resultat, aber oftmals ist die Reaktion nur vorübergehender Natur, eine Verschiebung der Symptome, ein vorläufiger Aufschub des Problems für eine gewisse Zeit. Dies bezeichne ich als Störung. Denn eine Zeitlang hat man eine neue Erkenntnis, ein neues Verständnis und neues Gefühl gewonnen, ja vielleicht sogar eine Remission der Krankheit bewirkt. Gewisse Krankheiten scheinen »kuriert« zu sein. Aber in einem tieferen Sinne ist dies keine Heilung. Das Spektrum hat sich nicht wirklich erweitert. Es kann sogar passieren, daß wir schließlich noch anfälliger für eine neue Krankheit sind, weil der Prozeß, in dem wir versucht haben, die Dinge auf unsere Weise zu ändern, verhindert, daß wir wirklich auf die Stimme des Lebens hören. Wir sind gezwungen, unsere Hoffnung auf das Königreich im Himmel zu richten, anstatt durch das Leben als Mittel zu ihm zu gelangen.

Die meisten von uns sehnen sich nach Ganzheit – ich tue dies ganz gewiß. Ich folge meinen Träumen, Phantasien und Visionen, den Signalen meines Körpers und der Qualität meiner zwischenmenschlichen Beziehungen. Ich bin bereit, meine Liebesfähigkeit zu entwickeln. Ich höre zu, so daß ich das Geheimnis meiner eigenen Persönlichkeit entschlüsseln und wieder ganz werden kann.

Doch ich weiß, daß ich nicht weiß, daß die Augenblicke der Transformation bei mir selbst und anderen nicht willentlich herbeigeführt werden können. Wie bei einem Bergsteiger, der einen Berggipfel erklimmt, weitet sich die Sicht viel schneller, als wir es begreifen können. Jede neue Erkenntnis bringt uns eine Stufe höher, so daß sich unser Horizont erweitert. Doch es stimmt auch, daß diejenigen, die den größten Horizont haben, in gewissem Sinne die Unwissendsten sind. Was auch immer einem durch die Linse der drei Kräfte offenbart wird, Heilung bleibt ein Geheimnis und ruft uns als solches beständig dazu auf, in uns selbst nach neuen Horizonten zu streben.

HANS PIPER

Selbstbehandlung mit biologischen Heilmitteln

Der mündige Patient ist zu mehr Eigeninitiative aufgerufen, weil er sich heute in der paradoxen Situation befindet, der etablierten Schulmedizin gleichermaßen vertrauen und mißtrauen zu müssen. Vertrauen dem behandelnden Arzt gegenüber ist wichtig, weil sonst ein fruchtbares, dem Heilungsprozeß dienliches Arzt-Patienten-Verhältnis nicht möglich ist. Mißtrauen ist geboten, weil der Patient sonst Gefahr läuft, Spielball und unmündiges Versuchsobjekt einer profitorientierten Medizinindustrie zu werden. So müssen wir den Balanceakt versuchen, unserem Arzt grundsätzlich und zugleich kritisch zu vertrauen und gleichzeitig offen zu sein für alternative Therapieangebote, auch für die Konsultation eines qualifizierten Heilpraktikers oder für die Selbstbehandlung nach fachlicher Anleitung. In diesem Zusammenhang sei darauf hingewiesen, daß bei vielen Patienten die irrige Ansicht besteht, nur rezeptpflichtige Mittel seien auch wirklich hilfreich. Diese Vorstellung ist völlig falsch! Die Rezeptpflicht für ein Medikament entsteht nämlich nicht durch seine positive Wirksamkeit, sondern allein aufgrund seiner Gefährlichkeit! Rezeptfreiheit schließt also Wirksamkeit im Sinne eines Heilungseffektes keineswegs aus. Oder anders gesagt: Alle rezeptpflichtigen Mittel sind auf jeden Fall erst einmal gefährlich!

Wer sich selbst behandeln will, muß in Kauf nehmen, daß er die Therapiekosten aus eigener Tasche zu bezahlen hat. Dies sollte freilich kein Hinderungsgrund für entsprechende Initiativen sein, denn was nutzt es einem schon, wenn man auf Kosten der Krankenkasse möglicherweise noch kränker wird, als man ohnehin bereits ist! Auch sollten wir uns einmal daran erinnern, wieviel Geld wir im Laufe unseres Lebens vielleicht schon für Dinge ausgegeben haben, die unserer

Gesundheit nachhaltig geschadet haben: Alkohol, Zigaretten, übermäßiges Essen usw. Wer nicht bereit ist, für seine Gesundheit auch
einmal finanzielle Opfer zu bringen, sollte lieber die vermeintlich ko-
stenlosen Angebote unseres Gesundheitssystems nutzen.

Die wichtigsten Auswahlkriterien für die Auswahl von Arzneien
sind:

● die absolute Unschädlichkeit eines Medikaments,
● seine erprobte Wirksamkeit
● und schließlich auch seine Preiswürdigkeit, denn vergleichbare
  Mittel mehrerer Hersteller können unterschiedlich teuer sein.

Die angebotene Auswahl ist trotz aller Bemühungen um Objektivität auch eine subjektive. Es wird also nicht ausgeschlossen, daß es
viele gleichwertige Heilmittel anderer Hersteller gibt, die aus Gründen der Übersichtlichkeit nicht genannt werden können.

Ärzte und auch Heilpraktiker sehen es nicht sonderlich gern,
wenn sich Patienten selbst behandeln, was sie übrigens zu allen Zeiten mit gutem Erfolg getan haben. Ein Grund für diese ablehnende
Haltung mag wohl ehrliche Sorge um das Wohl kranker Menschen
sein. Aber nicht wenigen Medizinern mißfällt sicherlich auch, daß
ihnen durch die zunehmende Tendenz zur Selbstbehandlung erheb-
liche Verdiensteinbußen entstehen. Diese durchschaubaren, rein
egoistischen Vorbehalte sollten Sie nicht irritieren! Sofern der Leser
die in diesem Kapitel aufgeführten Richtlinien befolgt, wird er sich
in Zukunft bei vielen Erkrankungen ohne unkalkulierbare Risiken
selbst helfen können.

Im übrigen kann ja der Besuch bei einem Arzt wegen der möglichen Schädigungen durch Medikamente weitaus gefährlicher sein
als eine Eigentherapie mit bewährten Naturheilmitteln, denn unsere
heutige Medizin ist – neben den problematischen Umweltbedingun-
gen – ja nachweislich eine der Hauptursachen für die vielen Erkrankungen geworden.

So ging etwa die Sterbeziffer während eines 29-tägigen Ärzte-
streiks in Israel im Jahr 1973 um 50% zurück und erreichte damals

den niedrigsten Stand, der je beobachtet wurde. Ähnliche Erfahrungen wurden 1976 in Kolumbien gemacht. Als die Ärzte der Landeshauptstadt Bogota die Arbeit für 52 Tage niederlegten, starben 35% weniger Menschen. Gleichartige Beobachtungen konnten auch vor einigen Jahren in Kalifornien und zuletzt 1978 in Großbritannien gemacht werden. Konsequenzen zog aus diesen zum Nachdenken zwingenden Phänomenen jedoch niemand.

Gerechterweise soll an dieser Stelle angemerkt werden, daß es bei uns viele – und hoffentlich bald immer mehr! – Ärzte gibt, die sich nicht durch die eigennützigen Interessen der Pharmagroßindustrie bevormunden lassen und die, unter Verzicht auf unangemessene Traumhonorare, gewissenhaft und verantwortungsbewußt ihren Dienst am kranken Menschen leisten. Ein positiver Trend ist in diesem Zusammenhang seit einiger Zeit unübersehbar. Auch immer mehr Ärzte wenden sich jetzt bewährten Heilmethoden, etwa der Akupunktur oder der Homöopathie, zu und stellen verblüfft fest: Da ist tatsächlich was dran! Vorbei sind die Zeiten, in denen die Schulmedizin nahezu einhellig alles ablehnte und lächerlich machte, was nicht in das Konzept etablierter Lehrmeinungen paßte. In diesem Zusammenhang muß vor allem dem Berufsstand der Heilpraktiker dafür gedankt werden, daß er über Jahrzehnte hinweg, bösartigen Angriffen und Diskriminierungen zum Trotz, das Wissen um den Wert alternativer Heilmethoden bewahrt und weiterentwickelt hat.

Eigentherapie kann nur dann fruchtbar und erfolgreich sein, wenn der Patient seine Möglichkeiten nicht überschätzt und sich selbst gegenüber zur Verantwortung und Disziplin bereit ist.

Dazu zählt auch die Einsicht, daß Naturheilmittel keine »Wunder« vollbringen können und daß es bestimmte Erkrankungen gibt, die einer rein biologischen Therapie nur bedingt oder auch gar nicht zugänglich sind. Hierzu zählen etwa ernstere Formen der Zuckerkrankheit, die diätetisch nicht behandelt werden können, schwere Herz- und Kreislauferkrankungen, Geschlechtskrankheiten, schwere Depressionen und Neurosen sowie alle inneren Erkrankungen, die eines chirurgischen Eingriffs bedürfen.

Wer jedoch die folgenden Grundsätze für eine Selbstbehandlung mit Naturheilmitteln gewissenhaft befolgt, der wird sich von der Wirksamkeit der empfohlenen Mittel immer wieder überzeugen können:

1. Die Diagnose muß stimmen

Bevor Sie nicht sicher wissen, an welcher Krankheit Sie eigentlich leiden, kann es keine wirksame Therapie geben. Um sicher zu sein, können Sie die Diagnose von einem Arzt stellen lassen und sich dann entsprechend den Anweisungen dieses Buches behandeln.

2. Geduld

Sie ist eine der wichtigsten Voraussetzungen für Heilung. Krankheiten, die sich oft in jahrelangen Prozessen aufgebaut haben, können niemals in wenigen Tagen, oftmals nicht einmal in mehreren Wochen ausgeheilt werden. Auch sollten Sie auf jeden Fall einmal in Ruhe darüber nachdenken, ob nicht Ihre Lebensgewohnheiten geändert werden müßten, weil diese einer Ausheilung Ihres Leidens entgegenstehen.

3. Präparate vom Arzt – eventuell – absetzen

Naturheilmittel können ihre segensreiche Wirkung nur dann entfalten, wenn der Körper des Patienten nicht stets aufs neue durch giftige Arzneimittel belastet wird. Deshalb sollten die vom Arzt verordneten Medikamente abgesetzt werden, sofern nicht ausdrücklich davor gewarnt wird (wie etwa bei Diabetes, schweren Herzerkrankungen, Bluthochdruck und einigen anderen Leiden). Eigenmächtiges Absetzen bestimmter Medikamente kann schwere Folgen haben – sprechen Sie deshalb im Zweifelsfall vorher mit Ihrem Arzt oder Heilpraktiker. Entsprechende Hinweise bei den Behandlungsvorschlägen also unbedingt beachten!

4. Erstverschlimmerungen

Bei der Behandlung mit Naturheilmitteln können sogenannte »Erstverschlimmerungen« auftreten, das heißt, die Beschwerden, unter denen der Patient leidet, können sich für einige Tage verstärken. Prinzipiell ist dies ein Hinweis dafür, daß die eingeschlagene Therapie »greift«, der Körper reagiert. Bei sehr starken Reaktionen die Behandlung für zwei bis drei Tage abbrechen und dann erneut beginnen. Die Erstverschlimmerungen klingen dann in der Regel rasch ab.

5. Rückschläge

Bei jeder Therapie, auch wenn sie zunächst gut anschlägt, kann es zum erneuten Aufflammen der Krankheit kommen. Besonders häufig dann, wenn die empfohlenen Mittel zu unregelmäßig eingenommen oder zu früh abgesetzt wurden. Daher die Hinweise bezüglich der Therapiedauer stets beachten.

6. Dosierung

Die angegebenen Dosierungen haben sich in jahrelanger Praxis bewährt. Dennoch gibt es immer wieder Patienten, die sehr individuell eingestellt werden müssen. Mit ein wenig Fingerspitzengefühl und »Hineinhorchen« in den eigenen Körper finden Sie schnell die für Sie optimale Menge heraus. Höhere bzw. niedrigere Dosierungen als angegeben sind auf keinen Fall schädlich, können sich aber eventuell auf den Heilungsprozeß auswirken.

7. Aufbewahrung von biologischen Präparaten

Verfallsdatum auf der Verpackung beachten. Zäpfchen kühl aufbewahren, Salben bei Zimmertemperatur, damit sie gut streichfähig sind. Tabletten, Globuli und Tropfen nicht über längere Zeit direktem Sonnenlicht aussetzen. Auch sollten sie nicht in unmittelbarer Nähe strahlender Elektrogeräte gelagert werden (Fernseher, Computer, Radio, Mikrowelle etc.). Ihre Wirkung könnte beeinträchtigt werden.

8. Kritische Situationen

Falls sich diese im Verlauf einer Therapie einstellen sollten, müssen Sie unverzüglich einen Arzt für Naturheilverfahren oder einen Heilpraktiker zu Rate ziehen.

9. Beipackzettel

Sofern die empfohlenen Medikamente einen Beipackzettel enthalten, lesen Sie diesen sorgfältig durch. Stören Sie sich nicht daran, wenn in diesem Buch gelegentlich abweichende Dosierungen empfohlen werden, die sich dann auf jeden Fall in der Erfahrung bewährt haben. Gelegentlich werden Sie auch Medikamente, vor allem rein homöopathische, bekommen, die keinerlei Gebrauchsinformation enthalten. Dies ist kein Grund zur Beunruhigung. Die Gesetzgebung verlangt (merkwürdigerweise) in bestimmten Fällen, daß Medikamente ohne Beipackzettel verkauft werden.

10. Erfahrungsaustausch

Schreiben Sie bitte, wenn Sie mit den empfohlenen Präparaten Erfolge bzw. Mißerfolge hatten. Vielleicht kennen Sie auch besonders gute Heilmittel, die hier nicht erwähnt wurden. Alle wertvollen Anregungen werden Verwendung finden. Ihre Erfahrungen sollen möglichst vielen Menschen helfen!

11. Mundpropaganda

Empfehlen Sie Mittel, die Ihnen geholfen haben, auch anderen Menschen. Dadurch leisten Sie wichtige Aufklärungsarbeit für die Ziele der Naturheilkunde, der immer mehr Menschen offen gegenüberstehen. Nichts überzeugt mehr, als wenn man am eigenen Körper positive Erfahrungen damit gemacht hat.

12. Apotheke

Der Apotheker ist ein wichtiger Informant für Sie. Da er, durch seinen speziellen Studiengang bedingt, wesentlich bessere pharmakologische Kenntnisse hat als die meisten Ärzte, kann er Sie in bezug auf Nebenwirkungen von Arzneimitteln fachkundig beraten. Suchen Sie sich eine Apotheke aus, die homöopathisch-naturheilkundlich ausgerichtet ist.

Zum Abschluß ein kleines »Alkoholproblem«

Manche Patienten stören sich daran, wenn Naturheilmittel Alkohol enthalten, was aus bestimmten Gründen sinnvoll ist. Eine Gefährdung für den Patienten ist grundsätzlich ausgeschlossen, selbst bei Kleinkindern. Eingehende Untersuchungen haben belegt, daß durch die Einnahme von 3 x tägl. 10 Tropfen der Blutalkoholspiegel *für nur wenige Minuten* um 0,008 % ansteigt. Ein Problem gibt es hier also nicht. Dagegen bringt der Alkoholanteil in gewissen Medikamenten wichtige Vorteile. So wird u. a. die Aufnahme der gelösten Wirkstoffe durch unseren Körper entscheidend verbessert.

Trotzdem folgender Warnhinweis: Ehemalige, jetzt »trockene« Alkoholiker sollten ihren Therapeuten bitten, auf die Verordnung von alkoholhaltigen Arzneien zu verzichten. Fast immer gibt es eine gleichwertige Alternative, etwa in Form von Tabletten oder Globuli.

ANDREW WEIL

»Primum non nocere – vis medicatrix naturae«

Was ich bei Bob Fulford sah, war die Art von Medizin, die ich in den Jahren meiner klinischen Ausbildung und meiner Wanderschaft so sehr gesucht hatte. Es war eine gewaltfreie Medizin, die Krankheiten nicht unterdrückte, sondern das körpereigene Heilungspotential förderte. Dr. Fulford war in meinem Leben der erste Praktiker, der sich förmlich religiös an die zwei berühmtesten Ermahnungen des Hippokrates hielt. Erstens: »Vor allem, schade nicht!« (*primum non nocere*) – und zweitens: »Achte die heilende Kraft der Natur« (*vis medicatrix naturae*).

Ich lernte so viel: einfach indem ich ihm bei der Arbeit zusah, wie er an mir arbeitete, und durch die zwanglosen Gespräche mit ihm. Seine Antworten auf meine Fragen waren immer knapp, er drückte sich verständlich aus, ungekünstelt, gemessen an den Maßstäben der akademischen Medizin; aber was er sagte, war voller Klugheit und voller nützlicher praktischer Informationen. Von den Grundgedanken, die ich ihm verdanke, erwiesen sich unter anderem folgende bei meiner Arbeit als Arzt als ausgesprochen nützlich:

- *Der Körper möchte gesund sein.* Gesundheit ist der Zustand eines perfekten Gleichgewichts, in dem alle Systeme problemlos funktionieren können und die Energie frei zirkulieren kann. Das ist der natürliche Zustand, der, der die wenigste Anstrengung erfordert; folglich möchte der Körper, wenn er aus dem Gleichgewicht geraten ist, wieder in diesen Zustand zurückfinden. Jede Behandlung kann und sollte sich diese Neigung, in den Zustand der Gesundheit zurückzukehren, zunutze machen.

● *Heilen ist eine natürliche Kraft.* Wenn Dr. Fulford seinen Patienten sagte, sie sollten sich erst einmal keine Sorgen machen und »alles weitere der alten Mutter Natur überlassen«, drückte er damit auf volkstümliche Weise seinen festen Glauben an die *vis medicatrix naturae* aus, von der Hippokrates sprach – ein Grundgedanke, der in der konventionellen Medizin völlig fehlt. In meinen Jahren an der Harvard Medical School hat mir oder meinen Kommilitonen nie jemand etwas davon gesagt, und ebensowenig sprechen die Professoren an den medizinischen Fakultäten heutzutage vor ihren Studenten darüber. Und das scheint mir für sich genommen das größte systemische Defizit der modernen Medizin zu sein, die Wurzel unserer Unfähigkeit, kostengünstige Lösungen für allgemeine gesundheitliche Probleme zu finden.

● *Der Körper ist ein Ganzes, und alle seine Teile sind miteinander verbunden.* Dr. Fulford verfügte über ein brillantes, intuitives Wissen über den Körper, den er als ganzheitliches System sah. Wenn ein Patient zu ihm kam, der über Schmerzen im Knie klagte, ging er nicht automatisch davon aus, daß das Problem im Knie zu suchen sei, und fing demnach auch nicht an, das Knie zu behandeln. Er wußte, daß das Knie das Auffanggelenk für Probleme mit dem Fußknöchel und mit der Hüfte ist. Wenn zum Beispiel das Fußgelenk aufgrund einer Einschränkung, die von einer alten Verletzung herrührt, nicht richtig auf das Zusammenspiel von Schwerkraft und Bewegung reagieren kann, wird ein fehlgeleiteter Druck das Bein hinauf weitergegeben und vom Knie aufgefangen, damit das Becken seine normale Position beibehalten kann. Die Belastung, die durch die Anstrengung, diesen fehlgeleiteten Druck aufzufangen, entsteht, kann sich dann in Form von Knieschmerzen äußern. Und sofern das Knie aus irgendeinem Grund blockiert ist, kann dieser vom Fußgelenk ausgehende fehlgeleitete Druck bis zur Hüfte hinauf weitergegeben werden und folglich die Ursache von Schmerzen im unteren Rückenbereich sein. Dr. Fulford wunderte sich immer wieder, wie viele Knie- und

Rückenoperationen aufgrund von Problemen durchgeführt werden, deren Wurzeln in Wirklichkeit in blockierten Fußgelenken liegen. Ich habe selbst miterlebt, wie er mit seinem »Perkussionshammer« Blockaden im Fußgelenk löste und damit chronische Knie- und Rückenschmerzen heilte.

Diese Einschränkungen, von denen er sprach, waren seiner Meinung nach in der Faszie zu suchen, jenem robusten und wenig dehnbaren Bindegewebe, das die einzelnen Muskeln und Muskelgruppen umhüllt und die einzelnen Muskeln sowohl untereinander als auch vom umliegenden Gewebe abgrenzt. In der Anatomie wird gelehrt, daß die Faszie aus einzelnen Fasern und Blättern besteht; im Gegensatz dazu ging Fulford bei seiner Arbeit von dem Grundsatz aus, daß die Faszie als ein einziges großes, zusammenhängendes Gewebe zu sehen ist. Und wenn irgendwo eine Einschränkung auftritt, ist das Gewebe als Ganzes davon betroffen, was nichts anderes heißt, als daß lokale Veränderungen globale Effekte haben können.

Auf der Grundlage dieses Prinzips beurteilte Dr. Fulford auch das Gesamtbild der gestörten Physiologie Kim Clifftons, als dieser mit seinen Rücken- und Nackenschmerzen, mit seiner Mundatmung und seinen chronischen Darmbeschwerden zu ihm kam, und identifizierte als gemeinsame Ursache dieser Probleme eine alte traumatische Kopfverletzung. Der Magen-Darm-Spezialist, der nur Kims Dickdarm untersuchte, konnte dessen Beschwerden nicht erklären und hatte folglich – abgesehen von Medikamenten zur Hemmung des Entzündungsprozesses im Dickdarm – auch keine Behandlungsmöglichkeiten zu bieten.

• *Es gibt keine Trennung zwischen Geist, Seele und Körper.* Genau wie Dr. Fulford der Meinung war, daß psychische Traumata die vom Zentralnervensystem kontrollierten Atembewegungen beeinträchtigen können, so war er auch überzeugt, daß umgekehrt physische Interventionen mit ihrem Effekt auf das Nervensystem eine positive Wirkung auf die Psyche haben können. Es gelang ihm immer wieder, mit seiner kranialen Therapie den Intelligenz-

quotienten bei lernbehinderten Kindern zu erhöhen. Er war damit sogar so erfolgreich, daß eine bundesstaatliche Klinik für
zurückgebliebene Kinder in Louisiana ihn jedes Jahr einige Wochen anforderte, um mit den Patienten zu arbeiten.

● *Der Glaube des Arztes hat einen starken Einfluß auf das Heilungspotential der Patienten.* Dr. Fulford glaubte an die Gene-
sungschancen der Patienten, die er behandelte. Bezeichnend für
ihn war ein sehr einfacher, aufrichtiger Glaube an ihr Heilungspotential, den er sowohl verbal als auch nonverbal vermittelte.
Das war ein Grund, warum so viele zu ihm pilgerten. Wichtig war
für ihn jedoch auch, die zu behandelnden Fälle sorgfältig nach
seinen Heilungsmöglichkeiten auszuwählen. Wenn jemand mit
einem Knochenbruch zu ihm kam, sagte er: »Für einen gebroche-
nen Knochen kann ich nichts tun. Überlassen Sie es der Natur, ihn
zu heilen, und dann kommen Sie wieder, damit ich Ihr System
vom Schock der Verletzung befreien kann.« Ebensowenig behandelte er Fälle, in denen Operationen oder andere Formen der So-
forthilfe erforderlich waren.

Mit zunehmendem Alter und den stetig wachsenden Anforderungen, die an ihn gestellt wurden, senkte er die Altersgrenze der
Patienten, die er annahm. Am liebsten hätte er sich auf die Behandlung von Kindern beschränkt, »da ihr Heilungspotential so
groß ist und die Einschränkungen noch nicht die Zeit hatten, um
sich in den Körperstrukturen zu fixieren«. Außerdem war er der
Auffassung, daß alle Neugeborenen prophylaktisch behandelt
werden sollten, da, wie er sagte, »so viele Krankheiten im späteren Leben nur die langfristigen Konsequenzen einer traumati-
schen Geburt sind. In den ersten vierundzwanzig Stunden sind die
Knochen noch wie Pudding, so daß sie ganz mühelos wieder so
eingerichtet werden können, wie sie sein sollten.«

2. Teil

Unkonventionelle
Diagnosemethoden

BARBARA ANN BRENNAN

Diagnose von Energieblockaden

Nachdem ich immer wieder Blockierungen im Energiefeld von Menschen beobachtet habe, begannen sich bestimmte Typen herauszuschälen. Ich fand sechs verschiedene Typen von Energieblockaden. Auch stellte ich fest, daß die Menschen in ihrem Energiefeld Abwehrmechanismen aufbauen, um sich vor Erfahrungen zu schützen, die sie sich als unangenehm vorstellen. Sie organisieren ihr gesamtes Aurafeld zu einem energetischen Abwehrsystem um.

Betrachten wir zunächst die sechs Typen von Energieblockierungen, die ich beobachtet habe.

Typen von Energieblockierungen

Die Abbildungen 1 bis 6 zeigen, wie ich diese Blockierungen wahrnehme. Die **Stagnationsblockierung** (Abb. 1) entsteht durch depressive Resignation. Gefühle und Energie stagnieren, was zu einer Ansammlung von Körperflüssigkeiten führt. Der Körper schwemmt auf. Diese Blockierung hat eine niedrige Energieladung und geringe Intensität und ist oft mit Verzweiflung verbunden. Wenn sie über längere Zeit aufrechterhalten wird, kann Kolitis oder Angina pectoris daraus entstehen. Ihre Farbe ist gewöhnlich grau-blau. Die Aura fühlt sich klebrig und schwer an, wie Schleim. Sie wird von Ärger, meistens in der Form des Vorwurfs, bestimmt. Die Person hat aufgegeben und fühlt sich machtlos, zum Beispiel eine Frau, die unglücklich verheiratet war und ihren Beruf für die Ehe geopfert hatte. Jetzt, mit über fünfzig, war es für sie unmöglich, in ihren Beruf zurückzukehren. Sie machte ihrem Ehemann Vorwürfe und gab ihm die Schuld an ihrem Unglück. Sie verlangte von ihren Töchtern, das

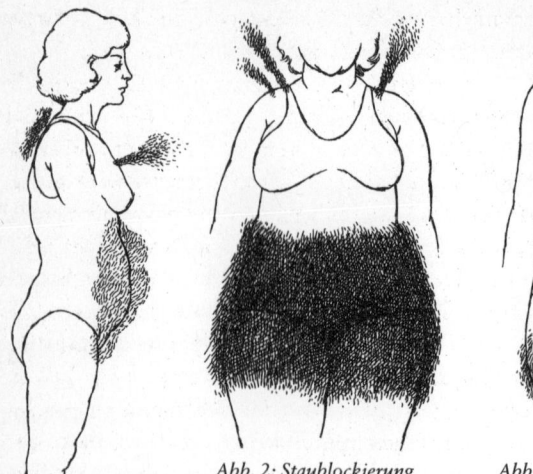

Abb. 2: Staublockierung

Abb. 3: Gitterblockierung

Abb. 1: Stagnationsblockierung

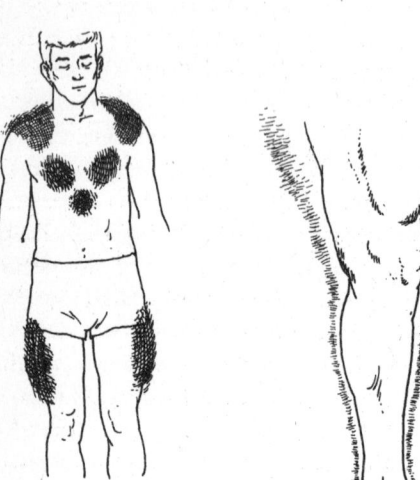

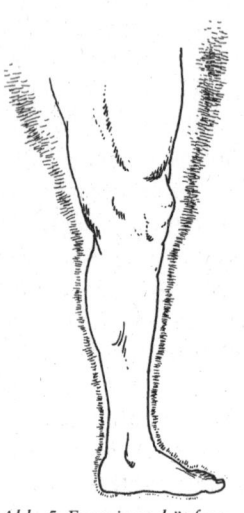

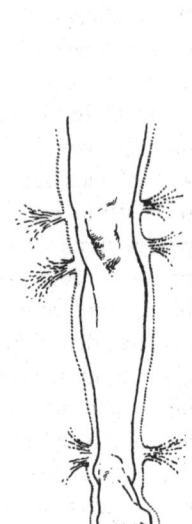

Abb. 4: Eisenrüstung

Abb. 5: Energieerschöpfung

Abb. 6: Energieleck

zu tun, was ihr nicht gelungen war. Sie versuchte, ihr Leben durch sie zu leben. Das ging natürlich nicht gut.

Im Gegensatz dazu, ist in der **Staublockierung** (Abb. 2), die durch die Unterdrückung von Gefühlen entsteht, sehr viel Wut wie in einem Vulkan angesammelt. Die Blockierung ist dunkelrot und sieht gefährlich aus – man möchte bei dem Vulkanausbruch nicht gerne dabeisein. Die Energieblockierung führt zu einer Ansammlung von Fett und Muskeln in der betreffenden Körperzone. Wenn der Stau über lange Zeit aufrechterhalten wird, kann das zu Unterleibsentzündung und anderem führen. Die Person weiß gewöhnlich von ihrer Wut, fühlt sich aber in der Falle, weil sie den Ausdruck von Wut mit Demütigung verbindet. Eine meiner Klientinnen kam in der Kindheit zu der Überzeugung, daß sexuelle Gefühle mit Demütigung verbunden sind. Ihr Vater hatte sie in ihrer Sexualität gedemütigt. Das Ergebnis war die Blockierung ihrer starken sexuellen Empfindungen und deren Anstauen im Bauchraum. Allmählich verwandelten sie sich in Wut. Da sie aus Angst vor Demütigung die Wut nicht zum Ausdruck brachte, sammelte sich immer mehr Energie im Bauchraum an und führte zu chronischen Infektionen, die nach mehreren Jahren eine Unterleibsentzündung zur Folge hatten.

Die **Gitterblockierung** (Abb. 3) ist ein wirksames Mittel zur Vermeidung von Gefühlen, insbesondere von Angst. Die Blockierung wird einfach verschoben, wenn die Person durch eine Lebenssituation oder in der Therapie herausgefordert wird. Versucht die Therapeutin durch Körperübungen oder Tiefenmassage eine Blockierung zu lösen, dann springt sie an eine andere Stelle. Diese Art von Blockierung führt nicht so leicht zu Krankheit wie die beiden vorhergehenden Typen. Im Leben einer solchen Person scheint alles glatt zu gehen, sie hat Erfolg im Beruf, hat eine »perfekte« Ehe, vorbildliche Kinder, hat aber doch das Gefühl, daß irgend etwas fehlt. Sie kann tiefe Gefühle nur kurz aushalten und zieht sich immer wieder daraus zurück. Schließlich wird sie sich in eine Krise hineinmanövrieren, um zu ihren tieferen Gefühlen durchzubrechen. Diese Krise kann in jeder Form auftreten, als plötzliche Krankheit, als Unfall oder Liebesaffäre.

Die Blockierung vom Typ **Eisenrüstung** (Abb. 4) hält alle Gefühle fest und friert sie ein. Das Energiefeld ist in einem hohen Spannungszustand und fixiert die Gefühle an bestimmten Plätzen. Eine solche Person kann ihr Leben auf der äußeren Ebene gut strukturieren. Der Körper ist funktionstüchtig, die Muskeln sind eher hart. Auf der persönlichen Ebene ist das Leben weniger erfüllend, weil die Eisenrüstung alle Gefühle zunichte macht. Die Dauerspannung im ganzen Körper kann zu verschiedenen Krankheiten führen: Magengeschwür durch Überarbeitung oder Herzprobleme durch ständiges Vorwärtsdrängen ohne Gefühlszufuhr auf der persönlichen Ebene. Da die Person ein schlechtes Körpergefühl hat und vielleicht die Dauerspannung in den Muskeln gar nicht spürt, kann es zu Überlastung kommen. Auch das Leben dieser Person scheint »perfekt« zu funktionieren, nur fehlt ihr jede tiefere Verbundenheit auf der persönlichen Ebene. Auch sie wird wahrscheinlich irgendwann in eine Lebenskrise kommen, die sie mit ihrer tieferen Wirklichkeit in Verbindung bringen wird. Viele Männer brauchen dafür einen Herzanfall. Mir kommt ein sehr erfolgreicher Geschäftsmann, Herausgeber mehrerer Zeitschriften, in den Sinn. Über seine Arbeit verlor er den Kontakt zu seiner Familie. Nach einem Herzanfall kamen seine Kinder zu ihm und sagten: »Wenn du weiter so viel arbeitest, wirst du sterben. Zeig uns, wie man dein Geschäft führt.« Er tat es, sie lernten, was es zu lernen gab, und die Familie fand wieder zusammen.

Die Blockierung der **Energieerschöpfung** (Abb. 5) besteht darin, daß die Energie nicht in die Extremitäten hineinfließt. Das führt zu einer Schwächung der Glieder und in manchen Fällen sogar zu körperlicher Unterentwicklung in diesen Bereichen. Die Person vermeidet, die unterversorgten Glieder zu benutzen, um ihre Schwäche nicht spüren zu müssen. Dies wiederum tut sie, um tiefere Gefühle des Versagens zu vermeiden, wie zum Beispiel die Unfähigkeit, auf den eigenen Beinen zu stehen.

Beim **Energieleck** (Abb. 6) entweicht Energie, anstatt die Glieder hinunterzufließen. Die Person tut das (unbewußt), um den Energiefluß durch die Glieder so zu schwächen, damit ihr in bestimmten

Situationen die Stärke oder das Gefühl fehlt, auf Erfahrungen zu reagieren.

Diese Vermeidungshaltung hat ihre Wurzeln in der Kindheit: Das Kind hat gelernt, spontane Reaktionen entweder als ungehörig oder sogar als gefährlich zu interpretieren. Vielleicht ist das Kind oft auf die Hand geschlagen worden, wenn es nach etwas gegriffen hat, das es gerne haben wollte. Die beiden letztgenannten Blockierungen haben oft kalte Hände und Füße zur Folge. Die Person ist an den Gliedern oft sehr verletzlich und Gelenkprobleme treten nicht selten auf.

Welche Blockierungen eine Person entwickelt, ist von vielen Faktoren abhängig, von ihrer Persönlichkeit und ihren Kindheitserfahrungen. Wir alle benutzen einige dieser Blockierungen. Welche sind Ihre liebsten?

Energetische Abwehrmechanismen

Wir alle schaffen Blockierungen in unserem Energiesystem, weil wir die Welt für unsicher halten. Solche Blockierungen prägen unser ganzes Energiesystem. Der Abwehrmechanismus dient dazu, äußere Kräfte aggressiv oder passiv abzuwehren, Macht auszustrahlen, um einen Aggressor in die Schranken zu weisen, oder Aufmerksamkeit indirekt auf uns zu lenken ohne zuzugeben, daß man sie braucht.

Abb. 7/I und II zeigen Abwehrsysteme, die ich beobachtet habe. Sie werden dann eingesetzt, wenn sich die Person bedroht fühlt.

Wenn jemand die **Stacheln aufstellt**, nimmt die Aura gewöhnlich eine weiß-graue Färbung an. Es ist schmerzhaft, eine solche Aura zu berühren. Lege ich jemandem die Hand auf, der das nicht will, so spüre ich, wie die Stacheln durch meine Hand hindurchgehen. Die meisten Menschen reagieren darauf mit Distanzierung.

Wehrt jemand ab, indem er **in den Rückzug geht**, dann verläßt der Teil des Bewußtseins und der Aura einer Person, die sich bedroht fühlt, den Körper in einer hellblauen Energiewolke. Die Augen nehmen einen glasigen Ausdruck an, obwohl die Person so tut, als würde sie zuhören.

Das gleiche gilt für Personen, die **neben sich stehen**. Das kann –
anders als der Rückzug – ein Zustand sein, der Tage oder sogar
Jahre anhält. Ich habe Menschen gesehen, die aufgrund eines Trau-
mas oder einer Operation in der Kindheit jahrelang in diesem Zustand waren. Sie befanden sich nicht wirklich in ihrem Körper. Ein
Fall war eine junge Frau, die im Alter von zwei Jahren eine Herz-
operation durchgemacht hatte. Sie war einundzwanzig, als sie zu
mir kam. Die höheren Körper lösten sich teilweise von ihrem Körper ab und flossen nach oben. Der Grund dafür war die Abspaltung
der Gefühle.

Das leere Geschwätz zieht viel Energie in den Kopfbereich, gewöhnlich in der Farbe Gelb; sie geht mit einer ernsten Nacken-
blockierung und Energieerschöpfung in der unteren Körperhälfte
einher, die blaß und reglos ist. Um den Status quo aufrechtzuerhalten und ein gewisses Gefühl von Lebendigsein zu erzeugen, bleibt
die Person verbal aktiv. Dieser verbale Austausch hält die Energie
im Kopfbereich in Bewegung.

Orales Saugen hängt mit dem leeren Geschwätz eng zusammen.
Die Person saugt Energie aus anderen heraus, um ihr Feld anzufül-
len, was sie anders nicht kann. Mit anderen Worten, die Person ist
unfähig, die Orgonenergie ihres Umfeldes selbst zu transformieren
und braucht daher vorverdaute Energie. Diese Art des Saugens findet unter dem Deckmantel von leerem Geschwätz statt, das den anderen langweilt oder erschöpft; es zeigt sich auch in den »Staubsau-
geraugen«, die manche Menschen haben. Sie suchen Gesellschaft
und finden meistens Menschen, die ihrerseits Energie loswerden
wollen (Masochisten). Sie ergänzen sich gut und erfüllen wechselseitig ihre Bedürfnisse.

Bei Menschen, die andere **an den Haken nehmen** (engl.: *to hook
somebody*, abhängig machen), sieht man manchmal wirklich einen
Haken im Energiefeld über ihrem Kopf. Sie haben in der Regel eine
psychopathische Charakterstruktur. Werden sie in einer Gruppe mit
etwas konfrontiert, fühlen sie sich äußerst bedroht und bilden in
ihrem Energiefeld einen solchen »Haken«. Geht es wirklich heiß
her, dann werfen sie diesen Haken auf den, den sie als Aggressor

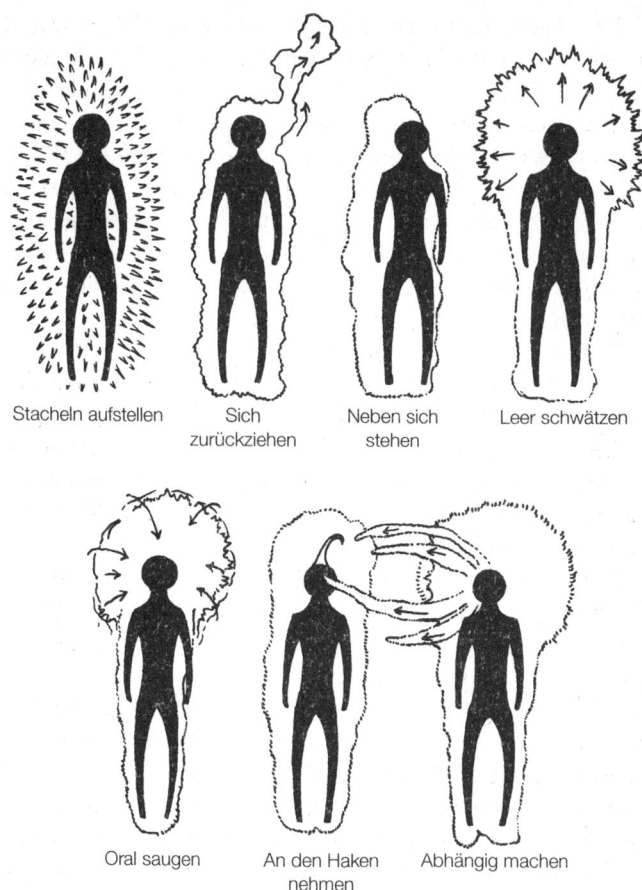

Abb. 7/I: Energetische Abwehrsysteme

ausmachen, meist von einer verbalen Attacke begleitet. Will die Person ihrerseits jemanden attackieren, dann versucht sie, den anderen mit mentaler Energie zu packen. Sie hält ihn so lange in ihrem Energiefeld fest, bis sie sicher ist, daß sie sich den anderen gefügig gemacht hat. Diese Art von Verteidigung und Angriff ist für den ande-

ren sehr bedrohlich; er wird mit scheinbar logischen Schritten zur
»richtigen« Schlußfolgerung gedrängt und bekommt zwischen den
Zeilen die Botschaft, tunlichst zuzustimmen. Meist wird unterstellt,
daß die angegriffene Person »schlecht« ist und unrecht hat, während der Angreifer »gut« ist und recht hat.

Fangarme sind schmierig und schwer und operieren lautlos. Sie
greifen nach dem Solarplexus, um das Innerste herauszuziehen, damit es verschlungen werden kann. Eine solche Person lechzt nach Sicherheit, sie ist durchaus nicht leer; sie ist voll von ihrem Wesen,
aber weiß nichts damit anzufangen, weil sie fürchtet, innere Bewegung könne zu Demütigung führen. So verfängt sie sich in Verzweiflung und verliert sogar den Kontakt mit ihrem eigenen Wesen.
Vielleicht verlegt sie sich auf lautloses Brüten, aber so, daß es alle sehen können. Dann wird sie von ihren »Saugnäpfen« selbst nach unten gezogen.

Das lautlose Brüten macht auf der energetischen Ebene viel
Lärm. So jemand setzt sich gerne mitten unter Leute, die Spaß haben
und fröhlich sind. Bald werden einige auf ihn zukommen, um ihm
zu helfen; das gibt ihm Gelegenheit, unbewußt, aber schlau und ge-
konnt, die Hilfe als untauglich zurückzuweisen und um weitere
Vorschläge zu bitten. Und so geht das Spiel weiter. Die Person mit
den Fangarmen glaubt, daß sie etwas von außen braucht, während
ihre eigentliche Not darin besteht, daß sie nicht gibt. Vielleicht versucht sie es dann damit, **verbale Pfeile** abzuschießen, um jemanden
in Wut zu bringen. Solche Pfeile sind nicht nur verbal schmerzhaft,
sondern auch auf der energetischen Ebene. Sie fliegen durch die Luft
und treffen sehr genau ins Ziel. Der Schütze hofft unbewußt, mittels
Schmerz den anderen zum Aufbrausen zu bringen, denn das ist für
ihn der Vorwand, seine eigene Wut herauszulassen ohne die Gefahr
der Demütigung. Mit dieser präzisen intellektuellen Taktik versucht
er, den anderen zu demütigen und dabei Empfindungen im unteren
Teil seines Körpers zu vermeiden.

Die Person, deren Abwehrmechanismus in **Hysterie** besteht, wird
nur allzu gern mit einer Explosion auf diese »Pfeile« reagieren. In einem hysterischen Ausbruch schießt sie farbige Blitze in den Raum,

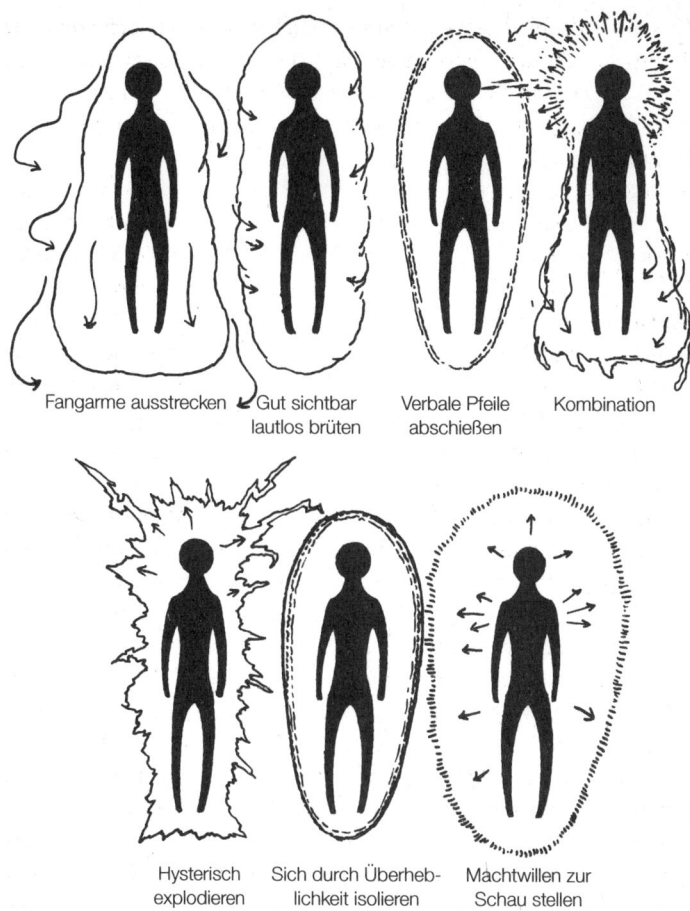

Fangarme ausstrecken   Gut sichtbar   Verbale Pfeile   Kombination
lautlos brüten   abschießen

Hysterisch   Sich durch Überheb-   Machtwillen zur
explodieren   lichkeit isolieren   Schau stellen

Abb. 7/II: Energetische Abwehrsysteme

und die Anwesenden fühlen sich zwangsläufig durch das Chaos und die angestaute Gewalt bedroht und eingeschüchtert. Das Ergebnis ist, daß sich das Zimmer schnell leert.

Man kann sich auch aus einer Situation befreien, indem man die eigenen Grenzen undurchdringlich macht und sich dahinter in Iso-

lation begibt. Die Botschaft ist Überheblichkeit. Ein anderer de-
monstriert seine Überlegenheit, indem er seinen **Machtwillen** gut
kontrolliert und strukturiert zur Schau stellt: Er bläst seine Aura
auf, und keiner wagt mehr zu bezweifeln, wer hier das Sagen hat
und mit wem man sich besser nicht anlegt.

Übung zum Auffinden des eigenen Abwehrsystems

Probieren Sie die verschiedenen Abwehrmechanismen aus; von welchen machen Sie Gebrauch? Machen Sie die folgende Übung in einer Gruppe. Alle gehen im Zimmer herum und fühlen sich nacheinander in die verschiedenen Abwehrmechanismen ein. Welche sind
Ihnen besonders vertraut? Welche benutzen Sie bei welchen Gelegenheiten?

Es gibt noch viele andere Abwehrmechanismen. Sicherlich fallen
Ihnen selbst noch welche ein – wenn Sie an Ihre eigenen Strategien
denken oder die Ihrer Freunde. Seien wir uns darüber klar: wir alle
benutzen diese Mechanismen und sind bewußt und unbewußt damit einverstanden, auf diese Weise miteinander zu interagieren; niemand wird jedoch dazu gezwungen. Auf manchen Ebenen unserer
Persönlichkeit macht es uns sogar Freude, uns so zu verhalten.
Wenn wir diese Mechanismen bei anderen wahrnehmen, braucht
uns das keine Angst zu machen. Es steht uns immer zur Wahl, tole-
rant darauf zu reagieren oder in eine Verteidigungshaltung zu verfallen. Vergessen wir nicht, es gibt immer einen Grund für Verteidigung – wir versuchen, einen verletzlichen Teil von uns zu schützen,
den wir vor anderen und oft auch vor uns selbst verbergen wollen.
Die meisten dieser Abwehrsysteme entwickeln wir in der Kindheit.
Denn die Aura eines Kindes ist ebensowenig entwickelt und gefestigt wie sein Körper. Auch die Aura geht wie das Individuum durch
Entwicklungsstadien, und es bilden sich Charakterstrukturen heraus, die ihre Stärken haben und ihre Verletzlichkeit.

AVI GRINBERG

Fußdiagnose

Eine Fußanalyse dauert gewöhnlich ein bis zwei Stunden. In dieser Zeit müssen wir uns auf das Wichtigste konzentrieren. Es ist am besten, wenn wir im Untersuchungsraum mit dem Klienten allein sind. Unterbrechungen wie Telefonanrufe sollten vermieden werden, so daß sich beide, der Klient und der Untersuchende, voll der Analyse widmen können. Ergebnisse der Analyse werden aufgeschrieben oder auf Band aufgenommen, denn die meisten Menschen vergessen mehr als die Hälfte von dem Gesagten, da die Informationen äußerst umfangreich sind. Der Klient sollte sich den Inhalt der Sitzung zunächst zwei Wochen später und noch einmal nach einem Monat anhören. Einige Punkte, die seinen Widerstand hervorgerufen haben oder einfach nicht verstanden worden sind, können dann klarer werden. Es ist möglich, daß infolge chronischer Muster zuvor mißverstandenes Material sogar noch nach einem Abstand von zwei Jahren neu wahrgenommen wird.

Der Klient sollte bequem sitzen; seine Füße liegen auf einem Stuhl, Tisch oder einer Liege auf. Auch der Analytiker sollte bequem sitzen, am besten in einem Drehstuhl auf Rollen, so daß er den Fuß bequem aus allen möglichen Winkeln betrachten kann. Halten Sie ein Handtuch bereit. Wenn der Klient sehr aufgeregt ist, kann starker Fußschweiß entstehen. Der Fuß läßt sich dann nur schwer abtasten. Die Raumtemperatur sollte angenehm sein – nicht zu heiß und nicht zu kalt – und etwa zwanzig bis fünfundzwanzig Grad betragen.

Da die Fußanalyse ein intimes Geschehen ist, sollten Freunde oder Verwandte nicht im Untersuchungsraum bleiben. Um Vertrauen zu wahren, geben wir dem Klienten alles geschriebene und aufgenommene Material mit. Alle Informationen, die wir erhalten, dürfen von uns in keiner Weise Dritten enthüllt werden. Der Klient sollte für die Sitzung auch etwas zahlen und diese Dienstleistung nicht geschenkt bekommen, damit er die volle Verantwortung dafür übernimmt und infolge davon auch mehr davon hat.

Die Sitzung beginnt damit, daß die Angaben zur Person des Klienten in einem Fragebogen festgehalten werden. Wir bitten ihn dann, Schuhe und Socken abzulegen und zuerst auf einem Bein zu stehen und dann mehrmals hintereinander einen Schritt nach vorn zu machen. Wenn wir die Füße im Stehen angesehen haben, bitten wir den Klienten, sich auf den Untersuchungstisch zu legen. Wir fahren fort, die entsprechenden Abschnitte des Diagnoseformulars auszufüllen, und überprüfen die Angaben des Klienten visuell. Dann identifizieren wir die klassischen Symptome der vorhandenen Beschwerden.

Darüber hinaus liefert uns der Körper noch eine große Menge zusätzlicher Informationen. Wir suchen nach charakteristischen und deutlichen Zeichen von Überschuß oder Mangel und fragen den Klienten, ob die von uns diagnostizierten Störungen auch tatsächlich vorliegen. Wir entdecken zum Beispiel Hinweise auf Allergien zusammen mit Zeichen der Atemwege und der Nebenhöhlen. Erneutes Nachfragen ergibt möglicherweise, daß tatsächlich eine Allergie der Atemwege und der Nebenhöhlen besteht. Eine Allergie zeigt uns, daß Wasser in die anderen Elemente eingedrungen ist. Wir ziehen den Schluß, daß das Wasser in das Gebiet von Feuer und Luft gelangt ist.

Eine chronische körperliche Störung weist auf ein chronisches Ungleichgewicht hin, das sich im Leben des Klienten irgendwie bemerkbar macht. Wenn wir die körperlichen Symptome als Ausgangspunkt nehmen, verschaffen wir uns auch den Zugang zu anderen Ebenen. So weist eine unregelmäßige Menstruation zum Beispiel darauf hin, daß wir uns mit der Sexualität und Fruchtbarkeit der Klientin beschäftigen sollten. Ein Zeichen auf der Leber zeigt, daß ein besonderes emotionales Problem besteht. Chronische emotionale Zustände manifestieren sich körperlich. Chronische Angst zeigt sich im ganzen Körper und besonders am Fuß.

Der holistische Ansatz geht davon aus, daß Körper und Seele untrennbar miteinander verbunden sind. Wenn ein körperliches Problem besteht, dann müssen wir sowohl das betroffene Organ untersuchen als auch das Element sowie die Merkmale von beiden. Unsere Diagnose ist auf dem aufgebaut, was wir bei der Untersuchung der Körpersymptome feststellen, denn sie gibt uns ein Bild der Person und erlaubt uns Einblicke in ihr Leben. Wenn unser Klient spürt, daß wir ihn wirklich wahrnehmen, schaffen wir Vertrauen, das dann zu größerer Offenheit führt. Während des Abklärens der Körpersymptome ist eine Verbindung zwischen uns entstanden. Wir haben erfahren, wer er ist und wie wir mit ihm sprechen können. Unsere Fußanalyse steht nun auf festem Grund.

An dieser Stelle müssen wir uns entscheiden, wo wir weitermachen wollen. Wir greifen das auf, was am offensichtlichsten und »äußerlichsten« ist, und gehen dann langsam auf die Aspekte zu, die verborgener, innerlicher und passiv sind. Wir suchen unter anderem auch nach den Stellen, an denen sich Spannung angesammelt hat. Alle Menschen stehen unter Spannung, jeder lebt mit Streß. Wenn wir das Element, das am weitesten aus dem Gleichgewicht gefallen ist, identifizieren, kennen wir auch die schwächste Stelle des Klienten. Wir widmen uns nun dieser Stelle: Wenn wir zum Beispiel viel aufgestaute Energie im Magengebiet sehen, dann sagen wir: »Ich sehe, daß Sie Dinge in Ihrem Magen anstauen.« Es handelt sich hier um die Körperzone, in der sich alle wirklich wichtigen Dinge im Leben dieser Person abspielen. Körperliche Probleme haben hier ihre Wurzel. Es ist sowohl das »Zuhause« der Person als auch der Platz, wo ein echter Kampf ausgetragen wird.

Dann betrachten wir den Fuß und suchen nach allgemeinen Zeichen von Überschuß und Mangel. Herrscht zum Beispiel ein bestimmtes Element vor? Wenn wir alle ersichtlichen chronischen Muster aufgefunden haben, untersuchen wir das Gebiet des Potentials und der grundlegenden Fähigkeiten. Inwieweit hat der Klient sein Potential verwirklicht? Wir betrachten jedes der Elemente und stellen fest, ob es überbeansprucht oder zuwenig genutzt wird.

Es ist wichtig, den Zustand des Feuerelements zu beobachten:

Nimmt unser Klient sein Leben selbst in die Hand, oder wird er vom
Leben getrieben, ist er zum Opfer seines Lebens geworden? Dann
überprüfen wir, welche Beziehung er zu anderen Menschen und zu
seinem Beruf hat. Dadurch erfahren wir, wie wir uns unserem Klienten nähern können und welche Richtung wir einschlagen sollen. Mit
all diesen Fakten sind wir in der Lage, dem Klienten ein Bild seines
Lebens und Lebensweges aufzuzeigen. Dann bitten wir ihn, uns Fragen über Bereiche zu stellen, die er noch nicht völlig verstanden hat.

Danach fassen wir die Sitzung zusammen und beenden sie. Zum
Abschluß sollten wir darüber sprechen, was der Klient mit sich
macht: Lebt er zügellos? Lebt er in Harmonie? Was sind seine
Schwächen? Wie zeigen sich seine Schwierigkeiten? An welchen
schädlichen Gewohnheiten und Dingen hält er fest?

Wir beziehen uns auf wichtige Facetten seines Lebens: Gibt es etwas Wichtiges in bezug auf die Zeit im Mutterleib oder die Geburt,
in Beziehungen zu den Eltern, hinsichtlich Trennungen und Verlu-
sten? Zwischen dem Tod eines lieben Menschen und körperlichen
Schwierigkeiten, die anschließend entstanden, kann ein Zusammenhang bestehen, auf den wir unseren Klienten hinweisen sollten.
Wenn er zum Beispiel vor sieben Jahren einen schweren Verlust er-
litten hat und dazu neigt, alles in seinem Magen abzukapseln, können wir eine Verbindung zwischen diesem Verlust und den schreck-
lichen Magenschmerzen herstellen, die vor sechseinhalb Jahren begonnen haben. Die persönliche Geschichte ist wichtig, weil unser
Leben sich nicht zufällig entfaltet: Die Dinge widerfahren uns, weil
wir genau diesen Weg im Leben gehen, weil etwas, das sich angesammelt hat, den Siedepunkt erreicht hat.

Ebenso wie der Mensch sich ändert, so verändern sich auch seine
Füße. Man rechnet mit einem Zeitraum von einem halben Jahr für
Veränderungen und Bewegungen im Fußbild. Der Klient kommt zuerst zur Analyse, um Aspekte seines Lebens zu entdecken und zu verändern. Ein halbes Jahr später erscheint er wieder, um diesen Prozeß
zu verstärken. Obwohl es schwer zu glauben ist, können sich die Füße
innerhalb von sechs Monaten tatsächlich dramatisch verändern,
wenn jemand dabei ist, seinem Leben eine neue Wendung zu geben.

Jede Fußanalyse ist ein einmaliges Geschehen. Je wichtiger sie für unseren Klienten ist, desto wahrscheinlicher ist es, daß diese Stunde sein Leben wirklich verändert.

Wie und wo wir untersuchen

Das Ziel der Fußanalyse ist es, dem Klienten den Spiegel vorzuhalten, der auch Aspekte zeigt, die bis jetzt vernachlässigt oder vergessen worden sind, Aspekte, die ihn nicht interessiert haben, Aspekte, die ihm völlig unbewußt sind, und Aspekte, mit denen er täglich in Kontakt kommt. Dabei können jedoch verschiedene Schwierigkeiten auftauchen.

Sprache: Bei der Fußanalyse müssen wir eher in die Beschreibung gehen, als mit knappen Fachbegriffen zu arbeiten. Menschen, denen ein bestimmtes Vokabular nicht vertraut ist, neigen zu Mißverständnissen, besonders wenn es um Emotionen wie Schuld oder Wut geht. Denken Sie auch daran, nicht in den Begriffen der Elemente zu sprechen, sondern in einer Sprache, die der Klient verstehen kann. Wenn wir eine bestimmte Terminologie verwenden, müssen wir sichergehen, daß auch erfaßt wird, worüber wir gerade sprechen. Halten Sie einige treffende Beispiele bereit – historische Ereignisse oder Gestalten eignen sich gut –, die es dem Klienten ermöglichen, ein wiederkehrendes Muster besser zu verstehen.

Intelligenz: Zu Beginn der Diagnose beschreiben wir die körperlichen Kennzeichen. Während des sich dabei entspinnenden Gesprächs können wir einen Eindruck von der Fähigkeit des Klienten bekommen, wie er die Informationen aufnimmt und versteht. Wir versuchen dann, einen Weg zu finden, daß er unsere Botschaften wirklich begreift. Das Luftelement einer Person ist dabei viel entscheidender als ihre Bildung.

Wenn das Luftelement gut entwickelt ist (attraktiv, lang, fast vollkommen ausgeglichene Zehen), können wir auf starke intellektuelle Fähigkeiten schließen. In diesem Fall ist es möglich, das Gespräch auf einem höheren Niveau zu führen und Vereinfachungen beiseite zu lassen. Wenn das Luftelement in irgendeiner Form problematisch ist, sollten wir die Materie so klar und einfach wie möglich vermitteln und auf allzu vielschichtige Erklärungen verzichten. Die intellektuelle Ebene des Klienten bestimmt die Sprache der Sitzung: alltägliche Begriffe oder Fachterminologie. Denken Sie auch daran, daß hochintelligente Personen sich in einem solchen Aufruhr der Gefühle befinden können, daß ihr Verstand wie gelähmt ist.

Widerstände und Aufnahmefähigkeit: Jeder Mensch hat verschiedene Züge, die er verleugnet oder denen er Widerstand leistet. Einige betrachten zum Beispiel die Angst als etwas, was sie nicht gutheißen können oder wollen. Sie vermeiden daher jede Situation, in der Angst entstehen könnte. Wenn wir versuchen, unserem Klienten die Aspekte seiner Persönlichkeit darzustellen, die er im allgemeinen unterdrückt oder ignoriert, müssen wir mit seinem Widerstand rechnen. Er weigert sich, diese Aspekte anzuerkennen oder darüber zu sprechen. Oft begegnen wir auch einem unbewußten Widerstand beim Zuhören. Deshalb nehmen wir die Sitzung auf Band auf. Wenn der Klient es anschließend ein- oder zweimal abhört, kann er Dinge entdecken, die er früher aufgrund seiner Widerstände nicht wahrgenommen hat.

Beratungsstil und -richtung: Bei jedem neuen Klienten müssen wir uns entscheiden, wie wir uns ihm annähern, damit er uns wirklich zuhören und sich selbst erkennen kann. Es ist sehr problematisch, wenn wir einen Klienten, dessen Persönlichkeit hauptsächlich auf Selbstkontrolle aufgebaut ist, sofort in ein Gespräch über etwas verwickeln, das außerhalb seines Kontrollbereichs liegt, denn dadurch trifft uns die volle Wucht seiner Abwehr. Das ist auch dann der Fall, wenn wir mit an akuter Angst leidenden Personen über das sprechen, was sie daran hindert, ihr eigenes Potential zu verwirklichen – auch wenn wir dabei noch nicht konkret auf ihre Ängste eingehen.

Eine allgemeine Untersuchung des Fußes ist nötig, um sicherzugehen, ob ein dominantes Element im dominanten Fuß vorliegt oder nicht. Das ist das Element, das beim Gespräch mit dem Klienten unmittelbar an die Oberfläche kommt, denn es ist am deutlichsten von außen zu sehen. Wenn ein solches Element vorhanden ist, sollten wir damit beginnen, denn wir lenken dadurch die Aufmerksamkeit des Klienten auf den Punkt seiner aktuellen Entwicklung. Wir müssen dieses Element so ansprechen, daß kein Widerstand aktiviert wird. Bei einem Menschen mit dominantem Wasserelement am dominanten Fuß sollten wir zum Beispiel auch an die Ängstlichkeit und Anspannung denken, die durch die Fußanalyse selbst hervorgerufen werden können, und ihn beruhigen, damit er überhaupt zuhört.

Ein anderes Beispiel ist ein Klient mit einem dominanten Feuerelement am dominanten Fuß. Hier müssen wir ihm versichern, daß er immer noch Kontrolle über die Situation hat und keine Abwehrmechanismen einschalten muß. Das geschieht, indem wir das Element nur streifen und besonders vorsichtig sind, um seinen Stolz in keiner Weise zu verletzen. Gelingt dies nicht, hört der Klient nicht mehr zu.

Der Anfang der Sitzung dient also dazu, einen ganz offensichtlichen äußerlichen Zug des Klienten zu besprechen. Wenn wir im Verlauf der Sitzung eine Atmosphäre des Vertrauens und des Interesses geschaffen haben, können wir uns den passiveren, verborgeneren Aspekten seiner Persönlichkeit zuwenden. Durch das Element, durch das der Klient zuhört, können wir auch die diametral gegenüberliegende Facette seiner Persönlichkeit ansprechen. Das heißt, daß wir bei einer luftdominierten Person mit der Sprache der Luft bis ins Erdelement hinabsteigen müssen, zum Beispiel mit einem Gespräch über die Existenz oder den Existentialismus. Über den Weg eines philosophischen Exkurses gelingt es uns in diesem Fall, dem Klienten zu vermitteln, daß er einen Teil von sich selbst vernachlässigt.

Gegen Ende der Sitzung richten wir unsere Zusammenfassung auf die stärkste und auffallendste Kraft im Leben des Klienten aus. Denn durch dieses Element kann er die Sitzung verstehen und für

sich nutzbar machen. Wenn zum Beispiel das Luftelement eine
starke Kontrolle über sein Leben hat, sollte unsere Zusammenfassung intellektuell, klug und präzise sein, denn Menschen mit diesen Neigungen versuchen alles, was wir sagen, intellektuell zu verstehen.

Aspekte der Arbeit: Der Analytiker muß sich an bestimmte Einschränkungen halten. Es empfiehlt sich nicht, die Füße von Ver-
wandten oder engen Freunden zu untersuchen, denn unsere Hoffnungen, Erwartungen und unser Vorwissen können zu einem ver-
zerrten Bild führen. Selbst wenn wir glauben, objektiv zu sein, sind
wir es nicht. Unsere Art der Sprache zeigt schon eine Nähe, Kenntnis und Vertrautheit, die verhindert, daß wir einen genauen Eindruck erhalten.

Vor jeder Analyse sollten wir uns bemühen, in eine ruhige, sach-
liche Atmosphäre einzutauchen, damit wir nicht abgelenkt werden.
Wir sollten bereit sein, jedes Bild durch unser eigenes Sein zu reflektieren. Das bedeutet, Aspekte des Klienten zu akzeptieren, die wir
für uns selbst abstoßend finden; uns davor zurückzuhalten, die
Ideale, das Verhalten oder die Gefühle anderer zu beurteilen; nur zu
beobachten, worum auch immer es sich handeln mag, ohne dabei
einen moralischen Maßstab anzulegen; daran zu denken, daß Menschen ihr Leben in zahllosen Varianten führen, von denen jede richtig und angemessen sein kann. Wir wissen nicht, wie ein anderer leben muß, um zufrieden zu sein. Es ist unsere Aufgabe, zu akzeptieren, daß wir keine Ratschläge oder Lösungen anbieten können.
Alles, was wir tun können, ist, dem Klienten ein genaues Bild des
Zustandes zu geben, in dem er sich hier und jetzt befindet. Je erfolgreicher wir darin sind, uns von persönlichem Ballast, Erwartungen,
Wertvorstellungen und persönlichen Ansichten zu trennen, desto
tiefer wird unser Verständnis. Daher beschreiben wir idealerweise
das Leben des Klienten so, daß er das ganze Bild sehen kann.

Wir müssen auch einer großen Falle ausweichen: der Sehnsucht,
daß der Klient sich bei uns gut fühlt. Dieser Wunsch führt nämlich
dazu, daß wir einfach nur nett sind und Dinge abmildern, die uns zu

hart erscheinen. Wenn wir es aber nicht wagen, Verhältnisse so zu schildern, wie sie nun mal sind, tun wir unserem Klienten keinen Gefallen.

Die Fußanalyse sollte nicht als Wohltätigkeitsveranstaltung betrachtet werden. Unsere Hilfestellung beschränkt sich darauf, einen genauen Spiegel vorzuhalten, in dem sich der Klient selbst sehen kann. Wenn wir in unseren eigenen Gefühlen gefangen sind, bieten wir unserem Klienten nichts anderes an als unser Mitleid – das er überhaupt nicht brauchen kann. Wenn wir ihm die Verantwortung für seine Situation abnehmen, haben wir im Grunde keinen Respekt vor ihm. Die Sitzung sollte vielmehr so ablaufen, daß das Recht eines jeden, nach seinem Gutdünken zu leben, respektiert wird. Achten Sie auch auf eine eventuell bestehende Tendenz bei Ihnen, immer wieder an derselben Stelle zu beginnen oder wiederholt einen besonderen Verhaltensaspekt zu berühren. Das ist nämlich dann eher Ihr eigenes Muster als das des Klienten.

Empfehlungen geben: Ein Teil der Analyse besteht darin, den Klienten auf etwas Neues hinzuführen. Er will nämlich oft auf neue Richtungen hingewiesen werden, seien es nun neue Therapieformen oder neue Ideen. Andererseits dürfen wir keinesfalls alles entwerten, was der Klient bis jetzt getan hat. Er würde das nämlich als Verunglimpfung seiner Person und seines Lebens betrachten.

Wenn es zum Beispiel bei einem Gemüsehändler ansteht, ihm ein akademisches Studium zu empfehlen, sollten wir ihm zunächst raten, zweigleisig vorzugehen. Wenn er mit dem Studium zurechtkommt, kann er seine alte Arbeit zurückstellen und auf sein neues Interessengebiet überwechseln. Wir sollten aus der Vergangenheit für die Zukunft lernen und sie nicht wegwerfen. Die Menschen verändern sich nicht über Nacht tiefgreifend, sondern in einem allmählichen Prozeß.

Zu einer Veränderung ist meist die Hilfe anderer nötig. Wenn man festgefahren ist, braucht man Unterstützung. Wenn es anders wäre, würden unsere Klienten nicht zu uns kommen. Eine Krise ist eine gute Gelegenheit zu Veränderung und Entwicklung. Sie sagt ei-

nem Menschen, daß sein Inneres nach mehr dürstet. Doch wird er
unsicher, wenn es darum geht, seine größte Stärke endlich einzulö-
sen. An diesem Punkt bieten wir unsere Hilfe an.

Schmerz jeder Art zeigt, daß jemand nicht länger im Gleichgewicht ist. Alles, was ein bleibendes Zeichen am Fuß hinterläßt, weist
auf die verpaßten Gelegenheiten hin, das Gleichgewicht wiederherzustellen. So bietet zum Beispiel der Verlust eines geliebten Menschen einer extrem gehemmten Person die Chance, ihre Muster zu
durchbrechen. Es liegt ganz an ihr, ob sie die Herausforderung annimmt oder nicht. Während unserer Analyse können wir dieses Muster unserem Klienten enthüllen, um ihm zu helfen, sich von seinen
Zwängen zu befreien. Die meisten Menschen behandeln Schmerz
eher als etwas, was eliminiert werden sollte, und nicht als etwas,
von dem man lernen kann. Solange wir Schmerz verspüren, versucht uns innerlich etwas dazu zu drängen, aus einer schädlichen
Tretmühle herauszukommen.

Als Fußanalytiker sollten wir unseren Klienten zeigen, welche
Muster sie wiederholen, und sie ermutigen, Fragen zu stellen. Das
ist eine Methode, sich immer wieder einmal alte Muster ins Bewußtsein zu rufen. Immer wenn Klienten versucht sind, in alte Gewohnheiten zu verfallen, können sie sich selbst fragen, ob sie etwas
ändern wollen oder nicht.

Wenn wir einen bestimmten Beruf oder eine Tätigkeit empfehlen,
müssen wir den Zustand der Elemente beobachten.

Für einige Menschen besteht das Neue allerdings darin, gar nichts
zu tun. Menschen mit dominantem, aber ungenutztem Erdelement
empfehlen wir körperliche Tätigkeiten wie Massage, Gymnastik
oder Jogging – alles Dinge, die sie mit ihrem eigenen Körper verbinden. Wenn jemand in seine Gefühle verstrickt ist, empfehlen wir ihm
besondere Therapieformen wie Psychotherapie, Gestalttherapie oder
Psychodrama, um ihm zu helfen, mit dem fertig zu werden, was sein
Ungleichgewicht ausgelöst hat.

Wenn das Luftelement einer Person hochentwickelt ist, sollte die
Behandlung unter dem Gesichtspunkt der mentalen Unterstützung
verlaufen. Diese Menschen können ihre Situation geistig erfassen

und über ihren Verstand den bestmöglichen Weg finden, um damit
fertig zu werden.

Wenn das Feuer eines Klienten schwach ist, empfehlen wir ihm,
etwas zu tun, was er gern mag und ihn befriedigt. Ist das Feuer zu
stark, sollte er seine Aktivitäten verringern und lernen, sich zu entspannen. Dabei helfen ihm Techniken wie Reflexzonenmassage,
Meditation oder ähnliches.

In bestimmten Situationen raten wir auch zu einer Veränderung
der beruflichen Aufgaben. In diesem Fall lenken wir die Aufmerksamkeit des Klienten auf ein Gebiet, das zu dem paßt, was wir am
Fuß gelesen haben. Ein sinnlicher, erddominierter Typ zum Beispiel
kann auf Kunst und Design, Kunsttherapie, körperliche Aktivitäten
oder auf Berufe in Wirtschaft und Finanzwelt hingewiesen werden.

Der Zustand der Zehen ist in diesem Zusammenhang wichtig,
weil er Auskunft über die Wahrnehmungsfähigkeit und Persönlichkeitsstruktur des Betreffenden gibt. Eine eckige Großzehe zum Beispiel zeigt logisches Denkvermögen an. Diese Person hat eine Begabung für Buchhaltung, Physik, Mathematik oder Elektronik in einem Rahmen, der nicht unbedingt Teamarbeit erfordert.

Wenn die zweite und dritte Zehe über die große Zehe gekreuzt
sind, zeigt das ein Bedürfnis und Talent für Kommunikation sowohl
auf zwischenmenschlicher als auch auf anderer Ebene an. Das ist
mit der Fähigkeit, etwas wahrzunehmen, das über das eigene Ich
hinausgeht, verbunden. Diese Fähigkeiten kommen einer Person in
einem helfenden Beruf gut zustatten.

Viele Probleme im Wassergebiet zeigen, daß der Betreffende etliche emotionale Erfahrungen hinter sich hat. Es ist gut, wenn er dies
in einer Tätigkeit als Psychologe oder Berater nutzen kann.

Wenn die zweite Zehe die große Zehe überragt, kann eine Kar-
riere in Kommunikation oder Public Relations erfolgversprechend
sein. Die zweite Zehe und der Energiefluß zur Hand stehen in Verbindung mit den Eigenschaften von Augen und Händen, die von
Nutzen sind, wenn man Photograph, Landschaftsgestalter, Maler
oder Bildhauer ist.

Hochentwickelte vierte und fünfte Zehen zeigen eine musikalische Begabung an. Ein starkes Feuerelement, das in die zweite Zehe aufsteigt, kennzeichnet Leute, die sich zu stark antreiben und immer auf Achse sind. Man sollte ihnen raten, ein bißchen kürzerzutreten. Ihr Betätigungsfeld mag zwar sehr gut zu ihnen passen, aber sie arbeiten zuviel. Wenn wir Klienten auf ein kreatives Gebiet verweisen, sollten wir zuvor herausfinden, wo ihre Kreativität blockiert ist, und sie darauf aufmerksam machen.

Wenn wir einem unserer Klienten Tätigkeitsbereiche empfehlen, sollten wir uns selbst folgende Fragen stellen:

1. Was will er tatsächlich? Handelt es sich wirklich um sein Ziel und nicht um unseres? (Gegen den Willen des Klienten sollen wir im übrigen gar nichts empfehlen.)
2. Was ist sein persönliches Grundpotential? Welche tiefen, alten Muster halten ihn davon ab?
3. Wie sind seine Lebensumstände: Alter, allgemeine Situation, Familienstand, finanzielle Verhältnisse, Umgebung und kultureller Hintergrund?
4. Ist er tatsächlich willens, Risiken auf sich zu nehmen und sich zu verändern?
5. Wie bewußt, aufmerksam und konzentriert ist er?
6. Will er sich selbst weiterbringen und in welchem Maße? Oder gibt er lieber auf?

HANS HÖTING

Harndiagnose

Der Urin ist ein Spiegelbild des Körpers. Folglich kann der Betrachter, wenn er ihn richtig zu deuten weiß, mit seiner Hilfe Wissenswertes über den Körper in Erfahrung bringen. Schon die heilige Hildegard von Bingen erkannte: »Jeder Harn zeigt die Krankheit oder Gesundheit, weil aller Harn aus der Hefe (sinnbildlich für Stoffwechsel) des Körpers kommt.«

Der Einfluß von Licht, Bewegungen durch Stoßen und Schütteln, Wärme und Kälte verändern die Biochemie des Harns. Sogar elektromagnetische Felder beeinflussen den Urin. Dies macht deutlich, warum eine mit der Post verschickte Urinprobe für die klassische Harndiagnose nicht geeignet ist. Auch der selbst per Vorratsgefäß in die Praxis gebrachte Urin ist wegen möglicher Stoßbelastung, wegen Rüttelns und eventueller Wärmeeinwirkung mit Vorbehalt zu betrachten.

Benutzen Sie bei der Urinschau zu Hause ein farbloses, sauberes und trockenes Glasgefäß. Es muß mit klarem Wasser gereinigt werden, denn Geschirrspülmittel und andere chemische Reinigungsmittel beeinflussen die Urinstruktur so sehr, daß ein verläßlicher Harnbefund nicht möglich ist. Verwenden Sie also ein biologisches Spülmittel, notfalls auch Obstessig. Spülen Sie sorgfältig nach, und trocknen Sie das Glas am besten mit heißer Luft, um alle Rückstände vollständig daraus zu beseitigen.

Hinweise zur Urinbetrachtung

Für die Harndiagnostik sollte möglichst der frische, nicht transportierte Morgenurin verwendet werden. Das Betrachten des Urins muß im indirekten, durchscheinenden, blendfreien Licht erfolgen. Am besten ist dies vor einer hellen Milchglasscheibe möglich. Muß elektrisches Licht hinzugezogen werden, dann sollte es sich um eine Lichtquelle mit Tageslichtemission handeln. Direktes Sonnenlicht ist ungünstig. Für die Betrachtung des Bodensatzes kann eine Lupe erforderlich sein.

Der Harn sollte vor der Diagnose eine halbe Stunde stehen, dann kann er bis zu drei Stunden betrachtet werden. Das macht einen stufenweisen Urinbefund möglich, da sich schrittweise wechselnde Phänomene zeigen. Bei der Beschäftigung mit Urinfarbe, Bodensatz oder Schwebestoffen müssen außerdem die Stärke und Dauer der oft unterschiedlichen Farberscheinungen, die Intensität der Trübung und der Uringeruch beachtet werden. Es ist daran zu denken, daß Gewürze, Streßbelastung, Nahrung, Krankheit und Medikamente den natürlichen Urinbefund verändern können. Hierüber muß vorher durch die Befragung des Patienten Klarheit geschaffen werden. Es muß unterschieden werden, ob Urinbodensätze oder Konkremente vereinzelt oder massiv auftreten. Die Farbe sollte zunächst beim Frischurin mit Körpertemperatur beurteilt werden. Die grundsätzlichen Schwankungen je nach Konstitution, Geschlecht, Lebensalter und Temperament, Gesundheits- und Krankheitsstatus, Wetter- und Klimabelastungen und nach Jahreszeit sind zu beachten.

Nach Abschluß der Diagnose muß der Urin in die Toilette entsorgt werden, da ein Waschbecken unter dem Urin leiden könnte.

Spezifisches Gewicht und pH-Wert

Mit einem Refraktometer, welches in Fachgeschäften für Laborbedarf erhältlich ist, läßt sich das spezifische Gewicht des Urins bestimmen. Normalerweise liegt es bei 15 Grad Celsius zwischen

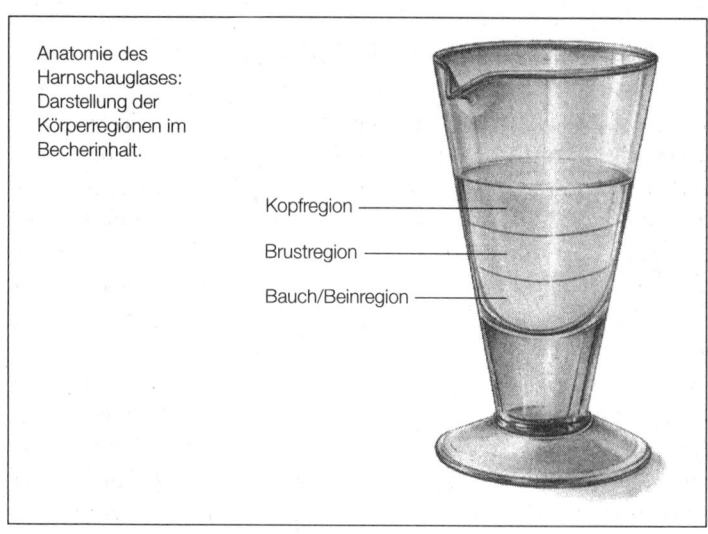

Anatomie des
Harnschauglases:
Darstellung der
Körperregionen im
Becherinhalt.

Kopfregion ————————

Brustregion ————————

Bauch/Beinregion ————————

1,015 bis 1,022. Wer zu wenig trinkt, der sorgt dafür, daß sich das spezifische Gewicht seines Urins nach oben bis zu 1,040 hin verschiebt. Im umgekehrten Fall fällt es bis auf 1,001. Chronische Nierenleiden verändern das spezifische Gewicht ebenso wie die Einnahme von Medikamenten oder zusätzliche Belastung durch Streß.

Ein ausgeglichener Säure-Basen-Wert im Körper ist eine der Grundlagen der Gesundheit. Der pH-Wert des Urins kann mit Indikatorpapier aus der Apotheke bestimmt werden. Neutral ist Urin mit einem pH-Wert von 6,0 bis 6,4, als sauer gilt er bei Werten unter 6,0 und als basisch bei Werten über 6,4. Fieber, Diabetes, akute Nierenleiden und Schwitzen erhöhen den pH-Wert.

Grundlegende Diagnosephänomene

Die hier genannten Farben entsprechen grundsätzlich dem jeweiligen Lebensalter, der Jahreszeit oder der entsprechenden Konstitution und müssen daher in Relation zum vorgefundenen Farbton berücksichtigt werden.

Angaben	Grundfarbe	mögliche Einfärbung/ Bodensatz
Lebensalter 0–10 Jahre	weiß mit Grünton	mit milchfarbener Einfärbung
10–20 Jahre	vorherrschend weiß	gelb getönter, milchfarbener Urin
20–30 Jahre	dunkelweißlich	Trübungstendenzen
30–60 Jahre	weiches, harmonisches Weiß	Grundfarben, wirkt verwässert, Gelbeinschlag betont
über 60 Jahre	graubetontes Weiß	Hinwendung zum Grauschimmer, Trübung
Jahreszeit Winter	wäßriges Gelb/Weiß	Verfärbung hin zu einem helleren Farbton
Frühling	abgetöntes Gelb	wäßrig mit spärlichem, fad weißem Bodensatz
Sommer	betontes Gelb	mit weißlichem, krümeligem, spärlichem Bodensatz, Menge vermindert
Herbst	aufgehelltes Gelb	mit kräftigem, weißlichem, trüben Bodensatz
Konditionstyp Sanguiniker	zitronenfarben, klarflüssig	Modalität leichter, dünnflüssiger, weißer Bodensatz
Choleriker	zitronenfarben, kräftiger Gelbtouch, ohne Sediment	entfällt
Melancholiker	zitronenfarben, dunkel, fahle Zitronenfarbe	trüb, schleimige Beimengungen
Phlegmatiker	zitronenfarben, blasser Farbtyp	bodennebelartige Niederschläge
Neurastheniker	zitronenfarben, wäßriger Touch	entfällt

Geschlecht: Männerurin ist relativ zum Frauenurin dunkler. Im Frauenurin sind Trübungen möglich, die jedoch physiologisch und nicht pathologisch sind.

Streß: Erzeugt eine farbintensive Rotprägung.

Depressionen: Erzeugen einen blassen Farbton mit großen Ablagerungen.

Speisen/Getränke: Stark gewürzte, anregende, schwerverdauliche Speisen wirken intensivierend auf die Grundfarbe und erzeugen einen Grünstich. Ein Gelbstich zeigt sich durch gelbfarbene Speisen. Rohkost macht wäßrig. Kalte Speisen und Getränke bewirken wasserfarbenen Urin.

Im Urin kann es zu kreis- und spiralförmigen Ablagerungen oder zu auffälligen kreis- und spiralförmigen Farbbetonungen an unterschiedlichen Stellen kommen. Achten Sie darauf, wo genau sich die Auffälligkeiten befinden.

Auffälligkeiten auf der Urinoberfläche: Durchblutungsstörungen generell bis hin zur Embolie und zu möglichen Infarkten.

Auffälligkeiten im oberen Drittel: Zuordnung zum Kopf.

Auffälligkeiten im mittleren Drittel: Zuordnung zu Herz und Lunge.

Auffälligkeiten im unteren Drittel: Zuordnung zum Bauchbereich.

Regenbogenfarbene Phänomene: Infarktgefahr; zu hoher Blutdruck.

Stahlfarben: Hinweis auf Verletzungen; nach Verletzungsmöglichkeiten forschen.

Gelbfarben: Hinweis auf psychosomatisches Geschehen; Depressionen, Angstzustände möglich; Krampfzustände.

Graufarben, betont: Depressionen.

Graufarbene, rissige Phänomene: zerebrale Störungen (Gehirnbezug).

Grünfarbene Phänomene: toxische Belastungen durch Stoffwechselgifte und Schlacken.

Rotfarbene Phänomene: Hinweis auf Leberbelastung.

Braunfarbene Phänomene: Milz und Bindegewebe belastet.
Dickflüssiger Urin: zu viele Feststoffe.

Krankheitsbezogene Urinphänomene

Blut: Hinweis auf Stauungszustände und auf entzündliche Prozesse, insbesondere im Nieren-Blasen-Bereich. Es kann sich um sichtbar fein verteiltes Blut handeln, so daß der Urin rot aussieht, oder aber um Blutklumpen. Die Ursache ist in jedem Falle klinisch abzuklären.

Eiter: Hinweis auf Entzündungsprozesse und Stauungen; meistens Auftreten von streifigen Erscheinungen. Riecht der Urin faulig und stechend, und ist dies mit Flankenschmerzen verbunden, dann verweist dies auf eine Nierenerkrankung. Riecht der Urin trotz des Eiters normal, dann besteht eine Beziehung zur Blase.

Grießbildung: Hinweis auf eine Tendenz zu Nierensteinen; auf Diätfehler, insbesondere im Zusammenhang mit Überernährung, Feinkost, übermäßigem Würzen und zuviel Fett. Bei Grießbildung mit kompaktem und trübem Harn an Depressionen denken.

Fettschlieren: Bei adiposen Patienten Hinweis auf Genußsucht, Fettverbrauch; bei hageren Patienten weist dieses auf die schwindende Lebenskraft hin.

Ständig wechselnde Harnerscheinung, wechselnde biochemische Befunde: langwierige, schwerwiegende Erkrankungen mit ungünstiger Prognose.

Dickflüssiger Urin: zuviel Feststoffe; geringe Trinkmenge; zu hoher Eiweißanteil der Nahrung; Schleim im Körper; Verstopfung.

Urin und Fieber

In diesem Zusammenhang dient die Urinverfärbung als Warnhinweis. Ausgangsbasis ist wie immer der frische Urin.
Hell mit permanentem Fieber: schwerer Krankheitszustand.

Klar mit unterschiedlich auftretenden Fieberzuständen: Hinweis auf eine ernste Erkrankung; das Abwehrsystem hat Mühe, den Krankheitsprozeß zu kontrollieren.

Blaß: Hinweis auf fehlende Lebenskraft; Heilungsaussichten schlecht.

Wird blaß beim Stehen: ernsthafte Krankheitszustände; schlechte Heilungsaussichten.

Mit milchigen Einlagerungen und staubwolkenartigen Verfärbungen: Hinweis auf Endzustand.

Ein- oder mehrfarbige Kreiszeichen auf der Oberfläche: dem Kopf zuzuordnen; Hinweis auf Durchblutungsstörungen.

Gelb: Hinweis auf cholerische Veranlagung; mögliche Kopfbeschwerden; mangelnde Ausleitung von Stoffwechselschlacken.

Rot: Hinweis auf schwindende Lebenskraft; Heilungsaussichten sind noch möglich.

Rot, dickflüssig, mit farnförmigen Gebilden: Hinweis auf Endzustand einer Krankheit.

Blutig mit rotgestreiften Fäden: Hinweis auf septische Prozesse; schwerwiegendes Krankheitsgeschehen mit versagendem Abwehrsystem.

Grün: Hinweis auf Krampfneigung.

Bleifarben: Hinweis auf Kopfblockaden mit der Neigung zu Melancholie.

Der Zwei-Minuten-Test

Neben der Beurteilung des frischen Urins gibt es eine weitere Methode, die sich gut zur Kontrolle eignet: Der Vergleich des frischen Urins mit jenem, der zwei Minuten lang aufgekocht wurde.

frischer Urin	gekochter Urin	Befund
wasserklar, leichte Schaumkrone, keine sichtbaren Urin- bestandteile	Verschwinden der Schaumkrone, weitere Aufhellung	Asthmatiker mit Kortisongabe; Aufhellung des Urins hat mit Kortisongabe zu tun
wäßrig	milchig-weiß, grau	Blähbauch durch Nah- rungsmittelallergie gegen Milch und Zucker
wäßrig, Oberfläche mit perlenartigen Schaumkronen besetzt	Zunahme des Gelbtons	Säure-Basen-Haushalt gestört
milchig trüb mit starker Schaum- bildung, Bodensatz ziegelmehlartig	kräftige milchig-weiße Verfärbung, Zunahme der Konkremente	Gicht; rheumatische Beschwerden; Nierenschwäche; Autointoxikation durch wiederholte Antibiotikagabe z. B. wegen Stirnhöhlen- entzündung, Bronchitis oder Magen-/Darm- störungen
hellgelb	dunkelgelb, Einlage- rung von Schwebe- stoffen	Blähbauch; Nah- rungsmittelunverträg- lichkeit; massive Reizung der Schleim- häute
hellgelb, ohne sicht- bare Schwebestoffe	Farbe verblaßt	mangelhafte Funktion des Magen-/Darm- systems
hellgelb	Farbe wird dunkler	Ausscheidungsstörung über die Niere; einge- schränktes Leistungs- vermögen
gelb, wäßrig	keine Veränderung	psychovegetative Störungen; Schlaf- losigkeit; Angstzu- stände
gelb mit Trübung	gleiches Gelb, aber milchig verstärkte, kalkartige Färbung	Nierenschwäche

frischer Urin	gekochter Urin	Befund
mittelgelb ohne Schaum und Schwebestoffe, farbbetont	kräftiges Gelb	Nierenschwäche; Neigung zu Bronchitis
mittelgelb, klar	grauweiße Trübung, teilweise mit Schwebestoffen	mangelhafte Nierenfunktion; Trübung ist bedingt durch mangelhafte Nierenleistung
gelbtrüb, stinkend	milchige Verfärbung, weißer Bodensatz	durch mangelhafte Magensaftbildung starke Fäulnisvorgänge im Darm; Belastung der Leber und der Bauchspeicheldrüse
hellgrün	wasserklar	rheumatische Belastung; Obstipation
grünlich-weiß	wasserklar	Infektionsanfälligkeit; Schwäche im Atemsystem
gelbbraun, dunkelgelbe, ziegelähnliche Schwebestoffe	Intensivierung des Brauntons mit schwärzlicher Farbnuancierung, vermehrt braungelb, geballte Schwebestoffe	Eiweißunverträglichkeit mit Gärungsvorgängen, Blähbauch; Steuerungsvorgänge im Bauchbereich gestört; Nahrungsmittelallergie; Schleimhautreizung; dünnflüssiger wechselt mit festem Stuhl; Gärungszustand im Darm; Pilzbefall
dunkelbraun	Schwarzfärbung, zunehmend braun	mangelhafte Entgiftungsfunktion der Leber durch Leberzellenschäden; mangelhafter Gallenabfluß
dunkelbraun, graue ziegelartige Schwebestoffe, nebelartige Wolkenfelder	Dunkelfärbung mit Schwarztönung	Diabetes

LEILA PARKER

Kinesiologie

Im Bereich der Anwendung von Kinesiologie betrachtet man Muskeln als Anzeiger von Streß und unausgeglichener oder angestauter Energie im Körper. Muskeltests werden als ein »Biofeedback-Mechanismus« eingesetzt, der uns den Zugang zum »Biocomputer« unseres Körpers öffnet und uns erlaubt, seine »Leistung« richtig zu bewerten und zu verbessern.

Muskeltests stellen ein wirksames und vielseitiges Instrumentarium dar, um verschiedene Ungleichgewichte im Körper aufzuspüren und auszugleichen, die sich auf Streß beziehen.

Streß kann vielfältige Ursachen haben:
▷ Er kann körperlich bedingt und erfahrbar sein (Verletzungen, sportliche Leistungen, Spannungen);
▷ er kann chemisch (Ernährung, Lebensmittelzusätze, Medikamente) bedingt sein;
▷ er kann mental (Überanstrengung, Müdigkeit, unterdrückte und ungelöste Gefühle, »burn-out«, Sorgen, Ziellosigkeit) bedingt sein;
▷ er kann umweltbedingt (giftige Substanzen in Luft und Wasser, klimatische Einflüsse, elektromagnetische Felder) sein.

Streß kann alles sein, was eine Wirkung auf unseren Körper ausübt: »Guter Streß«, wie eine Hochzeit, oder »schlechter Streß«, wie eine Scheidung, sind beide Formen von Streß, der negativ auf den Körper wirkt.

Indem man die Reaktion eines Muskels auf einen bestimmten Reiz mißt, kann man Blockaden im Energiekreislauf des Körpers orten.

Muskeltests sind eine Kunst

Wie bei allen Künsten bedarf es der Praxis, um darin perfekt zu werden. So wie Sie Zeit und Übung einsetzen müssen, um Klavier spielen zu lernen, braucht es auch Zeiteinsatz und fortlaufende Übung in der Anwendung der Prinzipien der Kinesiologie. Fachkunde, Einfühlsamkeit und Reife erlangen Sie in der Kunst der Muskeltests erst, wenn Sie diese Kunst immer wieder praktizieren.

Wir nutzen diese Kunst, um mit dem Körper zu kommunizieren. Diese Kommunikation macht es möglich, herauszufinden, was energetisch nicht im Gleichgewicht ist.

Obwohl viele Menschen im Zusammenhang mit Muskeltests die Begriffe »stark« und »schwach« verwenden, testen wir in Wirklichkeit nicht die Stärke eines Muskels, sondern vielmehr die neurologischen Schaltkreise vom Muskel zum Gehirn und vom Gehirn zum Muskel, um herauszufinden, ob sie auf die richtige Weise »funktionieren«. Wir achten auf die »Qualität der Reaktion« des Muskels, nicht auf seine »Stärke«. Wir prüfen, ob er beim Muskeltest entweder »widersteht« oder sich »löst«, ob er »angeschaltet« oder »abgeschaltet« ist.

Genaue Muskeltests

Um Muskeltests effektiv zu nutzen, brauchen wir einen genauen Muskeltest. Wir finden Energie- und Muskelungleichgewichte nur durch ein genaues, zutreffendes Muskel-Feedback.

Der Gehirncomputer zeigt an, ob ein Muskel blockiert oder »angeschaltet« ist oder sich löst bzw. »abgeschaltet« ist. Wir achten nur darauf, ob der »Computer« *widerstehen* oder *lösen* »anzeigt«; es kommt uns nicht darauf an, die gesamte Bandbreite der Bewegungsfähigkeit des Muskels zu testen.

Das Hauptproblem für die meisten Kinesiologen besteht darin, nur gerade soviel Druck auf den Muskel auszuüben, wie notwendig ist, um zu testen, ob er Widerstand zeigt.

Weniger geübte Kinesiologen neigen dazu, die vielleicht nur geringfügige »Anzeige« des Blockierens eines Muskels mit mehr und stärkerem Druck zu überwinden. Dann übersehen sie leicht das Widerstandssignal, das der Muskel sendet.

Nehmen wir ein Beispiel: Jemand testet einen starken Muskel wie den *Quadrizeps,* das ist der Schenkelmuskel. Wenn man einen starken Druck darauf ausübt, wird er mit einem stärkeren Widerstand reagieren, weil der Körper der getesteten Person andere Muskelgruppen aktiviert, um das Bein oben zu halten. Nur wenn Sie gerade genug Druck ausüben, um den Muskelwiderstand zu testen, werden Sie ein genaues Ergebnis erzielen.

»Gerade genug Druck« bedeutet, den Muskel zwei bis vier Zentimeter herunterzudrücken – das reicht schon. Halten Sie ihn auch nicht länger als zwei Sekunden herunter, und lassen Sie dann aus. Mehr ist gar nicht nötig.

Falls wir immer weiter und mehr Druck ausüben, während wir uns darüber klarzuwerden versuchen, ob der Muskel widersteht oder nicht, ermüden wir ihn unter Umständen – und damit wird unser Ergebnis ungültig.

Der Druck muß auch allmählich erfolgen, um einen »Überraschungseffekt« zu vermeiden. Falls der Druck plötzlich ausgeübt wird, löst das meist einen »Überlebensimpuls« aus, und die getestete Person wird sich in einem Reflex automatisch anspannen und den Muskel blockieren. Auch das verhindert ein zutreffendes Ergebnis.

Wenn der Druck allmählich und leicht ist, wird die zu testende Person bereit sein für den Muskeltest und offen für das Ergebnis.

Aus einer Reihe von Gründen, die auf der persönlichen Konditionierung des Testers und der getesteten Person beruhen, wird aus einem Muskeltest allzuoft ein Kräftemessen. Bei einem guten Muskeltest sind beide beteiligten Menschen daran interessiert, Ungleichgewichte zu entdecken. Es geht nicht um einen »Wettbewerb«, bei dem einer gewinnt und einer verliert.

Wir suchen nach dem Punkt, an dem der Muskel widersteht; es geht, wie oben schon betont, nicht um das ganze Bewegungsspektrum des Muskels. Wir suchen Zusammenarbeit, nicht Wettbewerb.

Muskelstärke und Muskelbalance werden richtig eingeschätzt,
wenn man Muskeltests nur mit einem leichten Druck durchführt.
Die Qualität der Reaktion von Muskeln, die keinen Widerstand zeigen, kann durch bestimmte Techniken korrigiert und verbessert
werden – wie Akupressur, Reflexzonenarbeit und andere Heilmethoden.

Ausgangshaltung und Bewegungsrichtung

Um möglichst genaue Resultate zu erzielen, sollten wir einen Anzeigemuskel wählen, der auf Reize reagiert, ohne daß zahlreiche weitere Muskeln mitreagieren. Wir müssen einen Muskel also so gut als
möglich »isolieren«, um seine spezifischen Möglichkeiten des Wi-
derstands oder der Lösung als Anzeiger bei unseren kinesiologi-
schen Tests zu nutzen.

Wir bringen einen Muskel beim Muskeltest in eine angespannte
Position oder Ausgangshaltung. Beim Oberschenkelmuskel heben
wir ein Bein hoch und halten es eine Weile; damit bleibt der Muskel
(der *Quadrizeps*) in einer gewissen Kontraktion.

Die Bewegungsrichtung des Muskeltests geht nun immer in die
entgegengesetzte Richtung, in die der Muskel normalerweise funktionieren würde. Der Oberschenkelmuskel funktioniert so, daß
seine normale Anspannung das Bein hochhebt. Die Bewegungsrichtung des Muskeltests läuft genau anders: Wir geben einen Druck auf
den Muskel, um zu prüfen, ob die Muskelspannung erhalten bleibt
oder das Bein dann absinkt. Dabei versuchen wir nicht, den Muskel
die weitest mögliche Strecke zu bewegen, sondern nur soviel, um
festzustellen, ob er Widerstand gibt und »hält« oder ob er nachgibt
und sich aus der Spannung löst.

Halten, nicht blockieren

Beim Muskeltest geht es nicht darum, wer »gewinnt«, wer »stärker« ist, sondern wie wir subtile Botschaften des Organismus erhalten und entschlüsseln. Wenn die Testperson sich mental darauf einstellt, um jeden Preis Widerstand gegen den leichten Prüfdruck des Kinesiologen zu leisten, kommt es zu einer Energieblockade, die zutreffende Muskelreaktionen und sinnvolle Aussagen unmöglich macht.

Wenn die Testperson sich statt dessen darauf einstellt, eine bestimmte Stellung und Spannung des Muskels einfach zu halten, dann wird es möglich, eine spezifische lokal begrenzte Reaktion des Muskels auf bestimmte Reize zu prüfen.

Auch auf die Geschwindigkeit beim Testen kommt es an. Wenn Sie einen anderen Menschen kinesiologisch testen, üben Sie Ihren leichten Prüfdruck langsam und vorbereitet aus, nicht schnell und unerwartet. Auf diese Weise hat das Gehirn Zeit – über die entsprechende Muskelreaktion –, auf den jeweiligen Reiz zu reagieren. Ein plötzlicher, heftiger Testdruck verhindert eine in sich stimmige Reaktion des Biocomputers Mensch, der sich nicht richtig einstellen kann, sondern nur irgendwie auf diese »Überraschung« reagiert.

Muskeltests als diagnostische Hilfe

Muskeltests sind der Kern der Bewertung des Zustands eines Menschen in der Kinesiologie. Dieses Prinzip – die Erschließung der körpereigenen Intelligenz durch die Einordnung von Reaktionen des Biocomputers auf bestimmte Reize – unterscheidet die Kinesiologie von allen anderen Therapieformen.

In der Kinesiologie benutzt man Muskeltests auf zwei unterschiedliche Weisen:

1. In Form einer Reihe von besonderen Muskeltests, wie bei Touch for Health, wobei eine Vielzahl von Muskeln zum Test verwendet werden.
2. In Form eines Indikator- oder Anzeigemuskeltests, wobei ein einzelner Muskel verwendet wird, der nonverbale Antworten auf Reize vermittelt, die sich auf körperliche, biochemische, emotionale oder elektromagnetische Faktoren beziehen können.

Muskeltests im Rahmen von Touch for Health

Bestimmte Muskeln gehören zu einem speziellen Organsystem, weil sie Lymphgefäße und/oder einen Akupunkturmeridian gemeinsam haben. Wenn nun die Funktion eines Muskels verbessert wird, indem dessen Energie wiederhergestellt wird, so hat das auch eine günstige Wirkung auf das dazugehörende Organsystem.

Im System von Touch for Health testen wir viele Muskeln, die zu jeweils einem Organsystem gehören; denn jeder dieser Muskeln hat seine ganz eigene Ausgangshaltung und Bewegungsrichtung, die wir für unterschiedliche Muskeltests nutzen können.

Immer, wenn wir bei dieser Testreihe von Muskeln, die zu einem gemeinsamen Organsystem gehören, herausfinden, daß einer dieser Muskeln keinen Widerstand bringt, keine Spannung hat bzw. nicht gehalten werden kann, aktivieren wir unterschiedliche Reflexpunkte und Akupressurpunkte, um den richtigen Energiekreislauf wiederherzustellen. Das führt meist, wie oben erwähnt, auch dazu, daß das entsprechende Organ mehr Energie erhält.

Test mit einem Anzeigemuskel

Dabei setzt man einen einzigen Muskel als Instrument ein, um auf dem Wege des Biofeedbacks Informationen über Körper und Geist zu gewinnen. Ein solcher Muskel wird in der Kinesiologie Indikator- oder Anzeigemuskel genannt.

Ein zu diesem Zweck ausgewählter Muskel sollte eine deutliche Reaktion zeigen, um wirklich auch als Anzeiger dienen zu können. Jeder beliebige Muskel mit einer guten Reaktionsfähigkeit für Muskeltests kann als Anzeigemuskel gewählt werden. Der entsprechende Muskel leitet im Verlauf des Muskeltests die Reaktion des Körpers bzw. des Geistes auf bestimmte Reize so weiter, daß sie dem Kinesiologen (und auch der Testperson selbst) klarwerden.

Die Art, wie die körpereigene Intelligenz dem Anzeigemuskel ihre Reaktionen auf Reize übermittelt – was sich dann an Anspannung oder Lösung, Widerstand oder Nachgeben, Blockade oder Schlaffheit des Anzeigemuskels ablesen läßt –, befähigt uns, Energiestaus oder Ungleichgewichte festzustellen, die Streß, Schmerz und Probleme verursachen. Wir blicken mit dieser Methode »hinter« das bewußt erlebte Symptom, um die Ursachenfaktoren auf den unterbewußten, zellulären und ätherischen Ebenen zu identifizieren.

Muskeltests mit einem Anzeigemuskel können geradezu dramatische Ergebnisse bringen: Sie eröffnen die erstaunliche Möglichkeit, die Körperreaktion auf praktisch alles, was es nur gibt, zu testen – ob es sich nun um materielle Substanzen jeder Art, um Gefühle oder um Gedanken handelt.

Gerade dieses unglaubliche Spektrum an Einsatzmöglichkeiten hat zur raschen Ausbreitung von Kinesiologie in den verschiedenen Bereichen der Gesundheitsvorsorge, der Körper- und der Psychotherapie geführt.

Manche Richtungen innerhalb der Kinesiologie setzen nur den Muskeltest mit einem Indikatormuskel ein, um emotionale Einflüsse und Zustände zu erheben und zu bewerten und um über den Anzeigemuskel eine Ja- oder Nein-Antwort auf Fragen zu erhalten. Das nennt man gewöhnlich »den Körper fragen« oder »intuitiver Muskeltest«.

Der Muskeltest ist eine Kunst, die Übung, Erfahrung und Kunstfertigkeit erfordert. Sie sollte im medizinischen Rahmen deshalb nur von fachlich gründlich ausgebildeten Therapeuten angewandt werden!

Eine Reihe von Faktoren können auf einen Muskeltest einwirken. Wenn wir diese Faktoren nicht erkennen, kann uns das schnell irrtümliche Ergebnisse bescheren. Deshalb sollte man kinesiologische Muskeltests zur »Befragung des Körpers« mit Umsicht, Bewußtheit und Sorgfalt einsetzen.

Es gibt eine klare Trennlinie zwischen Kinesiologen, welche die Methoden der Angewandten Kinesiologie im mehr physisch-psychosomatischen Rahmen benutzen, und jenen, die Muskeltests anwenden, um den Körper sozusagen verbal zu »befragen«.

Die ersteren bauen auf einem eher wissenschaftlich gesicherten und medizinisch orientierten Hintergrundwissen auf und verwenden eine logische, nicht-intuitive Methode, um gesundheitliche Bewertungen zu treffen aufgrund von Informationen, welche im Körpersystem bereits existieren.

Dieser Ansatz baut darauf auf, daß es bestimmte, definierte »Schaltkreise« zwischen Muskeln, Organen, anderen Körpersystemen und dem Gehirn gibt, die man mit ganz spezifischen Techniken aktivieren kann, um etwas über den Gesundheitszustand und die Funktionsfähigkeit des Körpers oder seiner Teile zu erfahren. Ergebnisse, die mit solchen festgelegten Verfahren erzielt werden, sind eindeutig in ihrer Aussage. Diese Verfahren sind inzwischen standardisiert und in Lehrbüchern nachzulesen.

Die letzteren, die den Körper auch als Instrument benutzen, um Antworten auf vorwiegend geistige Fragen zu erhalten, vertrauen auf den Wert eines eher intuitiven Prozesses, mit dem sie eine innere, höhere Körperweisheit erschließen.

Sie stellen Fragen, die sich aus der jeweiligen Situation ergeben und von Klient zu Klient anders sein können. Die Befragung erfolgt auf verbale oder auch nur auf mentale Weise.

Bei beiden Methoden gibt es Vorzüge und Nachteile. Die Angewandte Kinesiologie begrenzt das potentielle Einsatzspektrum, besonders auf dem Gebiet der Emotionen, indem sie klar definiert, was und wie getestet werden kann.

Die Methoden der Angewandten Kinesiologie haben den Vorzug, daß ihre Ergebnisse wiederholbar sind und nicht einmalig. Andere Kinesiologen, die andere entsprechende Anzeigemuskeln verwenden, werden beim selben Klienten zum selben Resultat kommen.

Die Methode der »Befragung des Körpers« läßt zu, daß alle möglichen Fragen des Lebens, auch vor allem geistige Fragen, eine Kör-
per-Antwort finden. Allerdings sind die erhaltenen Ergebnisse nicht
ohne weiteres reproduzierbar, weil der Zugang zu dieser Methode
intuitiver ist. Damit sind die Resultate auch nicht so zuverlässig wie
die bei den Methoden der Angewandten Kinesiologie. Doch gibt es
häufig bemerkenswert zutreffende Antworten mit dieser Methode.

Ich meine, daß dieser Zugang und diese Anwendung von Kinesiologie ein außerordentliches und wunderbares Potential birgt, um
in neue Dimensionen der Erkundung des Menschen auf geistigem
Wege vorzustoßen.

Der Grund, warum die intuitive Weise nicht so zuverlässig ist, besteht darin, daß der Ausübende, also der Kinesiologe, vielleicht
nicht immer wirklich völlig neutral und absichtslos ist, sondern eigene Wünsche und Erwartungen einfließen läßt. Dann wird er selbst
zur »Ersatzperson«, und seine Energie wirkt auf die Testperson ein,
sei es auch unabsichtlich, und das beeinflußt dann das Ergebnis des
Tests.

David Walther, einer der führenden Kinesiologen und Autoren,
schreibt: »Es scheint, daß manche Personen bestimmte, anscheinend therapeutische Verfahren anwenden und Ergebnisse erzielen
können, die andere nicht erlangen ... solche Verfahren mögen für
den einzelnen hilfreich sein, können aber anderen nicht gelehrt werden, die nicht dieselben Fähigkeiten und mentalen Muster haben.«*

Therapeuten, Studenten und Klienten sollten den kinesiologi-
schen Ansatz wählen, der ihnen am meisten entspricht.

---

* David Walther, *Applied Kinesiology*, Systems DC, 1981, Vol. 1, S. 5.

LORI REID

Handdiagnose

Wir alle wissen, daß unsere Charaktere und Individualitäten zu einem großen Teil zum Muster unserer Gesundheit und unseres Wohlbefindens im Leben beitragen. Die Art, wie wir mit den Spannungen und Belastungen des modernen Lebens umgehen, hängt weitgehend von unseren Einstellungen, unseren Hoffnungen und Bestrebungen ab. Unser Lebensstil wiederum, der ebenfalls für eine Krankheitsanfälligkeit verantwortlich ist, hängt von unserem Charakter ab. Worauf es also bei der Einschätzung des Gesundheitszustands ankommt, ist die Berücksichtigung der eigenen Persönlichkeit.

So wie unsere Gene die Farbe unserer Augen bestimmen oder festlegen, ob wir glatte oder lockige Haare bekommen, so sind im genetischen Bauplan die Form unserer Hände, die Muster der Fingerabdrücke und die Hauptlinien, die die Handfläche kreuz und quer durchziehen, festgeschrieben. Und wie wir genetisch als Blonde, Brünette oder Rothaarige klassifiziert werden – worin sich, wie manche behaupten, ein Großteil unseres Wesens widerspiegelt –, so können unsere Hände durch einen geübten Handanalytiker auch einem von vier Typen zugeordnet werden.

Im Grunde können unsere Hände als lebende Archive beschrieben werden, die alle möglichen Daten über uns aufzeichnen: Wie wir denken und uns verhalten, wie wir arbeiten und lieben, unsere Beziehungen zu anderen, unsere Hoffnungen und Träume, unsere Ziele und Wünsche, unsere bewußten und unbewußten Motivationen, unsere Präferenzen, angeborenen Begabungen und Talente, unsere Handlungen und Reaktionen, was wir in der Vergangenheit getan haben und infolgedessen höchstwahrscheinlich auch in der Zukunft tun werden.

Alle Hände in nur vier Typen zu unterteilen, mag stark vereinfa-
chend erscheinen, erlaubt uns aber bestimmte vorläufige Verallge-
meinerungen. Wie beim Drahtgerüst eines Bildhauers, über dem er
seine Skulptur zu formen beginnt, bildet jede Handkategorie einen
soliden Rahmen, mit dessen Hilfe wir beginnen können, ein Profil
der Menschen aus der jeweiligen Gruppe und ihrer Einstellung zur
Gesundheit und Tendenz zu bestimmten Krankheiten zu erstellen.
Ist der allgemeine Typ erst einmal festgelegt, ist der Weg geebnet,
Besonderheiten von Hautmarkierungen und Linienformationen zu
analysieren.

Die vier Handkategorien, die nach den Elementen *Erde, Luft,
Feuer* und *Wasser* bezeichnet werden, sind notwendigerweise »reine«
Typen, und wenige Hände werden diesen detailgenau entsprechen.
Schließlich ist jede Hand einzigartig – keine zwei Hände gleichen
sich –, und nicht einmal unsere eigenen Hände sind absolut identisch. Abgesehen davon stimmen Hände im allgemeinen mehr oder
weniger mit einem der vier Typen überein, und wenn auch nicht
exakt, dann doch wenigstens so weit, daß sie zu klassifizieren sind
und Grund-Temperament und -Wesen skizziert werden können.
Wenn eine Handform jedoch zwei Kategorien anzugehören scheint,
bedeutet dies schlicht und einfach, daß der Betreffende über eine
Kombination der von beiden Typen vertretenen Eigenschaften verfügt.

Die Erdhand

Aussehen

Die typische Erdhand besteht aus einer quadratischen Handfläche
und kurzen stumpfen Fingern (Abb. 1). Die Handfläche enthält
meist wenig Linien – in vielen Fällen nur drei oder vier –, die jedoch
ausgeprägt sind, der Hand ein geordnetes Aussehen geben und das
Gefühl positiver Stärke verleihen. Zu diesem Typ gehören Fingerabdrücke in Bogen- oder Schleifenform.

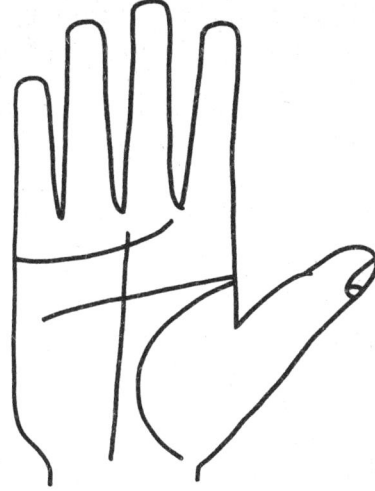

Abb. 1: Die Erdhand

Temperament und Lebensweise

Menschen mit Erdhänden haben traditionelle Wertvorstellungen: Es sind solide, ausgeglichene, bodenständige Charaktere. Sie sind praktisch veranlagt, fleißig und nüchtern und bevorzugen ein geregeltes, wohlgeordnetes Leben. Sie halten sich am liebsten im Freien auf und hassen es, über längere Zeit eingesperrt zu Hause zu sitzen. Sie leben lieber auf dem Land als in der Stadt, sind naturverbunden und haben eine besondere Beziehung zu Pflanzen und Tieren.

Das Temperament der Erdhänder läßt sich am besten mit gesundem Menschenverstand, Sachlichkeit und einer rationalen Lebenseinstellung, die sich auf Bewährtes verläßt, charakterisieren. Als ausdauernde und beharrliche Menschen haben sie keinen Sinn für flüchtige, schwärmerische Theorien oder unrealistische Pläne. Körperliche Aktivität kennzeichnet jene, die zur Kategorie der Erdhände gehören.

Der Erdtyp neigt zu
- Aufregung
- Darmproblemen
- Hautkrankheiten
- Gelenkproblemen
- körperlicher Müdigkeit

Vorbeugen oder vermeiden
- Streß durch Unstetigkeit
- Nervenanspannungen
- Gewichtszunahme
- körperliche Trägheit und Sichgehenlassen
- negative Gefühle und Einstellungen

Fördern
- viel Körperbewegung an frischer Luft
- Betätigungen und Hobbys im Freien, wie Gärtnern, Spazierengehen
- geregeltes Leben
- ausreichend Schlaf
- positive Einstellung
- gesunde Ernährung

Komplementärmedizin und alternative Gesundheitsvorsorge
- Kalzium ist das Mineral, das mit der Erdhandform in Verbindung gebracht wird und demnach besonders für Leute geeignet ist, deren Hände zu dieser Kategorie gehören. Kalzium ist unentbehrlich für das Wachstum und die Erhaltung von Zähnen und Knochen. Es unterstützt die Blutgerinnung, fördert die Herztätigkeit und hilft bei der Erhaltung eines guten Muskeltonus. Kalziummangel führt zu Zahnverfall und Knochenschwund wie bei Osteoporose. In bestimmten Fällen sind auch Reizbarkeit, Depressionen und Schlaflosigkeit (daher der Rat, vor dem Schlafengehen ein heißes Milchgetränk zu sich zu nehmen) auf einen gestörten Kalkhaushalt zurückzuführen. Kalziumüberschuß kann

zu Gelenksteife, Nierensteinen und in extremen Fällen zu Kreislaufproblemen, einschließlich Arteriosklerose oder Arterienver-
kalkung, führen.

- Unter den Bio-Mineralen zählen zur Kalziumfamilie: Kalziumflu-
orid, Kalziumphosphat und Kalziumsulfat. Andere Mineralergänzungen sind Kalziumaskorbat, das sich zur leichteren Absorption mit Vitamin C verbindet, Kalziumaspartat und Kalzi-
umglukonat.

- Kelp gehört zu den reichsten Kalziumquellen, ebenso Käse und
andere Milchprodukte sowie Mandeln. Fische, zum Beispiel Sar-
dinen und Weißfisch, bei denen die Gräten mitgegessen werden,
sind ebenfalls gute Kalziumlieferanten.

- Magnesium und Vitamin D unterstützen die Aufnahme und Ver-
teilung von Kalzium im Körper.

- Veilchen, Rose, Trauben, Weide und Schwarzwurz gehören alle
zur Erdkategorie.

Die Lufthand

Aussehen

Die Lufthand erkennt man an der quadratischen Handfläche und
den langen Fingern (Abb. 2). Die Handfläche enthält mehrere
Linien – zumindest ein paar mehr als die allernotwendigsten –, die
klar und deutlich zu sehen sind. Schleifenartige Fingerabdruckmu-
ster sind vorherrschend. Insgesamt hat die Lufthand mit ihren klaren, deutlich geformten, aber nicht unbedingt übermäßig schweren
Linien ein gewisses »drahtiges« Aussehen.

Temperament und Lebensweise

Menschen mit Lufthänden verfügen über eine lebendige Wißbe-
gierde, die sie zu ewigen Studenten macht, die immer wissen, untersuchen, lernen und herausfinden wollen. Ihr quecksilbriges Temperament entfaltet sich im Austausch mit anderen Menschen, und in

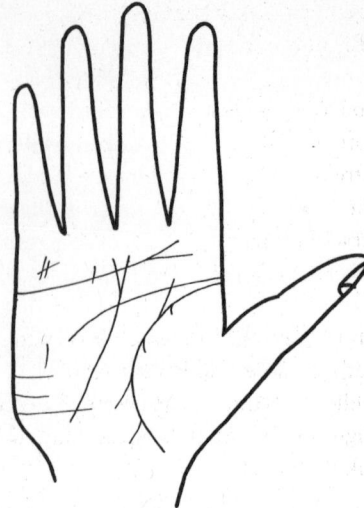

Abb. 2: Die Lufthand

ihrer Freizeit wie bei der Arbeit brauchen sie Abwechslung und Nervenkitzel.

Menschen mit Lufthänden sind notorisch neugierig auf alles, was in ihrem Leben passiert, und möchten wissen, wie die Dinge funktionieren. Sie sind gesprächig und freundlich, ihr Geist ist ständig in Bewegung, und weil sie über eine rasche Auffassungsgabe verfügen, wenden sie ihre Aufmerksamkeit häufig Neuem zu und sind schnell gelangweilt. Deshalb brauchen Leute mit Lufthänden eine Menge Interessen, um sich im Lauf ihres Lebens angeregt und bei Laune zu halten. Geistige Aktivität ist der Schlüssel zur Luftkategorie.

Der Lufttyp neigt zu
- Kopfschmerzen
- nervösen Störungen
- Atemschwierigkeiten
- Ohren-, Nasen- und Halsbeschwerden

- Erkältungen und Schüttelfrost
- geistiger Ermüdung

Vorbeugen oder vermeiden
- Alltagstrott
- Sichverzetteln
- Nervosität
- geistige Erschöpfung

Fördern
- Austausch von Neuigkeiten und Ansichten
- Flexibilität zu Hause und bei der Arbeit
- intellektuelle Aktivitäten, zum Beispiel Lesen, Schreiben
- regelmäßigen Sport, zum Beispiel Mannschaftsspiele, Aerobic, Gymnastik

Komplementärmedizin und alternative Gesundheitsvorsorge
- Da Lufthänder ihren Geist und ihr Nervensystem ständig fordern, schafft Magnesium Erleichterung, wenn sie sich abgespannt fühlen. Dieser Mineralstoff unterstützt die Nervenzellenfunktion und wirkt somit nervenberuhigend und muskelentspannend. Der für Lufthänder charakteristische rastlose Tätigkeitsdrang und unruhige Geist bringen das empfindliche Gleichgewicht dieses Minerals durcheinander und erschöpfen die im Körper vorhandenen Reserven. Streß und Hyperaktivität sind Hauptverbraucher von Magnesium, und ein Defizit kann einen Teufelskreis zur Folge haben: nervöse Aktivität → Magnesiumabfluß → »Nervenschlottern« → nervöse Aktivität. Magnesiummangel kann zu Übererregbarkeit, Nervosität, Kopfschmerzen, neuralgischen Schmerzen, Muskelzuckungen, Krämpfen und allen möglichen nervösen Störungen und nervöser Labilität führen.
- Unter den Bio-Mineralen ist Magnesiumphosphat das Nervenstärkungsmittel. Andere Mineralergänzungen sind Magnesiumaskorbat, das sich zur leichteren Absorption mit Vitamin C verbindet, Magnesiumaspartat und Magnesiumglukonat.

- Kelp ist eine besonders gute Magnesiumquelle; reich an diesem Mineralstoff sind auch Nüsse, vor allem Mandeln, Erd- und Paranüsse und Getreide, wie Weizenkleie und Wildreis.
- Lavendel, Majoran, Minze, Esche und Holunderblüten gehören zur Luftkategorie.

Die Feuerhand

Aussehen

Wie die Erdhand hat auch die Feuerhand kurze Finger; sie zeichnet sich vor allem durch die längere Handfläche aus (Abb. 3).

Diese Hand enthält eine stattliche Anzahl kräftiger Linien. Wirbelartige Fingerabdrücke gehören zu dieser Kategorie.

Temperament und Lebensweise

Feuerhand-Menschen sind körperlich aktiv und dynamisch und immer auf dem Sprung. Ihre überfließende Energie und ihren Elan – die sie häufig in sportliche Aktivitäten leiten – schöpfen sie aus Abenteuer und Aufregung. Sie können wunderbar mit Menschen umgehen, begeistern und inspirieren, wo immer sie sich zeigen. Diese profilierten Persönlichkeiten werden häufig Schauspieler und Entertainer – wie Motten fühlen sie sich vom Scheinwerferlicht angezogen.

Feuertypen stehen gern im Mittelpunkt des Geschehens. Sie lieben es, ein flottes Leben zu führen, und neigen dazu, mit ihrer Gesundheit Raubbau zu treiben und die äußersten Grenzen ihrer geistigen und körperlichen Fähigkeiten auszuloten.

Der Feuertyp neigt zu
- Unfällen und Verletzungen durch Verbrennungen und scharfe Gegenstände
- Kreislaufproblemen
- Rückenschmerzen und Problemen mit der Wirbelsäule

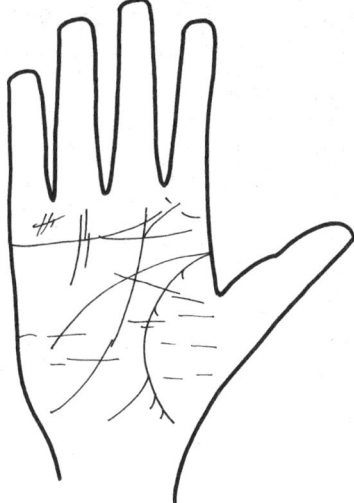

Abb. 3: Die Feuerhand

- Schüttelfrost und Fieberzuständen
- geistiger und körperlicher Erschöpfung (Burnout)

Vorbeugen oder vermeiden
- geistige und körperliche Überlastung durch enthusiastisches Engagement
- fette oder stark gewürzte Speisen
- zuviel Alkohol oder andere Stimulanzien
- plötzliche dramatische Stimmungsschwankungen
- übergroße Hast und Unachtsamkeit, überstürzte Handlungen, die zu Unfällen und Verletzungen führen können
- Aufschieben von Pflichten und Entscheidungen bis zur letzten Minute
- Ruhelosigkeit
- Gewichtszunahme

Fördern

● Frieden und Harmonie durch Yoga, Meditation, Atemtechniken usw.

● regelmäßige sportliche Betätigung, um überschüssige Energie abzuleiten

● gleichmäßige Gangart zu Hause und bei der Arbeit

Komplementärmedizin und alternative Gesundheitsvorsorge

● Kalium ist der Mineralstoff, der einem einfällt, wenn man an die dynamische Feuerkategorie denkt. Er gehört vor allem deshalb zu den Feuertypen, weil sie körperlich aktive Menschen sind – kleine Wirbelwinde, die immer auf dem Sprung sind – und weil Kalium direkt auf die Muskeltätigkeit wirkt und Tonus und Funktion der Muskeln fördert. Feuerhänder sind jedoch nicht nur körperlich aktiv, sie verbrauchen auch eine Menge geistiger Energie, und hier kommt die zweite Funktion des Kaliums zum Tragen, nämlich die der Nervennahrung. Angehörige der Feuerkategorie können also aus ergänzender Kaliumzufuhr großen Nutzen ziehen, vor allem dann, wenn ihre geistigen und körperlichen Reserven angezapft werden – beispielsweise bei Examen oder beim Trainieren für ein wichtiges Rennen, oder wenn man vielleicht Tag und Nacht die Rolle der *Hedda Gabler* einstudiert. Eines der ersten Zeichen von Kaliummangel ist Lustlosigkeit und allgemeine Muskelschwäche. Eine trockene, rauhe, schuppige Haut ohne Elastizität, brüchige Nägel, Schmerzen in Gelenken und Gliedmaßen, Benommenheit, Depressionen und eine unregelmäßige Herztätigkeit können auf Kaliummangel oder einen gestörten Kaliumhaushalt verweisen.

● Von den Bio-Mineralen gehören Kaliumchlorid, Kaliumphosphat und Kaliumsulfat zur Kaliumfamilie. Andere Nahrungsergänzungen, die sich als besonders hilfreich erweisen können, sind Kaliumglukonat und Kaliumaspartat.

● Fisch und Seetang in Form von Kelp sind reiche Kaliumquellen. Obst und Gemüse, wie Bananen, Rosinen, Datteln, Avocados, Möhren, Kohl und Spinat, enthalten große Konzentrationen dieses Mineralstoffs.

● Pfefferminztee, Hopfen, Zwiebeln, Lauch sowie Rosmarin, Salbei, Löwenzahn und Borretsch gehören zur Feuerkategorie.

Die Wasserhand

Aussehen

Die Wasserhand ist unverkennbar, insbesondere wegen ihres langen, oft schlanken und grazilen Aussehens (Abb. 4). Eine rechteckige Handfläche mit langen, konischen Fingern ist für diesen Typ charakteristisch. Die Handfläche ist meist mit vielen feinen Linien bedeckt, die wie ein Spinnennetz aussehen. Schleifenförmige Fingerabdrücke sind die Regel bei Wasserhänden.

Temperament und Lebensweise

Wasserhändige Menschen sind die empfindsamsten und sanftesten der vier Typen. Sie sind poetisch und romantisch, künstlerisch begabt und musikalisch.

Sie sind kultiviert und gebildet, haben einen guten Geschmack, neigen aber dazu, etwas weltfremd zu sein. Eine schöne Hand gehört meist zu einem eleganten Körper, und tatsächlich sind viele dieser Menschen in der Modewelt und in der Schönheitsindustrie anzutreffen. Auch die Welt der Kunst und Musik ist stark mit Wasserhändern bevölkert.

Weil sie auf Streß und die Anforderungen des modernen Lebens überempfindlich und verletzlich reagieren, entfalten sich diese Menschen am besten in einer friedlichen und harmonischen Umgebung. Druck und jede Art von Konkurrenzsituation wirken sich für die wasserhändige Gruppe nachteilig aus.

Der Wassertyp neigt zu
● Verdauungsstörungen
● Depressionen, Neurosen, Zwangsverhalten und anderen psychischen Störungen

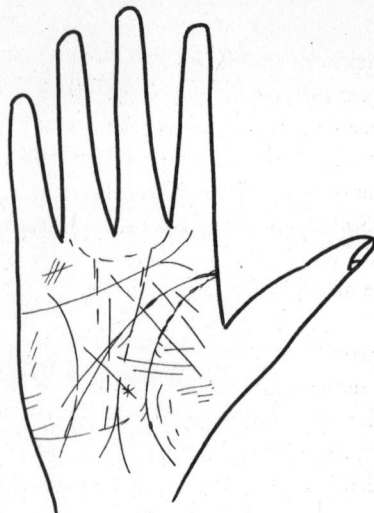

Abb. 4: Die Wasserhand

- Hautproblemen
- allergischen Reaktionen
- rheumatischen Beschwerden
- Störungen des Immunsystems
- Komplikationen des Fortpflanzungssystems
- schneller körperlicher Erschöpfung
- Drogenabhängigkeit

Vorbeugen oder vermeiden
- Streß durch Konkurrenzverhalten
- Stimmungsschwankungen, vor allem Depressionen und Melancholie
- Unterdrückung von Gefühlen
- irrationale oder übersteigerte Ängste
- Eskapismus oder Flucht durch Alkohol oder andere Drogen
- negative Einstellung

Fördern

- Ausdrücken der Gefühle
- Frieden und Harmonie zu Hause und am Arbeitsplatz
- Zuversicht durch die Entwicklung der eigenen Fähigkeiten und Talente
- rationales Angehen von Problemen
- sanfte Sportarten, zum Beispiel Schwimmen, Segeln, Eislaufen, Tanzen
- Balance und Mäßigung in allen Dingen

Komplementärmedizin und alternative Gesundheitsvorsorge

- Wegen seiner Assoziationen mit Wasser ist Natrium der Mineralstoff, der zur Wasserhandkategorie gehört. Natrium ist verantwortlich für die Regulierung der Gewebeflüssigkeiten und unterstützt den Wasserhaushalt des Körpers. Zu wenig Salz im Körper ist genauso schlecht wie zuviel und kann zu Muskelkrämpfen führen, während ein Überschuß das Kreislaufsystem durcheinanderbringen und hohen Blutdruck sowie Herzrhythmusstörungen verursachen kann. Natriumchlorid, insbesondere in Form von Tafelsalz, ist heutzutage in der westlichen Diät vor allem in industriell verarbeiteten Lebensmitteln und Fastfood im Übermaß vorhanden. Deshalb ist wahrscheinlich eher eine Reduzierung als eine Ergänzung ratsam.

  Natrium geht auf natürlichem Wege durch Körperflüssigkeiten, wie Tränen und Schweiß, verloren: ein zu hoher Verlust führt zu Dehydration, einem ernsten Zustand mit schwerwiegenden Komplikationen. Die Beibehaltung der richtigen Menge dieses Mineralstoffs ist derart wichtig, daß in heißen Gegenden, wo die Menschen übermäßig schwitzen, Salztabletten empfohlen werden, um das Gleichgewicht des Systems wiederherzustellen. Natrium reguliert nicht nur den Wasserhaushalt, es unterstützt auch die Produktion von Salzsäure, die für den Verdauungsprozeß wesentlich ist und damit für die Wasserhänder nutzbringend wirkt, da viele von ihnen zu Magen-Darm-Störungen neigen. Und weil es außerdem ein Säureneutralisierungsmittel ist, hilft es bei der

Vorbeugung gegen rheumatische Beschwerden, ein weiterer empfindlicher Bereich jener, die zur Wasserkategorie gehören. Des
weiteren bestätigt die Rolle, die Natrium bei der Drüsentätigkeit
und Kontrolle der Nervenfunktion spielt, seine Assoziation mit
der Wasserkategorie, deren Mitglieder besonders häufig zu Kopfschmerzen, Übelkeit, Apathie und Launenhaftigkeit, begleitet
von Gefühlen der Verzagtheit und Hoffnungslosigkeit, und zu allergischen Reaktionen wie Heuschnupfen neigen. Viele dieser
Symptome weisen auf einen gestörten Natriumhaushalt hin.

- Ergänzungen von Bio-Mineralen, die zur Natriumfamilie gehören, sind u. a. Natriumchlorid, Natriumphosphat und Natrium-
  sulfat.
- Heutzutage ist in unserer Ernährung ein Mangel an Natrium selten: Nahrungsmittel, die eine besonders hohe Konzentration des
  Mineralstoffs enthalten, sind Käse und grüne Oliven.
- Eisenkraut, Estragon, Zaubernuß, Geranie und Linde gehören
  zur Wasserkategorie.

JEREMIAH & CATHERINE WESER

Irisdiagnose

Die physische Entwicklungsgeschichte des Menschen reicht viele Jahrmillionen zurück und umfaßt alle Lebensformen, während die seiner spirituellen Körper zeitlos ist. Jede Generation hatte und hat die Möglichkeit, ihr volles Erbe anzutreten und willentlich, bewußt und frei zu entscheiden, was sie mit dem Geschenk des Lebens anfangen will.

Die Augen enthüllen die bei der Zeugung geschaffene Blaupause; und dieser Lebens- oder Bauplan des Seins verweist darauf, daß es einen Weg spiritueller Evolution gibt. Aber erst wenn der Mensch gewahrt, daß er auf diesem Planeten das Auge Gottes ist, dann und nur dann wird er wirklich klar und unvoreingenommen *sehen* können. Augen sind wunderbare Mandalas der Seele, die über die primär zu manifestierenden Absichten dieser Inkarnation detailliert Auskunft geben. Die ursprünglichen Absichten liegen nicht selten unter vielen Schichten verschiedenartigster Konditionierungen verborgen, weswegen sie nicht ins Bewußtsein rücken. Die Seele selbst aber – und ihre Vehikel – unterliegt keinerlei Fesseln und Beschränkungen, noch nicht einmal, wenn sie sich inkarniert hat.

Unser Anliegen ist es, auf den folgenden Seiten das psychologische und spirituelle Verstehen des symbolischen Gehalts der Information zu befördern, die in die Iris eingeschrieben ist. Diese Information steht in direktem Zusammenhang zu dem, was wir *Soul merge* und *Ascension* nennen (im weiteren *Seelenverschmelzung* und *Aufstieg;* Anm. d. Red.), dem Prozeß der Verschmelzung der Körper mit den Absichten der Seele und dem Zustand der Vereinigung dieser Seele mit dem ursprünglichen Sein, und zu der Anerkennung der Tatsache, daß wir als höhere Licht-Wesen Mitschöpfer des Himmels auf Erden sind. Die Menschheit ist im evolutionären

Entwicklungsprozeß so weit fortgeschritten, daß sie sich von der Ausbildung der ersten drei Chakren löst und sich der oberen Dreiheit, dem fünften, sechsten und siebten Chakra, zuwendet, wobei dem vierten, dem Herzchakra, die zentrale Bedeutung zukommt.

Seelenverschmelzung meint das Herabsteigen des Geistes zu bewußter Verkörperung. Es ist die Vereinigung der Dreiheit Mentalkörper, Emotionalkörper und physischer Körper. Es ist ein Prozeß, der durch die, bewußte oder unbewußte, Entscheidung des Individuums, an einer vollständigen Seinserfahrung teilzuhaben, eingeleitet wird. Das Sein unter der Führung des Größeren Selbst in vollkommener Weise zu erfahren ist unser aller Geburtsrecht. Dieses Größere Selbst kann man sich als die Verbindung oder Brücke zum Ursprung oder zur Quelle des Seins, des lebendigen Universums, vorstellen. Dieses Verständnis vom Größeren Selbst hat eine gewisse Ähnlichkeit mit dem vom Höheren Selbst, und zwar insofern, als beide Bezeichnungen Körper meinen, deren Licht unentwegt pulsiert. Doch da die Bezeichnung »Höheres Selbst« eine hierarchische Struktur im Sinne von höher – niedriger impliziert, geben wir hier dem Ausdruck »Größeres Selbst« im Sinne von »Umfassenderem Selbst« den Vorzug.

Aufstieg meint absolutes Wissen, die mentale, emotionale und physische Erfahrung der Einswerdung mit der Quelle des Seins. Am Anfang dieses Prozesses steht ein Gewahrwerden des unbegrenzten Licht-Spektrums des Bewußtseins. Von daher – je umfassender das Wissen des Selbst um diese Zusammenhänge und je größer seine Akzeptanz, um so offener ist es für diese Erfahrung. Der Weg des *Aufstiegs* beginnt in jedem Augenblick, der frei ist von konditionierten, vorgefaßten und wertenden Ansichten über die Wirklichkeit. Nur im Zustand der Unschuld kann der Himmel auf Erden erschaffen werden.

Das Bekenntnis zur wahren schöpferischen Licht-Natur des Selbst ist ein Schritt in Richtung Erfüllung des innersten Kerns aller Weisheitslehren, welche die göttliche Quelle allen Seins der Lebensstation, die unser Planet darstellt, zukommen läßt. Die gegenwärtig vorherrschenden Realitätsvorstellungen, die die Denkmuster der meisten Menschen entscheidend prägen, leugnen eine solche lebendige Licht-Natur. Es existiert sogar die Anschauung, daß jeder, der diese Auffassung vertritt, neurotisch sei, unter einer Art Christuskomplex leide. Und doch sind wir in unserer Zeit Zeuge des Entstehens einer vollkommen neuen Sicht von Realität, in der die Licht-Natur des Menschen, seine Meisterschaft als ein Wesen des Lichts, anerkannt wird. Jeder Mensch hat die Chance, dieser Wahrheit zum Ausdruck zu verhelfen.

Die vergangenen sechstausend Jahre waren von dem Drang des Menschen gekennzeichnet, seine Umwelt zu *dominieren*. Erfolg im Leben wurde daran gemessen, ob und wieviel Reichtümer und Macht jemand anhäufen konnte. Das neue Zeitalter nun könnte von dem Wunsch gekennzeichnet sein, mit der Umwelt harmonisch zu *kooperieren*. Und Lebenserfolg wäre gleichbedeutend mit dem erreichten Grad der harmonischen Wechselbeziehung zwischen allen Bereichen der Schöpfung.

Was haben die Augen mit alldem zu tun?

Augen spiegeln in vollkommener Weise Beziehungsmuster. Natürlich ist die wichtigste Beziehung in Ihrem Leben die zu Ihrem eigenen Selbst. Was die Beziehungen zu den Mitmenschen angeht, so bewirken wahre Liebe und Akzeptanz, daß Sie sich spiralförmig in immer subtilere Seinsbereiche hineinentwickeln. Durch ein vertieftes, spiritualisiertes Verstehen dessen, was Ihre Augen (oder die der anderen) Ihnen mitteilen, ist es möglich, Einsichten darüber zu erlangen, wie das Universum unter Verwendung des genealogischen Materials beider Elternteile Mental-, Emotional- und physischen Körper schuf. Das linke Auge gibt Aufschluß über die mütterliche Genealogie, das rechte über die des Vaters. Aus den verschlüsselten Informationen der Iris ist auch die Natur Ihrer, bewußten oder unbewußten, Beziehungen zum männlichen oder weiblichen Geschlecht zu erkennen.

Weiterhin geben die Iriden Aufschluß darüber, welcher neurologische Ast des menschlichen Lebensbaums in dieser Inkarnation vorrangig verkörpert wird. Auf dem Weg zu einer vorurteilsfreien Sicht seiner selbst kommt derjenige einen großen Schritt voran, der erkennt, mit welchem Vehikel er vom Universum bei der Zeugung primär »verkabelt« wurde: mit dem Mentalkörper, dem Emotional-körper oder dem physischen Körper. Die Körper dieser Dreiheit (das Universum scheint Trinitäten zu lieben) wollen wir metaphorisch Juwel, Blume und Strom nennen. Jedes Individuum der menschli-chen Spezies ist vom Ursprung her entweder ein Juwel, eine Blume, ein Strom oder eine Verbindung von allen dreien.

Möchte man wissen, ob jemand die Wahrheit spricht, oder ob er das, was er sagt, auch wirklich meint, muß man diesem Menschen in die Augen sehen. Wird der Augenkontakt vermieden, gibt es allen Grund zu der Annahme, daß eine Diskrepanz besteht zwischen der verbalen Information und dem, was die subtile Energie, die vom Auge emittiert wird, vermittelt. Ein einziger Blick steckt voller In-formationen, wenn man ausreichend gegenwärtig ist, um sie zu empfangen. Diese Art von energetischem Datentransfer vollzieht sich mit Lichtgeschwindigkeit und beeinflußt jeden Energieaus-tausch, auch den subtilsten, zwischen den Menschen. Deshalb gibt es in Wirklichkeit auch keine Geheimnisse zwischen zwei Personen. In jeder Beziehung werden beispielsweise auf telepathischer Ebene Informationen ausgetauscht, und dies abzustreiten, hieße, die Mei-sterschaft des Individuums als Licht-Wesen zu verleugnen.

Wenn Sie genau und vorurteilsfrei in Ihre eigenen Augen oder in die Ihrer Freunde oder Klienten sehen, offenbart sich Ihnen ein Schatz fundamentalen Wissens. Je mehr Sie bereit sind, einem Men-schen in die Augen zu schauen, ohne ihn dadurch in irgendeiner Form dominieren zu wollen, desto besser werden Sie Zugang zur in-neren Welt dieses Menschen finden.

Eine Verständigung auf dieser Ebene der Intimität hat eine hei-lende Wirkung auf alle Beteiligten. Wer einem anderen Menschen in die Augen schaut, indem er die Präsenz seines innersten Wesens vor-behaltlos anerkennt, wird ein Klima des Vertrauens und der Hei-lung initiieren. Der wahre Heiler »ortet« keine Symptome, noch listet er auf, was bei irgend jemandem nicht in Ordnung ist. Dagegen bietet sich hier eine profunde Möglichkeit zu wahrer Kommunikation, zur Reflexion der ursprünglichen Absichten der Seele, die, unbewußt, zum gegenwärtigen Zeitpunkt dabei ist, sich in Mentalkörper, Emotionalkörper und physischem Körper zu manifestieren. Die Synchronizität der drei irdischen Körper mit ihrem sie führenden Licht, der Seele, ist immer gegenwärtig.

Augen sprechen

Alle Iriszeichen tragen die Handschrift des Größeren Selbst, welches unablässig darum bemüht ist, diesem dreidimensionalen Raum-Zeit-Konstrukt, das wir Erde nennen, seine einzigartigen Gaben zuteil werden zu lassen. Das Wissen um die Bedeutung der topographischen Merkmale der Iris ist mit einer großen Verantwortung verbunden und stellt den, der darum weiß, vor eine elementare Wahl: Ist man bereit, die dem Menschen innewohnende Weisheit anzuerkennen, unabhängig davon, was er oder sie gerade erschafft? Oder überantwortet man ihn dem vorgefaßten Urteil, nach dem alle Anomalien in der Irisstruktur etwas Schlechtes bedeuten, und Krankheitszeichen lediglich die »Sünden« seines körperlichen Seins bestätigen?

Es ist unsere Absicht, im weiteren jene Geschenke des Größeren Selbst, die Irismerkmale, zu skizzieren wie die Perfektion der »Blumen« (runde offene oder geschlossene Vertiefungen in der fibrösen Struktur der Iris, herkömmlich auch »Lakunen« genannt); die deutlich sichtbaren »Juwelen« (Psora-Merkmale oder Pigmentierungen).

In unseren Tagen vollzieht sich ein Paradigmenwechsel in Richtung ganzheitlichen Heilens. Er ist der praktische Ausdruck eines Verständnisses von Krankheit als Bestreben der Seele, das Gleichgewicht zwischen mentalem, emotionalem und physischem Körper wiederherzustellen. Aus dieser Perspektive kommt es »aus der Mode«, Krankheiten einfach nur mit Etiketten zu versehen – Krebs, Schizophrenie usw. Das veränderte Gewahrsein von körperlichen und seelischen Störungen impliziert das Bedürfnis, die Absicht des Individuums zu erschaffen (Krankheiten) und durch den Gebrauch des eigenen Schöpfertums etwas über sich selbst zu erfahren. Der nächste Schritt in der menschlichen Evolution wird eine Anhebung des Bewußtseins sein, auf eine Stufe, die es dem Individuum erlaubt, disharmonische Energien in seinem Mental- und Emotionalkörper zu heilen, bevor sie sich auf den physischen Körper auswirken, sich als Krankheit manifestieren. Das Prinzip ist einfach: Heile den Geist und die Gefühle, und es wird vor Gesundheit strotzende Menschen und wundersame Heilungen geben.

Wenn die Menschen dazu geführt werden zu lernen, warum sie sich lebensbedrohliche Umstände selbst geschaffen haben, eröffnet sich ihnen die Chance, sich zu einer spontanen Loslösung von dieser ihrer eigenen Schöpfung zu entscheiden oder mit ihrer Hilfe das selbstgewählte Ziel zu erreichen. Von wesentlicher Bedeutung ist es, die innere Meisterschaft eines jeden Menschen, der sich mit der Bitte um Hilfe an einen anderen Wissenden wendet, anzuerkennen. Das zu mißachten, hieße, die eigene innere Weisheit in Frage zu stellen. Lange genug hat das Überlegenheits-/Unterlegenheitsprinzip auch das Arzt-Patienten-Verhältnis bestimmt. Doch jede Situation trägt ganzheitlichen Charakter, gleichgültig, welche gegenteilige Information die Sinneseindrücke zunächst vermitteln.

Es handelt sich hier nicht um einen statischen Katalog der an der Iris beobachtbaren »Krankheitssymptome« und ihrer metaphysischen Bedeutung. In erster Linie geht es darum, mit Hilfe der Informationen, die uns über die Iris erreichen, zu einem tieferen Selbst-Verständnis zu kommen. Die Iris wie ein Mandala oder Medizinrad zu lesen und zu fühlen, wirft Licht auf den Weg und seine Markierungen, die Mental-, Emotional- und physischer Körper auf ihrer Reise durch diese Realität passieren. So gesehen sind die Augen, die Iriden, in der Tat Fenster zur Seele, ohne jedoch mit der Seele, oder der Essenz, identisch zu sein. Die Licht-Energie, die durch die Augen hindurchfließt, ermöglicht Ein-Sichten in das Maß an Koordination zwischen der Seele und ihren irdischen Körpern. Augen sind überaus sensible Nervenknoten, die mit allen Nervensystemen im Kör-

per in Verbindung stehen. Ihr elektromagnetisches Lichtfeld liegt
außerhalb des Körpers. Augen »sehen« nicht wirklich, sie reagieren
auf visuelle Reize, die vom Gehirn entsprechend seiner Programm-
mierungen – beispielsweise eine bestehende Realitätssicht – inter-
pretiert werden. Glücklicherweise haben sich die Menschen mit einer Art »Überschreibungsprogramm« ausgerüstet, welches es den
Metaprogrammen der Seele erleichtert, die irdischen Programme so
auszurichten, daß sie letztlich ihre wahre Bestimmung erfüllen, das
heißt, dem Zweck dienen, zu dem sich die Seele inkarniert hat. Obwohl die Iriden also genaueste Informationen bezüglich der Programmierung von mentalem, emotionalem und physischem Körper
enthüllen, dürfen wir niemals vergessen, daß ein Programm selbst
nicht absolut zu setzen ist.

Je offener Sie für den Licht-Empfang sind, und das schließt ganz
ausdrücklich den Licht-Transfer der Augen Ihres Gegenübers mit
ein, desto mehr Licht werden Sie selbst ausstrahlen. Jeder Mensch
ist Licht-Empfänger und -Sender in einem. Wenn diese Transmis-
sion ohne Zensur und vorgefaßte Interpretationen seitens des Poli-
tischen Selbst erfolgt, wird die Kommunikation authentischer. Entscheidet sich der Mensch dazu, sämtliche Kommunikationskanäle
zu öffnen, mit denen die Spezies Mensch vom Universum ausgerüstet wurde, dann wird er mit jedem Aspekt der Schöpfung in Austausch treten.

3. Teil

Unkonventionelle Heilmethoden

ANTHONY ARNOLD

Cranio-Sacral-Therapie

D er Begriff »cranio-sacral« erklärt sich aus der Konzentration
des Therapeuten auf die Bereiche Schädel (Cranium), Wirbelsäule und Kreuzbein (Sacrum). Als ein Mittel zur Unterstützung der
Diagnose und Beobachtung wird in der cranio-sacralen Praxis dem
cranio-sacralen Rhythmus, ein in bestimmten Abständen wiederkehrendes leichtes Ausdehnen und Zusammenziehen der Schädelknochen und des gesamten Körpers um die Wirbelsäulenachse, besondere Aufmerksamkeit geschenkt.

Dieser Puls wird offenbar durch den wechselnden Druck hervorgerufen, der in der gesamten Wirbelsäule und im Schädel während
der Produktion und Absorption der *zerebrospinalen Flüssigkeit* entsteht. Der sehr subtile Cranio-Sacral-Rhythmus kann im menschlichen Körper in einem Zyklus von etwa sechs- bis zwölfmal pro Minute ertastet werden. Er gestattet einen wichtigen Einblick in den
Zustand des Gewebes und der Gelenke innerhalb des gesamten Körpers und ermöglicht die schematische Darstellung von Schmerz und
Unwohlsein.

Dennoch wird dieser wichtige Anhaltspunkt über Harmonie oder
Disharmonie im Menschen nur selten von der modernen Medizin
zur Diagnose herangezogen, geschweige denn anerkannt. Weil der
cranio-sacrale Rhythmus so subtil ist, steht die Schwierigkeit seiner
Wahrnehmung der Erschließung des weiten Feldes cranio-sacraler
Arbeit im Wege. Geduld und ein gewisses Maß an eigener innerer
Harmonie sind die wesentlichsten Voraussetzungen für den Lernen-
den, der sich einen Zugang zu dieser Therapieform erschließen will.

Ein weiteres wesentliches Element dieser Praxis sind die *Faszien.*
Alle Organe, Muskeln und Muskelgruppen sind von einem Netz aus
wenig dehnbaren, gekreuzt verlaufenden stützenden Fasern um-

hüllt. Diese Hülle kann von der Feinheit eines Spinnennetzes sein oder aus mehreren Schichten spezialisierter Membranen bestehen. Die uns geläufigste Membran ist natürlich die menschliche Haut. Im Inneren des Körpers werden diese unterschiedlichen, schützenden Membranen zusammenfassend »Faszien« genannt.

Alle Faszien sind in einem beeindruckenden Netzwerk miteinander verflochten. So steht zum Beispiel die Faszie, die das Herz umgibt, mit den Faszien um die Lungen, Schlagadern (Arterien), den nächstliegenden Rippen und Muskeln und indirekt mit allen anderen Körperorganen in Verbindung.

Desgleichen sind das Gehirn und die Rückenmarksnerven von einer speziellen Haut überzogen. Diese Faszien umhüllen auch sämtliche hervortretenden Nerven und unterstützen die Regulierung der elektrischen Nervenimpulse.

Die sogenannte *harte Hirnhaut* und die *harte Rückenmarkshaut,* die Dura mater encephali und spinalis, sind für unser Thema von herausragender Bedeutung. In Form von dichtem fibrösen Bindegewebe kleiden sie die Schädelhöhle und den aus den Wirbeln geformten Rückenmarkskanal aus. Dieser dichte Sack mit seinem langen, schwanzförmigen Fortsatz bildet den Raum, in dem die zerebrospinale Flüssigkeit das Gehirn und das Rückenmark vom Kopf bis zum Kreuzbein umfließt.

Gemeinsam sorgen die *Dura mater* und die zerebrospinale Flüssigkeit für die schwingungsdämpfende und isolierte Umgebung, die Gehirn und Rückenmark die Ausübung ihrer entscheidenden Funktionen ermöglichen.

Diese schützende Membran ist jedoch sehr verletzlich. Wie alle Schutzhüllen kann auch sie Anzeichen von Überlastung aufweisen. Genauso wie ein Zelt mit der Zeit brüchige Stellen und Instabilität aufweist, obwohl es seine Bewohner im Inneren noch immer zu schützen vermag, so kann auch die Dura mater oder jede beliebige andere Haut allmählich Flexibilitätsänderungen zeigen.

Es scheint im menschlichen Körper so zu sein, daß Überdehnung und starke Anspannung der faserigen Bindegewebe schließlich zu einer anomalen Ausrichtung der Knochen führen. Umspannt eine

Faszie einen Muskel besonders eng oder unflexibel, so entsteht am nächstgelegenen Knochen, an dem der Muskel befestigt ist, ein Zug, der die Beweglichkeit einschränkt und den Knochen sogar aus seiner eigentlichen Position ziehen kann. Eine solche Situation registrieren wir als wiederkehrenden Schmerz, als Neigung zu wiederholten Verletzungen an derselben Stelle und als Verspannung, die auch durch Massagetechniken nicht endgültig behoben werden kann. Richtet ein begabter Therapeut die Knochen wieder ein, so verschafft uns das vielleicht nur zeitweilige Erleichterung, weil die Bindegewebe auf den Knochen eine Kraft ausüben, die ihn langsam erneut verschieben wird. Cranio-sacrale Praxis wirkt direkt auf die Bindegewebe ein, löst schließlich die innere Anspannung und gestattet so dem ganzen System, zu einer harmonischeren Ausrichtung zurückzufinden.

Im Kopf wird die Dura mater in der cranio-sacralen Arbeit durch sanften Druck auf die Schädelknochen angesprochen. Am Rumpf arbeiten die Hände an einer Reihe von entscheidenden Punkten, den *Diaphragmen*. Dies sind vor allem Körperbereiche, in denen kreuzweise angeordnetes Gewebe vorherrscht, das eher dazu neigt, Verschiebungen und Verspannungen hervorzurufen. Ein typisches Beispiel für ein solcherart strukturiertes Gewebe, also für ein Diaphragma beziehungsweise für eine muskulöse Scheidewand, ist das Zwerchfell, das die Brust- von der Bauchhöhle trennt. Andere Diaphragmen liegen im Beckenraum, im Schultergürtel und am Übergang vom Hals zum Schädel.

Die Anwendung der cranio-sacralen Therapie erfolgt unter Berücksichtigung des Rhythmus und der energetischen Manifestationen des Körpers. Auf die Schädelknochen und die Diaphragmen wird mit den Händen unter Beachtung der Hinweise, die der Körper gibt, sanfter Druck ausgeübt.

Im Grunde handelt es sich um eine sehr einfache Therapieform, eine Art Handauflegen, die aus langjährigen, detaillierten Beobachtungen und Experimenten erwachsen ist und auf einer tiefen Aufmerksamkeit und Achtung für die Vorgänge im ganzen Menschen basiert.

Mit einem Wort: In der Cranio-Sacral-Arbeit wird am Cranio-Sacral-Rhythmus Harmonie oder Disharmonie des Körpers abgelesen, wobei die Knochen der zu behandelnden Person den Händen des Therapeuten als Positionierungshilfen dienen, um das Bindegewebe zu entspannen und die körperliche Harmonie wiederherzustellen.

Der Nutzen der cranio-sacralen Arbeit

Die Beliebtheit der cranio-sacralen Methode erwächst aus ihrer erstaunlichen Vielseitigkeit und aus ihrer Effektivität in der Behandlung von Verletzungen und Schmerzen. Sie ist eine Methode, die allein oder auch in Kombination mit einer oder mehreren weiteren Therapieformen angewandt werden kann.

Die Arbeit an der Dura mater und an den Membranen führt zu größerer Bewegungsfreiheit solcher Gelenke, die durch Verletzungen oder Infektionen geschwächt wurden. Anspannungen im Kopf-, Nacken- und Schulterbereich kommen bei vielen Menschen vor und lassen sich mittels cranio-sacraler Arbeit fast immer beheben.

Menschen, die nach Verletzungen oder Krankheiten unter chronischen Schmerzen leiden, finden durch die Methode Erleichterung und eine bessere Basis für das tägliche Leben.

Verletzungen und die daraus resultierenden Schmerzen bilden oft ein Muster im Leben eines Menschen. In Augenblicken besonderer Belastung flammt der Schmerz nach kleinen oder unbemerkten Verletzungen immer wieder im selben Knie oder an der gleichen Hüftpartie auf. Die Behandlung deckt häufig auf, daß die vorausgegangene entscheidende Traumatisierung während einer Periode von Streß, Angst oder Verwirrung erfolgte. Die Neigung zu Verletzungen wird im Gewebe gespeichert und führt unter vergleichbaren Umständen zu ähnlichen Reaktionen. Dies geschieht, weil der Körper sich die Verletzung merkt, um beim nächsten Mal schneller reagieren zu können. Hierbei verursacht die prägende erste Reaktion des Gewebes auf das Trauma leider Entzündungen, Schwellungen und die Unbeweglichkeit des verletzten Körperteils, der steif oder weniger flexibel wird.

Gefühle wie Angst und Wut zum Zeitpunkt der Traumatisierung scheinen die Schutzreaktion zu intensivieren, die Genesung hinauszuzögern und die Bereitschaft des Gewebes, in Zukunft auf ähnliche Situationen in gleicher Weise zu antworten, zu verstärken.

Die sanfte und subtile Technik der Cranio-Sacral-Arbeit, die nur soviel auf den Körper einwirkt, wie dieser selbst es zuläßt, fungiert als Schlüssel, der die »Schmerzprogrammierung« im Gewebe löscht.

Man hat herausgefunden, daß cranio-sacrale Behandlung andere Therapieformen erleichtert oder ihnen behilflich ist. So hält beispielsweise die krankengymnastische Wiedereinrichtung eines Gelenks länger vor, wenn Cranio-Sacral-Arbeit als Begleittherapie angewandt wird.

Heutige Anwendung

In Amerika sind zur Zeit Chiropraktiker, Körpertherapeuten, Masseure, Psychotherapeuten, Zahnärzte und Osteopathen dabei, diese neue Methode in ihre Arbeit zu integrieren. Sie haben herausgefunden, daß Cranio-Sacral-Arbeit ihre eher traditionelle Behandlungsweise unterstützt und fördert. Ihnen sind die schnelleren und länger anhaltenden Erfolge aufgefallen, die sich insbesondere bei Zahn- und Kopfschmerzen, bei emotionalen Krisen, Rücken-, Nacken- oder Schulterschmerzen und bei wiederkehrenden Verletzungen unübersehbar einstellen. Sie haben auch entdeckt, daß cranio-sacrale Therapie in unserer schnellebigen Zeit eine entspannende und belebende Technik für jedermann ist.

Die cranio-sacrale Praxis kann an der Schnittstelle zwischen konventioneller allopathischer Medizin und alternativen Behandlungsformen, die den Menschen mit seinem Bewußtsein, Geist, Leiden und Heilen in einem größeren Zusammenhang sehen, angesiedelt werden. Das Zeitalter der Vernunft – in Gestalt der modernen Wissenschaft, Mechanik, Medizin und Philosophie – hat sich entschieden von all jenen Erfahrungen abgewandt, die nicht im Versuch künstlich nachvollzogen und statistisch belegt werden konnten. Das »mittlere Management«, die Bürokratie der Wissenschaft, verachtet Visionen, Intuition und alles Spirituelle. Nur unsere größten Denker, wie zum Beispiel Einstein, standen über solchen negativen Ansichten. Aber von diesen einmal abgesehen, dominieren die genannten Vorurteile Ausbildung und Forschung seit vielen Generationen.

Heute kehren wieder mehr und mehr Forscher zum Menschen als Ganzes zurück. Die Einbeziehung von Hypnose, Biofeedback und sogar Meditation in die medizinische Behandlung führender Krankenhäuser hat die Neugier manch eines vermeintlich nüchternen und logisch denkenden Verstandesmenschen geweckt. Solche klugen Köpfe suchen jetzt jenseits der meßbaren wissenschaftlichen Welt nach vielversprechenden Wahrscheinlichkeiten.

Zu ihnen gehören auch John Upledger mit seinem ständigen Interesse für elektrische Wechselbeziehungen innerhalb von Heilungsprozessen, Larry Dossey mit seiner Suche nach der Struktur des Bewußtseins und Robert O. Becker mit seinem Forschen nach den elektrischen Komponenten neurologischen Funktionierens im Heilungsprozeß und im Krankheitsverlauf.

Manche dieser Forscher verwenden viel Mühe darauf, ihre Resultate auf ein wissenschaftlich anerkanntes Fundament zu stellen. Andererseits gibt es aber auch viele, die auf den Gebieten der menschlichen Energie und des menschlichen Bewußtseins experimentieren oder sich mit Volksheilmitteln in einem Zusammenhang befassen, der nichts mit normalen medizinischen Praktiken zu tun hat. Sie folgen einfach nur der Richtung, die ihnen ihre Ergebnisse weisen. Es bestehen jedoch kaum Aussichten, daß es zwischen ihnen und den Vertretern der konventionellen Medizin zum Dialog kommen wird.

Dr. Upledger nimmt für sich die Freiheit in Anspruch, in beiden Gebieten gleichzeitig zu forschen. Und er vermochte mit seiner Arbeit einen einzigartigen Beitrag zu der am Ende vielleicht doch möglichen Annäherung der beiden Lager zu leisten. Auf jeder Stufe seiner Forschungen hat er seine Beobachtungen und Erkenntnisse wissenschaftlich untermauert und damit auch der klassischen Medizin zugänglich gemacht. Zudem unterstützt und integriert er in der Praxis eine erstaunliche Vielfalt medizinischer Disziplinen zum Wohle der Patienten. So werden im Brain and Spinal Cord Dysfunction Center, einem Bestandteil der Upledger Foundation in Palm Beach Gardens in Florida/USA, Patienten von einem Team aus Osteopathen, Chiropraktikern, Körpertherapeuten und Masseuren diagnostiziert, behandelt und profitieren auch somit von Akupunktur, Homöopathie und Psychotherapie.

BEATE BLASZOK & WULFING VON ROHR

Selbstbehandlung mit Reiki

Grundlagen der Selbstbehandlung

Da jedes Lebewesen ein mehrschichtiges Energiesystem darstellt, das in sich unzählige Querverbindungen aufweist, wirkt sich jede Reiki-Behandlung auch auf das gesamte System aus. Somit ist keine Reiki-Position, die wir wählen, an sich falsch. Wir können jedoch effektive Schwerpunkte setzen, indem wir unsere Hände gezielt auf bestimmte Bereiche legen.

Immer dann, wenn Sie spüren, daß Sie eine »Auffüllung« Ihres »Energiereservoirs« brauchen, *und* wenn Sie wirklich genug Zeit dafür haben, dann sollten Sie sich eine Selbstbehandlung gönnen.

Es hilft mir, wenn ich diese Selbstbehandlung in einer harmonischen Umgebung praktiziere, vielleicht mit einem schönen Duft aus einer Duftlampe und mit wohltuender Musik.

Eine vollständige Selbstbehandlung dauert etwa eine Stunde. Am bequemsten ist die Selbstbehandlung im Liegen, es geht aber auch im Sitzen.

Ich empfehle, mit den nachfolgend aufgeführten Kopfpositionen zu beginnen, danach zu den Frontpositionen zu gehen und mit den Rückenpositionen abzuschließen. Aber auch hier gilt, daß Ihr eigenes Gespür der Maßstab für Sie selbst ist.

Halten Sie sich nicht an ein festes Schema, sondern spüren Sie ganz individuell, wie lange jede Handposition dauern sollte.

Und erinnern Sie sich daran, daß Reiki-Hände Lichthände sind.

Kopfpositionen

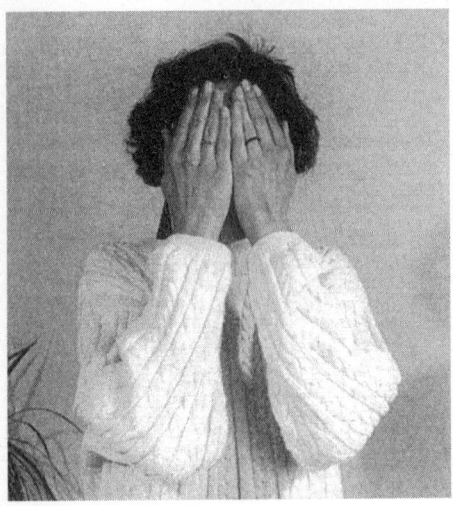

1. Hände auf dem Gesicht

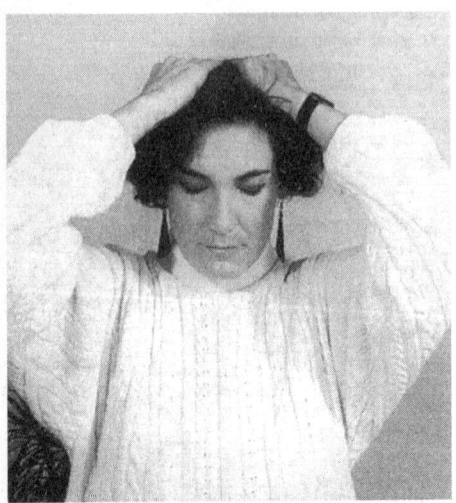

2. Hände auf dem Haupt

Kopfpositionen

*3. Hände auf dem Hinter-
kopf*

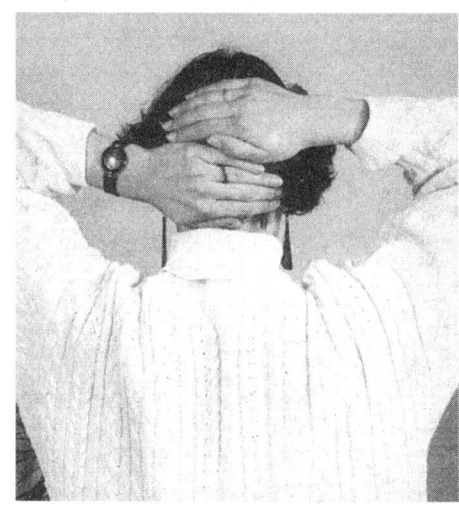

4. Hände auf dem Hals

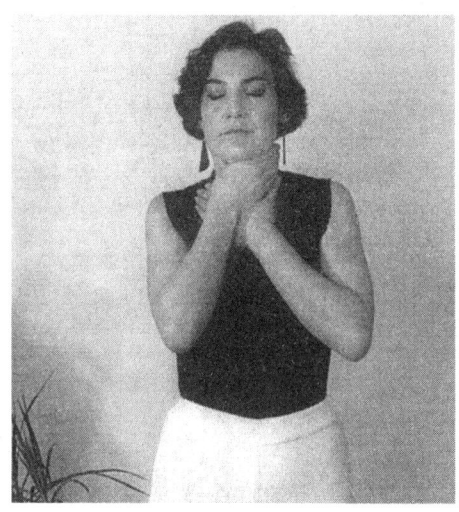

Vorderseite des Rumpfes

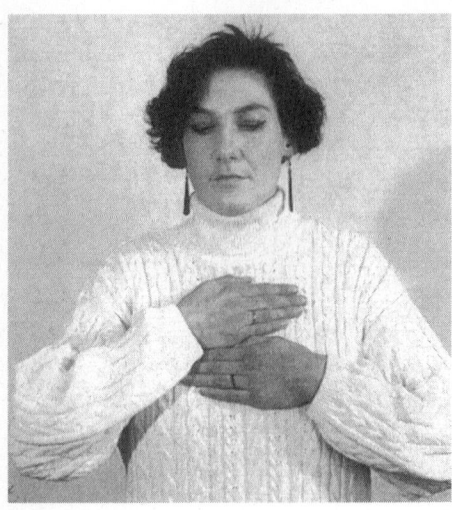

*1. Eine Hand auf der Brust,
eine Hand auf Herzzentrum*

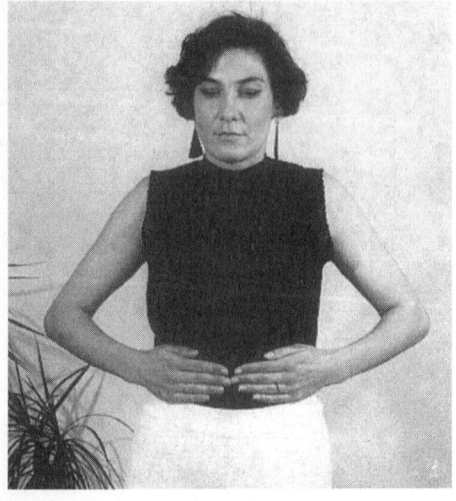

*2. Hände auf dem unteren
Brustkorb*

Vorderseite des Rumpfes

3. Hände rechts und links
vom Bauchnabel oder eine
Hand auf Bauchnabel,
eine Hand unterhalb
Bauchnabel

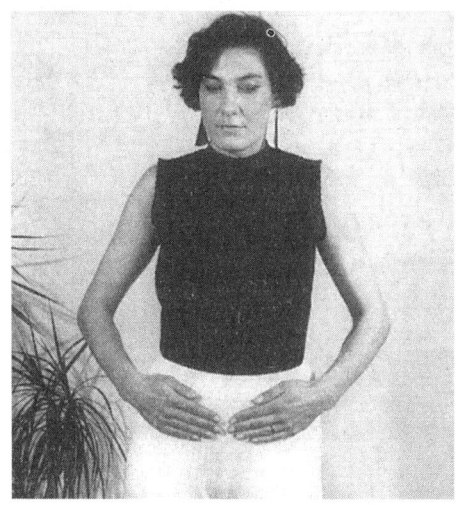

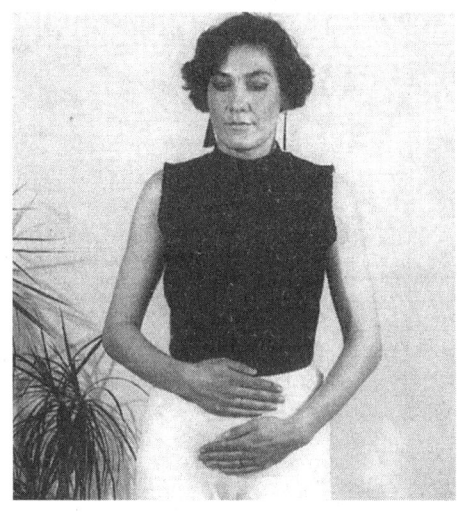

Vorderseite des Rumpfes

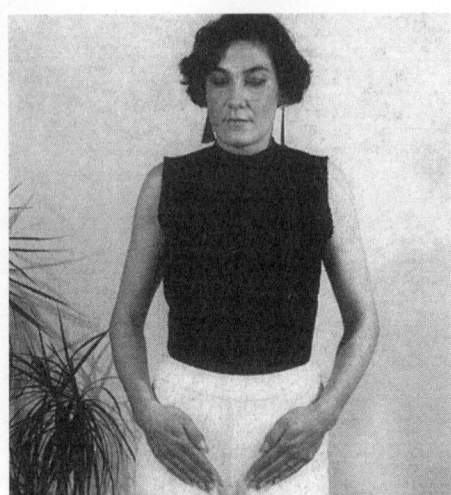

4. Hände auf den Leisten-beugen

Rückseite des Körpers

1. Hände auf den Schultern

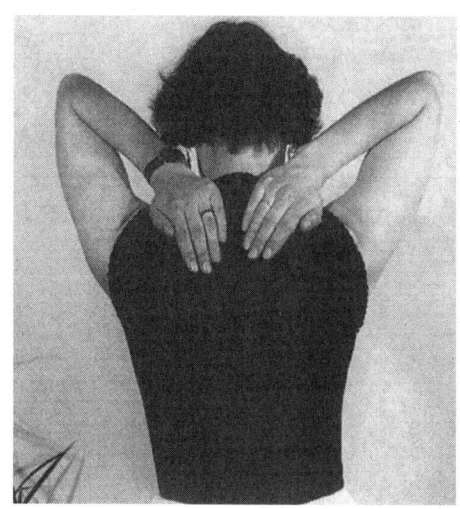

2. Hände auf den Lungen(spitzen)

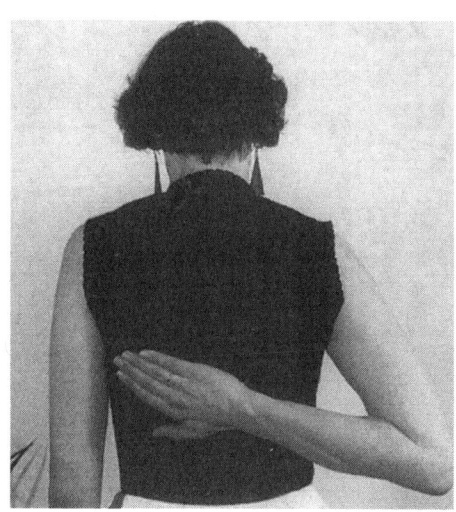

Rückseite des Körpers

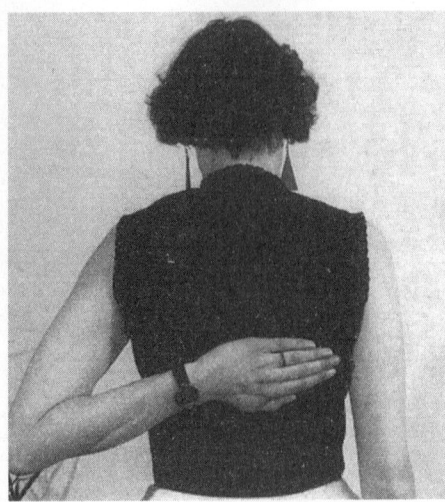

*2. Hände auf den
Lungen(spitzen)*

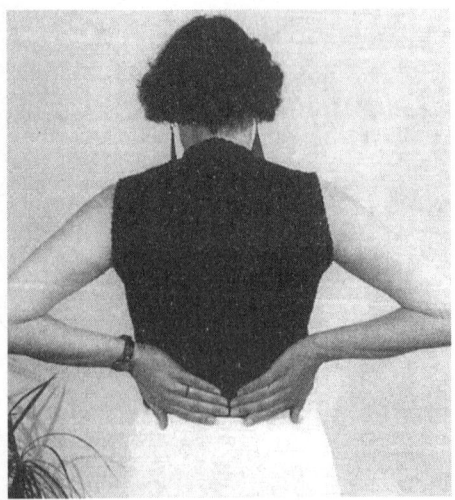

3. Hände auf den Nieren

Rückseite des Körpers

4. Hände auf Steißbein und Kreuzbein oder Hände auf Gesäß

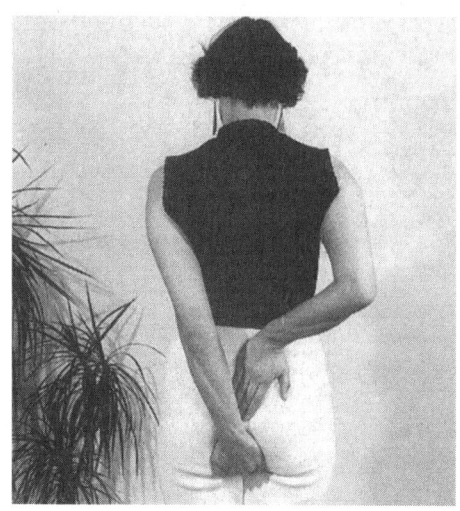

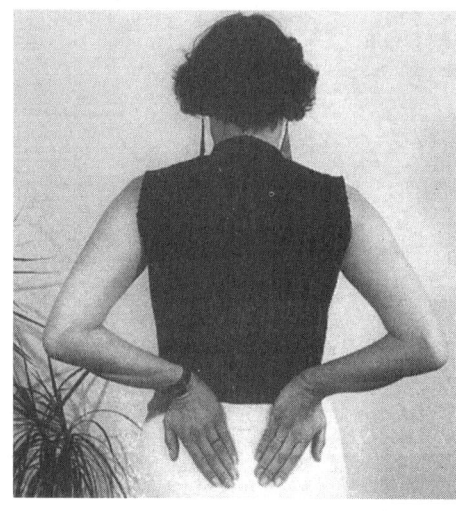

IRENE DALICHOW & MIKE BOOTH

Aura Soma

Aura-Soma ist eine Kombination aus Farb-, Aroma- und Edelsteintherapie. Es wirkt, indem es im feinstofflichen Bereich ansetzt und den Menschen auf einer tiefen Ebene anspricht. Die Effekte können sich jedoch auch sehr deutlich im körperlichen Bereich manifestieren.

Es stecken also starke Heilkräfte in Aura-Soma. Allerdings muß der Anwender über die lineare Denkweise der Schulmedizin hinausgehen, um zu verstehen, wie diese Heilkräfte funktionieren.

Was Aura-Soma deutlich von anderen Therapien und Selbsterkenntnismethoden unterscheidet, ist, daß es völlig unabhängig von Ärzten, Heilpraktikern, Psychotherapeuten und anderen Fachleuten vom Anwender selbst verfolgt werden kann. Der Anwender stellt zielsicher seine eigene Diagnose, er wählt genauso zielsicher im gleichen Zug das »Medikament« aus, das ihm helfen wird, er handelt ganz und gar unabhängig und eigenverantwortlich.

Aura-Soma wurde 1984 von der britischen Pharmazeutin Vicky Wall geschaffen. Sie erhielt die Anleitungen und Rezepte dafür als Durchgaben aus einer anderen Dimension. Seit ihrem Tod 1991 führt ihr offizieller Nachfolger, der Künstler, Diplompädagoge und Heiler Mike Booth, ihre Arbeit weiter.

Seit 1984 hat sich Aura-Soma rapide um die ganze Welt verbreitet. Es gibt mittlerweile über eine Million Anwender sowie mehrere tausend ausgebildete Berater, und das mit nur einem Minimum an Marketing und an Information über das System – ein absolut erstaunliches und einmaliges Phänomen.

Hier ein kurzer Überblick über die vier verschiedenen Aura-Soma-Substanzen.

• Es gibt einmal die bis heute 98 »Balance«-Öle. (Es werden noch einige mehr werden. Das Programm ist noch nicht ganz vollständig.) Sie sind in eckige, durchsichtige 25ml- und 50ml-Glasflaschen abgefüllt und bestehen aus einer Schicht auf öliger Basis, die auf einer wäßrigen Schicht schwimmt. Meist tragen beide Schichten unterschiedliche Farben, und diese Kombinationen sind sehr bedeutungsvoll, wenn Sie die Balance-Öle als Diagnoseinstrumente benutzen wollen. Dazu wählen Sie vier Flaschen aus. Die Farbkombination der Flasche, die Ihnen am allerbesten gefällt, symbolisiert Ihren Lebenssinn und Ihre Lebensaufgabe. Die Farbkombination der Flasche, die Ihnen am zweitbesten gefällt, zeigt die wichtigsten Probleme auf, mit denen Sie sich in diesem Leben auseinanderzusetzen haben.

  Die Farbkombination der Flasche, die Sie als dritte »Lieblingsflasche« wählen, macht deutlich, in welcher Situation Sie sich momentan befinden.

  Und schließlich kann Ihre vierte »Lieblingsflasche« anzeigen, welche Möglichkeiten Ihnen für Ihre nähere oder fernere Zukunft zur Verfügung stehen.

  Die Balance-Öle haben aber vor allem auch eine therapeutische Funktion. Die beiden Schichten werden vom Anwender zusammengeschüttelt und entsprechend der Chakra-Lehre auf den eigenen Körper aufgetragen.

• Die zweite Produkt-Art sind die 14 »Pomander«, die vor allen Dingen eine schützende Funktion ausüben.

• Die dritte Produkt-Art nennt sich »Quintessenzen«. Es gibt davon ebenfalls 14. Ihre wichtigste Funktion ist, Menschen zu öffnen und sensitiver zu machen. Ihre Anwendung ist ganz ähnlich wie die der Pomander.

• Die vierte Produkt-Art heißt »Tinkturen«. Die 14 Tinkturen werden in Wasser oder pur eingenommen.

HANS HÖTING

Eigenharntherapie

Eigenharn?« fragte mein Gesprächspartner und schaute mich entgeistert an, »sagten Sie Eigenharn als Therapie? Das wäre ja wohl finsterstes Mittelalter, Hexenküche und Teufelsbeschwörung in einem. Wir haben doch die moderne Medizin, und wenn es schon Außenseitermethoden sein müssen, dann gibt es ja gute Naturheilweisen und Naturheilmittel. Aber Eigenharn? Igittigitt! Wozu brauchen wir diesen Dreck?« Er sprach's und stampfte mit dem Fuß auf den Boden, um seiner Ablehnung Nachdruck zu verleihen.

»Was der Bauer nicht kennt …«, kam mir in dem Moment in den Sinn. Ich fragte mich jedoch auch, ob ich ihn mit meiner Einstellung zum Eigenharn als Therapie nicht überfordert hatte. »Was brauchen wir diesen Dreck?« – Was sollte ich ihm bei soviel Abwehr darauf antworten? Zugegebenermaßen war es eine gute Frage, eine Frage, die eigentlich aber nur der stellen kann, der sich nie mit dieser Therapie ernsthaft beschäftigt hat und spontan aus dem Bauch heraus fragt. Unsere Urteile und Fragen werden oft von Verhaltens- und Denkmustern geprägt, die uns impulsiv reagieren lassen. Hinterher bei nüchterner, verstandesmäßiger Betrachtung müssen wir dann über uns selbst den Kopf schütteln und erkennen: Es war eine Entscheidung aus dem Unterbewußtsein. Dort sind die von Erfahrung und Erziehung geprägten Verhaltens- und Denkmuster gespeichert.

Wir werden von Kindesbeinen an dazu erzogen, Urin und Kot als etwas Ekliges und Unreines anzusehen. Sie sind so unrein, daß man sich nur ungern beobachtet fühlt, wenn man sich von ihnen trennt. Eingenäßte Windeln werden mit spitzen Fingern davongetragen. Den Nachttopf mit dem Häufchen darin leert man mit gerümpfter Nase. Man ekelt sich vor der Inkontinenz kranker und alter Leute.

Menschen, die an Inkontinenz leiden, haben ein schlechtes Gewissen, weil sie immer noch die Stimme aus der Kindheit in sich hören mit ihrem lauten »Igittigitt!« Wenn man als kleiner Knirps mal wieder die Hosen voll hatte, schämte man sich zutiefst, daß man keine Kontrolle über seinen »Dreck« besaß. Die Düfte, die Kot und Urin verströmen, empfinden wir als scheußlich. Wir bekämpfen sie mit Deodorants und Parfums oder mit hohem technischen Aufwand wie chemischen Klos, Absaugbrillen, Geruchsfiltern und so weiter. Die ganze Angelegenheit um Kot und Urin ist eine Geschichte des Unaussprechlichen und Verschwiegenen. Aus der Schule wissen wir, daß Urin und Kot Ausscheidungsprodukte sind, mit denen der Körper sich von Schlacken und Giften befreit. Unfreiwillig verlassen sie den noch nicht ausgereiften Körper des Babys und Kleinkindes oder den vom Alter geschwächten Körper des greisen Menschen sowie des Kranken. Der Stuhl und der Urin des Kranken stinken oft bestialisch. In ihnen spiegelt sich durch Geruch, Farbnuancen und Veränderung der Konsistenz das pathologische innere Milieu des Menschen wider. Und so etwas soll als therapeutisches Mittel heilen? Unvorstellbar! Die Natur hat doch wohl nicht umsonst spezielle Organe geschaffen, um den Körper von Urin und Kot zu befreien. Da wäre es doch widernatürlich, wenn der Mensch versuchte, sie ihm wieder zuzuführen.

Das sind alles Argumente, mit denen man sich als Urintherapeut auseinanderzusetzen hat. Es sind berechtigte Vorbehalte aus der Sicht des Unerfahrenen. Ihnen stehen aber eine Menge Gründe gegenüber, sich dennoch dieser Mittel aus der uralten *Dreck-Apotheke* in Tagen der Krankheit zu bedienen. Die Gründe dafür kenne ich aus mehr als zwanzig Jahren praktischer Erfahrung mit der Eigenharntherapie.

Ich bin sicher, nichts geschieht zufällig. Hinter allen Geschehnissen steht ein tieferer Sinn im Leben. Das ist ein universales Gesetz! Wenn es also Zeiten gegeben hat und immer noch Zeiten gibt, in denen der Urin als Heilmittel eingesetzt wurde oder wird, so müssen handfeste Fakten dafür sprechen. Es war sicher nicht die Ausgeburt krankhafter Phantasie von Therapeuten, wenn diese mit Urin behandelten. Sie wurden durch Erfolge dazu veranlaßt. Wenn sich solch eine Therapie dazu noch über Jahrtausende hält, sollte man sich einmal unvoreingenommen mit dieser Materie auseinandersetzen. Dabei sollte man auch nicht vergessen, daß Tiere in kranken Tagen ihren Urin auflecken und ihren Kot fressen.

Ich bin in zwei Jahrzehnten zu einem überzeugten Eigenharntherapeuten geworden, zunächst durch die Kenntnis alten Wissens über die Eigenharntherapie, aber schließlich auch durch die Behandlungserfolge. Nichts überzeugt bekanntlich so sehr wie das praktische Beispiel. Ich habe am Anfang auch immer wieder Zweifel in mir ausräumen müssen. Es hat mich manche Überwindung gekostet weiterzumachen. Das gebe ich zu. Aber heute ist das kein Thema mehr für mich.

Ich habe allerdings lange geschwiegen, weil ich wußte, Eigenharntherapie, das ist ein heikles Thema. Schweigen ist bekanntlich oft Gold und Reden manchmal nur Silber. Schweigen hat dabei nichts mit Feigheit zu tun. Es ist dann weise, wenn man erkannt hat, daß auf der anderen Seite nicht die nötige Offenheit, nicht genug Toleranz und das erforderliche Verständnis für dieses Thema vorhanden sind. Wenn die Zeit nicht reif ist, dann fehlt es an der notwendigen Resonanz. Erst Toleranz, Wissen und Verständnis bringen diese Resonanz. Nun halte ich allerdings den Augenblick für gekommen, über Eigenharntherapie zu sprechen. In vielen Ländern beschäftigt man sich immer mehr mit dem überlieferten Wissensgut und den Heilverfahren der Volksheilkunde aus Vorväterzeiten. Als Ergebnis dessen werden mehr und mehr alte Rezepte, Behandlungs- und Diagnosemethoden genutzt. Vor dem Hintergrund dieser Entwicklung ist auch der Erfolg des Buches über Eigenharn von Carmen Thomas, *Ein ganz besonderer Saft – Urin*, zu sehen. Der Inhalt des Buches, eine mehr theoretische Abhandlung des Themas, stieß auf große Resonanz – weil die Zeit dafür reif war.

Wenn ich mich jetzt entschlossen habe, mein Schweigen zu brechen, so tue ich das einmal aus der Überzeugung heraus, daß heulte genug Interesse, jene notwendige Resonanz besteht, sich mit Eigenharntherapie zu beschäftigen. Ich möchte mit diesem Buch mein

praktisches Wissen weitergeben und dadurch mithelfen, uraltes therapeutisches Wissen zu erhalten. Zum anderen tue ich es in dem
Bemühen, dem mehr theoretisch ausgerichteten Buch von Carmen
Thomas ein praktisches Pendant zur Seite zu stellen. Damit soll dem
Praktiker und dem aufgeschlossenen Laien ein Buch in die Hand gegeben werden, mit dem die Eigenharntherapie im Alltag umgesetzt
werden kann. Es liegt mir daran, beizutragen, daß die bewährte Methode der Eigenharntherapie in breiten, naturheilkundlich interes-
sierten Bevölkerungskreisen ihren gebührenden Platz erhält. Ich
möchte auch Vorurteile und Scheu gegenüber der Methode abbauen.

Motiviert wurde ich auch durch die überraschende Erkenntnis,
daß die Eigenharntherapie in der Bevölkerung weiter verbreitet ist,
als ich angenommen hatte. Viele Patienten wagten erst jetzt, mir gegenüber zuzugeben, daß sie Eigenharn immer schon als Mittel zur
Behandlung verschiedenster Krankheiten eingesetzt hatten. Nur
hatten sie bislang darüber geschwiegen, um nicht als absonderlich
verspottet zu werden. Jetzt erst wagten sie darüber zu reden, nachdem Carmen Thomas mit ihrem Bestseller und den darauf folgenden Fernsehdiskussionen das Thema salonfähig gemacht hatte. Eigenharn war also über Jahrtausende neben moderner Medizin wie
Antibiotika, Kortison und praktizierter Naturheilkunde unter dem
Mantel der Verschwiegenheit lebendig geblieben.

Ein weiterer Grund, dieses Buch zu schreiben, waren die Vorurteile, auf die ich in zahlreichen Gesprächen stieß. Es herrscht allgemein einfach ein tief verwurzelter Ekel, der als Hemmschwelle
wirkt, sich mit diesem Thema überhaupt sachlich auseinanderzusetzen.

Ich werde darauf ausführlich eingehen, denn Vorurteile sind wie
Scheuklappen: Man nimmt die Welt nur in kleinen Ausschnitten
wahr. Die Wahrheit links und rechts der Scheuklappen bleibt verborgen. Dabei kann uns nur eine breite Perspektive dazu verhelfen,
ein möglichst objektives Bild zu bekommen. Und genau darum geht
es mir in diesem Buch neben der Vermittlung von Tips zur Selbstbehandlung. Es soll eine Hilfestellung sein für jene, die offen sind, sich

mit dem Thema kritisch auseinanderzusetzen – in Theorie *und* Praxis. Ich bin fest davon überzeugt, daß auch in Zeiten von Genmanipulation, Hirnforschung, Neuropsychohormonimmunologie und unglaublichen Erfolgen auf dem Gebiet der Chirurgie die alten Verfahren der Naturheilkunde ihren Platz behaupten werden. Ich glaube daran, daß Vergessenes wieder an die Oberfläche kommt und daß im Zuge dessen auch die Eigenharntherapie eine Renaissance erleben wird. Davon bin ich überzeugt, weil Urin eine unverzichtbare Reizkörpertherapie ermöglicht und weil er ein Hologramm, sprich Ganzheitsspiegel, des Körpers ist wie kaum sonst ein Therapiemedium.

Die Wahrheit ist nicht aufzuhalten. Für mich ist es eine gesicherte Tatsache, daß die Eigenharntherapie über Jahrtausende hinweg eine wirkungsvolle Waffe gegen Krankheiten war, daß sie es auch heute noch ist und in Zukunft noch mehr sein wird, weil Urin, um den Titel des Buches von Carmen Thomas aufzugreifen, ein ganz besonderer Saft ist, Ausscheidungsprodukt und Heilmittel zugleich.

Somit liegen Sie mit diesem Buch ganz im Trend der Zeit, mehr Eigenverantwortung für Ihren Körper zu übernehmen und dazu die Möglichkeiten der Naturheilkunde zu nutzen.

CATHY HOPKINS

Aromatherapie

Als Aromatherapie bezeichnen wir den Einsatz ätherischer essentieller Öle zur Verbesserung unseres körperlichen und psychischen Wohlbefindens. Ungeachtet zahlreicher Berichte im Fernsehen, in Zeitschriften und in Büchern ist sie für viele ein Rätsel geblieben. »Hat das nicht irgend etwas mit Duftölen zu tun?« Das fragt man mich oft, wenn ich auf Aromatherapie zu sprechen komme. Andere wissen, daß es verschiedene Öle für die Behandlung unterschiedlicher Symptome gibt, können sich aber nicht so recht vorstellen, wie man sie einsetzt.

Aromatherapie ist:

- die Nutzung ätherischer Öle zur Heilung und Entspannung und zugleich die angenehmste und genußvollste aller alternativen Heilmethoden;
- die einzige Therapieform, bei der Heilmittel mit manueller Behandlung kombiniert werden;
- eine Methode, die vor allem in der Vorbeugung und nicht so sehr in der eigentlichen Heilbehandlung Erfolge verspricht;
- eine ganzheitliche Heilweise, bei der der gesamte Körper und die Lebensweise des Menschen berücksichtigt werden, mit dem Ziel, das Problem an seiner Wurzel zu packen und nicht nur einzelne Symptome zu behandeln;
- eine Therapieform, bei der Geist und Emotionen ebenso behandelt werden wie der physische Körper.

Aroma bedeutet soviel wie Geruch oder Duft; Therapie heißt Behandlung. Im wörtlichen Sinne bezeichnet Aromatherapie also eine Behandlung, bei der mit Düften bestimmte Heilwirkungen erzielt werden. Dies ist sicher richtig, doch es ist auch der Grund für das wohl größte Mißverständnis im Zusammenhang mit ätherischen Ölen. Aromatherapie ist nämlich weit mehr, als den Klienten einer Reihe von Düften auszusetzen. Vielleicht erweckt das Wort »Aroma« bei manchen Menschen den Eindruck, die versprochene Heilwirkung der Öle habe nur mit dem Geruch zu tun. In der Tat bevorzugen Aromatherapeuten die Bezeichnung »ätherisches Öl« oder »ätherische Essenzen« anstelle von »Aromatherapie-Öl«, denn bei der Behandlung kommt es in erster Linie auf die Pflanzen-essenz und nicht nur auf den Duft an. Wenngleich jedes Öl einen ganz eigenen, unverwechselbaren Geruch hat – mal blumig und an-genehm (Ylang-Ylang, Lavendel), mal nach Menthol (Eukalyptus, Pfefferminze), mal holzig (Sandelholz, Benzoe), mal wiederum klar und erfrischend (Limone, Grapefruit) –, macht dieses Aroma und dessen Wirkung auf das limbische System unseres Gehirns nur einen Teil des therapeutischen Wertes aus.

Die Öle enthalten heilkräftige Bestandteile. Haben diese ihren Weg in unseren Körper gefunden (durch die Haut bei Massagen oder über die Lunge bei Inhalationen), können sie ihre Wirkung ent-falten und uns bei einer ganzen Reihe von Beschwerden Linderung verschaffen.

Ätherische Öle

Ätherische Öle sind aromatische, flüchtige Substanzen, die aus ver-schiedenen natürlichen Quellen wie Früchten, Pflanzen, Kräutern, Baumrinden und Wurzeln gewonnen werden. Die pflanzlichen Roh-stoffe, die in der Aromatherapie verwendet werden, sind ausnahms-los für ihre heilende Wirkung bekannt.

Wenngleich diese Essenzen seit Jahrtausenden in der Medizin und bei der Parfumherstellung verwendet wurden, haben sie erst in den letzten zwanzig Jahren in den Medien und der breiten Öffentlichkeit Beachtung gefunden. Diesem Interesse verdanken wir die Tatsache, daß ätherische Öle heute in den meisten Reformhäusern, Drogerien und Naturkostläden erhältlich sind.

Wenn auch weltweit insgesamt um die vierhundert Öle bekannt sind, umfaßt das verfügbare Angebot nur etwa achtzig Sorten. Manche dieser achtzig werden häufiger verwendet (zum Beispiel Lavendel), während andere nur selten zum Einsatz kommen (zum Beispiel Ysop). Die meisten Aromatherapeuten arbeiten mit etwa dreißig bis vierzig Ölen, und für den Hausgebrauch reicht ein gutes Dutzend. Die Öle werden in kleinen, dunklen Glasflaschen angeboten, meist mit 5, 10 oder 30 ml; besonders teure Öle gibt es zu 1 oder 2 ml, in großen Mengen gebräuchliche zu 50 oder 100 ml. Es handelt sich dabei durchweg um konzentrierte Essenzen. Die Preise sind sehr unterschiedlich, je nach Verfügbarkeit und Qualität. So kostet beispielsweise das in der Regel leicht erhältliche Lavendelöl um die 6 DM pro 10 ml, während man für nur 2 ml Rosenöl mit 30 bis 70 DM rechnen muß. Lassen Sie sich davon jedoch nicht abschrecken! Die meisten Öle sind für den durchschnittlichen Geldbeutel erschwinglich.

Hinweis
Da manche ätherischen Öle giftig sind und andere bei Überdosierung aggressiv wirken, sollte man die meisten ausschließlich verdünnt anwenden: dies gilt vor allem dann, wenn sie direkt auf die Haut aufgetragen werden. Wer zu Hause mit ätherischen Ölen arbeiten will, sollte sich unbedingt über die Anwendungsmethoden informieren. Wenn die wenigen Grundregeln beachtet werden, ist die Eigenbehandlung mit ätherischen Ölen eine sichere, einfache und lohnenswerte Sache.

Eigenschaften der Öle

Schmerzlindernd, antibiotisch, fungizid, antiseptisch, antiviral, aphrodisisch, harntreibend, schleimlösend, verdauungsfördernd, sedativ, tonisierend, stimulierend, um nur einige zu nennen.

Die meisten Öle vereinen mehrere dieser Eigenschaften. Daß wir es hier mit natürlichen Essenzen zu tun haben, heißt keineswegs, daß sie wirkungsschwach sind. So wirkt Teebaumöl beispielsweise zugleich antiseptisch, antibiotisch, fungizid und antiviral. Es ist viermal stärker als die meisten haushaltsüblichen Desinfektionsmittel und dennoch ausgesprochen hautfreundlich.

Manuelle Behandlung

Hierbei handelt es sich um alle Behandlungsformen, bei denen der Klient berührt wird. Osteopathie, Akupunktur und jede Art von Massage fallen in diesen Bereich. Im Gegensatz hierzu stehen Therapien, bei denen bestimmte Heilmittel verabreicht werden, ohne daß es zu physischem Kontakt zwischen dem Therapeuten und seinem Klienten kommt. Bei der aromatherapeutischen Massage – einer der wirkungsvollsten Anwendungsmöglichkeiten ätherischer Öle – werden manuelle Behandlung und Heilmittel kombiniert. Dabei gelangen die mit einem Basisöl wie Traubenkern- oder Mandelöl verdünnten Essenzen über die Haut in den Blutkreislauf und können dort ihre Wirkung entfalten.

Andere Anwendungsmethoden

- Inhalation: Besonders hilfreich bei Bronchitis, Schnupfen und Halsschmerzen.
- Umschläge und Kompressen (heiß oder kalt): Heiße Umschläge mit Kamillenöl empfehlen sich beispielsweise bei Regelschmerzen. Eine kalte Stirnkompresse mit Pfefferminze lindert Kopfschmerzen. Bei Prellungen hilft ein kalter Umschlag mit Kamille direkt auf der Schwellung.
- Verdampfung in Duftlampen: Ich empfehle zum Beispiel, in Büros Duftlampen mit Eukalyptusöl aufzustellen – besonders in der Vorweihnachtszeit, wenn Grippe und Erkältungen Hochkon-

junktur haben. Eukalyptus wirkt nämlich antiviral und tötet die durch die Luft schwirrenden Viren und Bakterien ab.

- Bäder: Ein aromatisches Bad ist wohl die einfachste Methode überhaupt. Geben Sie dem Badewasser sechs bis acht Tropfen ätherisches Öl zu, und zwar nicht nur wegen des Duftes. Lavendelöl bringt Entspannung nach einem anstrengenden Tag; Bergamotte bringt morgens einen schlappen Kreislauf in Schwung.

Aromatherapie als ganzheitliche Heilmethode

Ganzheitliche Heilmethoden sind solche, bei denen der Therapeut die Lebensweise seines Klienten und alle Krankheitssymptome betrachtet, bevor er sich für eine Behandlungsart entscheidet (oder bei der Aromatherapie die für den Betreffenden geeigneten Öle auswählt). Hierbei geht es vor allem darum, die Wurzel des Leidens zu erkennen und zu beseitigen, anstatt Symptome zu behandeln, die dann nur an anderer Stelle wieder zum Vorschein kommen würden.

Jeder Mensch ist einzigartig, und die individuelle Betrachtung der Symptome hilft dabei, die jeweils optimale Mischung von Ölen zusammenzustellen. Da klagt jemand beispielsweise über Streß. Dieser mag physischer Art sein; in einem solchen Fall würde ihm eine Massage des Schulter-, unteren Rücken- und Nackenbereichs mit Lavendel guttun. Ist die Ursache für den Streß hingegen weitgehend im Inneren der Person zu suchen – hat er zum Beispiel in letzter Zeit nicht gut geschlafen –, dann wäre eher ein nervenberuhigendes Öl wie Melisse oder Majoran angezeigt, um die Schlafbereitschaft zu fördern. Dazu würde sich zur Steigerung des Wohlbefindens eine Ganzkörpermassage mit besonderem Augenmerk auf die Füße anbieten (Fußreflexzonenmassage wird oft mit Aromatherapie kombiniert und kann die Entspannung unterstützen.).

Behandeln mit ätherischen Ölen

Die Aromatherapie hat mannigfaltige Wirkungen. Abgesehen von ganz wenigen Ausnahmen, kann jeder von ätherischen Ölen profitieren, ganz gleich wie banal oder ernst seine Beschwerden auch sein mögen. Sie beleben oder entspannen, fördern die Schlafbereitschaft, bauen Streß ab, helfen bei Verstopfung, Schwellungen, Rückenschmerzen, Zellulitis, Sodbrennen, beugen vorzeitiger Alterung vor und können in den verschiedenen Phasen der Schwangerschaft eingesetzt werden, um Symptome zu lindern und den Geburtsvorgang zu unterstützen. Manche Öle wirken harntreibend, andere schleim- oder krampflösend.

Vorbeugen mit ätherischen Ölen

Das erfolgversprechendste Anwendungsgebiet der Aromatherapie liegt zweifellos in der vorbeugenden Behandlung. Ich spreche hier aus eigener Erfahrung, denn nachdem ich vor vielen Jahren einmal eine Bronchitis hatte, war ich in diesem Bereich ausgesprochen anfällig. Wissend, wie sehr mich eine Erkältung mitnehmen konnte, sah ich immer mit Schrecken dem nächsten Winter entgegen, denn wenn rings um mich herum das große Husten und Schniefen losging, war ich die erste, die krank wurde. Heute hole ich beim leisesten Anflug einer Erkältung oder wann immer ich mit jemandem in Kontakt war, der an einer Bronchitis leidet, meinen Dampfinhalator und je ein Fläschchen Kiefern- und Eukalyptusöl hervor und inhaliere täglich, bis ich mich wieder hundertprozentig fit fühle. So habe ich dank Vorbeugung durch regelmäßige Verwendung der geeigneten Öle in den vergangenen acht Jahren kaum mehr als einen kleinen Husten gehabt.

Der Einfluß von ätherischen Ölen
auf Emotionen und Stimmungen

Eine der bemerkenswertesten Tatsachen in bezug auf ätherische Öle ist, daß sie nicht nur das physische Wohlbefinden des Menschen steigern, sondern auch unsere Stimmung heben und Depressionen mildern können. Abgesehen von ihrem angenehmen Duft, helfen bestimmte Öle, Niedergeschlagenheit oder Lustlosigkeit zu vertreiben. So ist Basilikum immer dann ganz besonders geeignet, wenn uns vor lauter Arbeit der Kopf brummt und die Konzentration nachläßt. Ein paar Tropfen des Öls auf ein Taschentuch geträufelt und nachmittags im stickigen Büro hervorgeholt, bringt neue Kraft und macht selbst den müdesten Geist wieder munter.

Jasmin, Ylang-Ylang und Rose wirken jeweils auf besondere Weise antidepressiv: Jasmin bringt Freude, Rose heilt und lindert, Ylang-Ylang stimmt heiter.

Im alten Ägypten hatten ätherische Öle bei Kampfeinsätzen der Armee einen festen Platz. So wurden belebende Öle wie Bergamotte oder Rosmarin als Stimulanzen vor dem Kampf verwendet, während beruhigende Öle wie Lavendel oder Kamille für Ruhe und Entspannung sorgten.

ERIC MEYER

Homöopathie

D ie Homöopathie ist eine Disziplin, die im wesentlichen auf Erfahrung und Experiment beruht. Das bedeutet: Auch wenn es Hypothesen und Erklärungen über die einzelnen Präparate gibt, so ist es dennoch schwierig, die genaue Funktion der jeweiligen homöopathischen Mittel zu bestimmen. Etwas anderes hingegen läßt sich mit Bestimmtheit sagen: Alle Mittel sind zuvor mit größter Sorgfalt an Menschen erprobt worden – und nicht an Versuchstieren im Labor. Aus gutem Grund: Es ist eben schlecht möglich, etwa eine Ratte zu fragen, ob sie sich übel fühlt, Kopfschmerzen oder schlecht geschlafen hat. Darüber hinaus sind erfolgreich abgeschlossene Tierexperimente nicht zwangsläufig auf den Menschen übertragbar.

Das Prinzip der Ähnlichkeit

Jede erprobte Substanz löst klinische Merkmale aus und hat so ihr eigenes, spezifisches Bild (dieses Bild wird von den auftretenden Symptomen bestimmt, die die jeweilige Substanz hervorruft, wird sozusagen von den seelischen und körperlichen Empfindungen und Störungen »gezeichnet«).

Alle Experimente, die zur Entstehung des homöopathischen Wissens beigetragen haben, sind stets nach denselben Kriterien durchgeführt worden: Jedes Heilmittel erhielten sowohl Männer als auch Frauen unterschiedlichen Alters, deren Lebensweisen stark voneinander abwichen, wobei sie unter ständiger Beobachtung standen. Ferner wußte niemand, was er eingenommen hatte, noch wußte er, um welche »aktive« Substanz es sich jeweils handelte. Nur so war es möglich, alle Eventualitäten zu berücksichtigen und die verschiedensten Reaktionen festzuhalten.

Die Summe all dieser Erfahrungen schlägt sich natürlich auch praktisch nieder: Wenn jemand zu einem homöopathisch behandelnden Arzt geht, erkennt der in dem Betreffenden sozusagen »die Persönlichkeit der zu verabreichenden Mittel«. Denn das Bild jedes homöopathischen Mittels kennzeichnet eine ganze Persönlichkeit und nicht nur eine Krankheit.

Das Beispiel der Brechnuß mag hier der Anschaulichkeit dienen ...

Nux vomica

Ein »Nux-vomica-Mensch« ist ein hyperaktiver, empfindlicher und jähzorniger Mensch, der wegen nichtiger Anlässe wütend wird und bei jeder Unannehmlichkeit außer sich gerät.

Er ist ferner penibel, eifersüchtig, herrisch und ungeduldig.

Er kann Schmerzen nicht gut ertragen und ist sehr empfindlich gegen äußere Einwirkungen wie etwa Lärm. Außerdem ist er sehr anfällig gegen Kälte und fürchtet sich vor Durchzug.

Körperlich ist der Verdauungstrakt sein Schwachpunkt: Oft hat er eine schlechte Verdauung, neigt zu Verstopfung, leidet häufig unter Hämorrhoiden oder Eingeweidebrüchen.

Darüber hinaus neigt dieser Mensch zu übermäßigem Essen, Alkohol- und Tabakkonsum und nimmt mit Vorliebe anregende Lebensmittel zu sich. Nach dem Essen fühlt er sich übel und muß seine Kleidung lockern. In der Regel ist der hintere Teil seiner Zunge belegt.

Das Aufstehen ist für den »Nux-vomica-Menschen« schwer: Muskelkater, schlechte Laune und Übelkeit begleiten ihn oft beim Erwachen.

Nux vomica paßt so – bei eingehender Betrachtung – genau in unsere Zeit. Nicht umsonst wird dieses Mittel »die Unruhige der modernen Zeiten« genannt. Egal, ob es sich um den Appetit, das Sexualleben, die Art zu schlafen oder um die Haltung gegenüber alltäglichen Dingen handelt – all diese Anzeichen spiegeln Charakterzüge und Eigenarten wider. Das Mittel läßt so allmählich das Bild einer Person entstehen, ähnlich einer Romanfigur, die langsam unter der Feder des Schriftstellers individuelle Form annimmt.

Die Individualität in der Homöopathie

Somit schließt sich der einzelne (wenigstens eine Zeitlang) der Persönlichkeit eines Heilmittels an und übernimmt die Eigenart von Herrn oder Frau Arnica, Lachesis, Sulfur. Der Homöopath, bestens darin geübt, die besonderen Eigenschaften eines Mittels ausfindig zu machen, wird dann gegebenenfalls von einem Fall der extrem reizbaren »Ignatia« oder einer Persönlichkeit des übernervösen »Phosphorus« sprechen.

Die menschliche Gemeinschaft weist natürlich eine größere Vielfalt als die etwa zweitausend homöopathischen Mittel auf. Jedes Individuum ist, wie der Name schon sagt, individuell, also einzigartig, weist bestimmte Merkmale auf, die von den verschiedensten Facetten vervollständigt werden. Trotz dieser Einzigartigkeit ist das Verhalten bestimmter Menschen mit dem anderer vergleichbar, äußert sich also ähnlich. Der Homöopath steht nun bei einem Erkrankten vor der – manchmal schwierigen – Aufgabe (besonders bei chronischen Erkrankungen), eines oder mehrere geeignete Heilmittel zu bestimmen. Dennoch geschieht es nicht selten, daß bei gleichartigen Erkrankungen verschiedene Präparate verabreicht werden – vorausgesetzt, die Störung löst bei den jeweils Betroffenen die gleiche Reaktion aus. All das erklärt, warum in der Homöopathie etwa von »Frau Ignatia« oder »Herrn Phosphorus« die Rede ist: Der Homöopath versucht stets, eine Harmonie zwischen dem Kranken und seinem Mittel zu suchen.

Wenn eines Ihrer Organe Ihnen schwer zu schaffen macht, dann ist nicht das Organ allein beeinträchtigt, denn Sie sagen ja nicht: »Meine Nieren sind krank«, sondern Sie stellen fest: »Ich bin krank.« Bei einer Erkrankung ist nun einmal Ihre ganze Person betroffen und leidet. Und noch etwas kommt hinzu: Jeder reagiert – aufgrund seiner Persönlichkeit – oft gänzlich unterschiedlich auf eine bestimmte Erkrankung.

Daher ist es überhaupt nicht ratsam (beispielsweise bei einer Magenschleimhautentzündung), ausschließlich nach einigen gemeinsamen Symptomen zu suchen, sondern es ist notwendig, über die je-

weiligen Symptome hinaus auf individuelle Anzeichen zu achten,
nach Merkmalen zu forschen, die zum Erscheinungsbild des jeweiligen Patienten gehören.

Der Homöopath unternimmt jedoch mehr, als nur eine Diagnose
zu stellen. Er sucht vor allem nach bestimmten Anzeichen, die ihn zu
dem entsprechenden Heilmittel führen werden. Aus diesem Grund
sind auch in dem vorliegenden Ratgeber nicht die einzelnen Heilmittel je nach Erkrankung aufgeführt, sondern Sie werden für jede
Krankheit eine Liste von Heilmitteln vorfinden, die von Beschreibungen begleitet ist. Das dient dazu, das Mittel ausfindig zu machen, das der zu behandelnden Person angepaßt ist.

Das Simillimum

Weist der Betroffene die gleichen Symptome auf, wie sie in einem
Arzneimittelbild angegeben sind, dann gibt es zwischen dem verabreichten Mittel und dem Erkrankten eine Ähnlichkeit auf den Ebenen

> des beeinträchtigten Organs (gleiche Schmerzen beispielsweise),
> der Symptome und
> der Persönlichkeit (der des Mittels und der des Betroffenen).

In den meisten Fällen reicht dann dieses einzige Mittel aus, denn es
ist das, das die Homöopathie als das »Simillimum« bezeichnet. Das
Simillimum ist also sozusagen das *»ähnlichste«* Heilmittel, mit dem
der Betroffene zu einem bestimmten Zeitpunkt *die meisten Ge-
meinsamkeiten* aufweist. Selten weist jemand alle Symptome des jeweiligen Arzneimittelbildes auf, denn es besteht eine gewisse Hier-
archie bei den Anzeichen, die in Betracht zu ziehen sind. Dieser Umstand führt zu einem der wesentlichen Aspekte in der Homöopathie:
Die Individualität des Patienten ist einzig und allein ausschlaggebend!

Fazit: Zu jedem Mittel gehört eine »Gesamtheit« von Zeichen –
und so sollten Sie wie jeder Homöopath versuchen, eines oder meh-

rere Mittel, die dem Zustand des Patienten entsprechen, ausfindig
zu machen. Da in der Homöopathie der Kranke mehr interessiert
als die Erkrankung an sich, kann dieser Umstand eventuell zunächst
einmal verwirren, denn Sie sind vielleicht daran gewöhnt, daß ein
Arzt eine Diagnose stellt, eine bestimmte Erkrankung erkennt und
dann ein oder mehrere Mittel verschreibt (und zwar die gleichen für
alle diejenigen, die an dieser Erkrankung leiden).

Die Widerstandskräfte des Körpers sind wichtig

Der Unterschied zwischen der Homöo- und der Allopathie ist in der
Regel der, daß bei einer Entzündung der homöopathische Arzt ein
Arzneimittel verabreicht, das dem ganzen Typus des Erkrankten
entspricht, während der klinische Arzt das Antibiotikum verschreibt, das den Typus des Symptoms bekämpft. Vielen kommt das
normal vor. »Welche andere Lösung gibt es denn sonst?« werden Sie
vermutlich fragen. »Schließlich hat der geschwächte Körper eine
Entzündung zugelassen.«
     Dennoch gibt es eine Alternative. Sie besteht darin, die eigenen
Widerstandskräfte zu wecken. Und gerade dies ist es, was das gut
ausgewählte und in verschwindend kleiner Dosierung verabreichte
homöopathische Mittel zu leisten vermag.

Die verschwindend kleine Dosis

Wie bereits dargestellt, verabreichte sich HAHNEMANN während
der ersten Experimente, die er mit Stoffen wie Chinarinde an sich
selbst vornahm, sehr schwache Dosen, um eine Vergiftung zu vermeiden. Da die jeweiligen Stoffe dennoch wirksam blieben, entdeckte er nach und nach das Prinzip der Potenzierung: Die Zuberei-
tungstechnik der Arzneimittel in der Homöopathie war geboren.
     Seine Erkenntnis: Die gleichen Stoffe haben entgegengesetzte
Wirkungen, je nachdem, ob sie in starken oder schwachen Dosierungen verabreicht werden. Während Kaffee anregend wirkt und

den Schlaf beeinträchtigt, ist *Coffea* ein homöopathisches Mittel gegen Schlaflosigkeit; das Opium, das wohlbekannte beruhigende Eigenschaften hat, wird durch die homöopathische Zubereitung ein Mittel gegen Geistesträgheit und Sinnesstumpfheit; und der Fingerhut, der in starker Dosierung den Puls verlangsamt, hat in seiner homöopathischen Dosis (»Digitalis«) die Eigenschaft, den Herzrhythmus zu beschleunigen.

Der Prozeß der Verdünnung

Während früher die Homöopathen selbst ihre Heilmittel zubereiteten, haben das heute darauf spezialisierte Laboratorien übernommen – wie in der Bundesrepublik Deutschland beispielsweise die »Deutsche Homöopathie-Union«, kurz DHU, in Karlsruhe.

Der Vorgang ist stets gleich. Anhand eines vorgegebenen Stoffes (etwa einer Pflanze wie der Tollkirsche) wird ein erster Auszug zubereitet, die »Urtinktur«. Dann wird ein Teil aus dieser Urtinktur entnommen und mit 99 Teilen eines Lösungsmittels gemischt (entweder mit doppelt destilliertem Wasser oder mit 30%igem, 45%igem, 60%igem oder 90%igem Alkohol). Anschließend wird diese Mischung zehnmal geschüttelt – was unerläßlich ist, um ein wirksames Präparat zu erhalten. Das ist schon die erste hundertfache Verdünnung, auch »Centesimalpotenz« genannt, die in der Regel mit C1 abgekürzt wird.

Die weitere Verdünnung geht folgendermaßen vor sich: Der Potenz C1 wird wiederum ein Teil entnommen, um damit nach dem gleichen Prinzip die zweite Potenzierung vorzunehmen. Die erste Potenz (C1) wird mit 99 Teilen Lösungsmittel vermengt und zehnmal geschüttelt. Das Ergebnis ist die zweite Potenzierung (C2). Dieses Verfahren wird dann so oft wiederholt, bis die gewünschte Potenzierung erreicht ist.

Zu Zeiten HAHNEMANNS zog das Prinzip der Verdünnung und Potenzierung in einem kaum vorstellbaren Umfang heftige Diskussionen nach sich. Heute ist die Medizin mittlerweile an das verschwindend Kleine, ja an die Wirkung des Unsichtbaren gewöhnt (zum Beispiel bei Röntgenstrahlen), und dennoch gibt die Verdünnung und Potenzierung bei der Herstellung homöopathischer Heilmittel der Wissenschaft immer noch Rätsel auf: Zwischen der siebten (C7) und der neunten Potenzierung (C9) verlieren selbst modernste Instrumente jede Spur des homöopathischen Heilmittels, so, als ob es nicht mehr vorhanden wäre. Aber es ist dennoch vorhanden, denn gerade ab diesem hohen Verdünnungsgrad läßt sich sein Einfluß auf die Psyche spüren.

Nach den Vorschriften des »Deutschen Homöopathischen Arzneibuches« (»HAB«) gibt es entsprechend auch das Verfahren der Verdünnung oder Verreibung der Arzneimittel in sogenannten Dezimalpotenzen (D1 = 1:10, D2 = 1:100, D3 = 1:1000 und so weiter). Prinzip und Wirkungsweise sind im Grunde jedoch gleich.

Die Wirkung des Kleinsten: Hypothesen

Eines der Prinzipien, die die Arbeit unseres Organismus bestimmen, ist folgendes: Alle äußeren Stoffe werden abgestoßen (außer den Nahrungsmitteln, die im Körper chemisch umgewandelt werden). Das ist zum Beispiel bei der Transplantation von Organen der Fall, wobei die größte Schwierigkeit darin besteht, den »Gastorganismus« dazu zu bringen, ein ihm fremdes Organ zu akzeptieren.

Hier gilt ein Gesetz, das sozusagen der Überwachung unserer inneren Grenze dient, egal, ob die »eindringenden Stoffe« unserem Organismus nun abträglich oder bekömmlich sind.

Aus diesem Grund werden dem Kranken genügend Medikamente verabreicht. Diese Medikamente überschwemmen nun den Organismus mit Millionen von Molekülen, um die Schranke, die der Organismus jedem massiven Eingriff entgegensetzt, zu durchbrechen. Jedoch ist dieser massive Eingriff nicht ohne Nebenwirkungen: Das Gleichgewicht unseres Organismus wird damit gestört, Probleme sind die Folge.

Die Heilmethode der klinischen Medizin besteht eigentlich darin, die Schwäche des Organismus auszugleichen. In diesem Sinne wird der Kranke nicht wirklich gesund, denn er bleibt für eine ähnliche

Aggression anfällig. Bestenfalls ist der bekämpfte Keim besiegt, vielleicht auch nur seine Vermehrung gestoppt, so daß der Kranke nach dem Eingriff wieder zu Kräften kommen kann.

Aber es kann auch passieren, daß sich der Keim in einen »Winkel« des Organismus zurückzieht – um vielleicht dem Penizillin zu entgehen – und später einen neuen Angriff vornimmt. Anders gesagt: Der organische Boden (der Organismus mit seinen Stärken und Schwächen) hat sich nicht verändert. Der Ehrgeiz der Homöopathie besteht nun aber darin, wieder ein wirkliches Gleichgewicht herzustellen.

Kleine Ursachen, große Wirkungen

Da sich der innere Austausch in der riesigen chemischen Fabrik »Organismus« auf der Ebene der Moleküle oder auf der Ebene der Verschiebung der Elektronen vollzieht, löst die Wirkung der kleinsten Menge keine abstoßende Reaktion aus. Das homöopathische Mittel wirkt wie ein Regulator, sanft, von innen, und regt den Organismus an, seine Widerstandskräfte zu mobilisieren.

Aus diesem Grund kann die Homöopathie den Anspruch für sich erheben, eine »sanfte Medizin« zu sein. In diesem Sinne erfüllt sie denn auch die Vorstellungen HAHNEMANNS, wollte er doch die vergiftende Wirkung der Medikamente ausschließen.

Ein Vergleich

Stellen Sie sich ein kleines Land vor, das von einem Feind überfallen worden ist. Eine andere Macht, die diesem kleinen Land helfen will, sieht verschiedene Alternativen.

Dieser Verbündete kann unmittelbar selbst angreifen und zum Beispiel die feindliche Armee bombardieren. Zwangsläufig würde dabei ein Teil des kleinen besetzten Landes ebenfalls zerstört. Das kleine Land könnte sich in diesem Falle sogar gegen seinen Verbündeten wenden und ihm die zusätzliche Zerstörung vorwerfen.

Der Verbündete könnte aber auch seinen fähigsten Spion in das angegriffene Land entsenden und auf diese Weise dazu beitragen, dessen Widerstandskräfte zu mobilisieren. Nach und nach könnte das überfallene Land mit Hilfe des Alliierten so seinen Widerstand organisieren, den Angreifer abdrängen und sich wieder als Herr im eigenen Land etablieren. Einen erneuten Angriff würde der Aggressor dann wohl schwerlich wagen – und das kleine Land, inzwischen nach innen und außen gefestigt, wäre fortan nicht mehr auf die wohlwollende Hilfe Dritter angewiesen.

Dieses Beispiel veranschaulicht den Vorteil der homöopathischen Vorgehensweise, sowohl was die Anwendung des Kleinsten (der Spion) als auch die Taktik (den Organismus stärken) betrifft. Allerdings muß sich der Spion dem Land, das er aufsucht, anpassen, er muß »die gleiche Sprache« dieses Landes sprechen – was in der Homöopathie dem Simillimum gleichkommt.

Das heißt weiter: Es ist nicht das homöopathische Mittel selbst, das den Kranken heilt – es mobilisiert »lediglich« die Selbsthilfekräfte des Organismus. Anders ausgedrückt: Es hilft dem kranken Organismus, sich selbst zu heilen. Wie sagt denn noch ein altes Sprichwort? »Es ist besser, einem Menschen zu zeigen, wie man fischt, als ihm jeden Tag einen Fisch zu schenken.«

Es ist der Boden selbst, es ist der Organismus als Gastgeber der Krankheit, den die Homöopathie zu heilen versucht, indem sie ihm hilft, sich von Giften, die ihn schwächen, zu befreien, indem sie dazu dient, den Organismus nicht mehr so empfänglich für Krankheiten zu machen. Wer weiß, vielleicht kann die Krankheit in gewissem Sinne auch ein »notwendiges Übel« sein, das die Chance zu einer besseren Entwicklung der körperlichen und geistigen Konstitution bietet?

Die Grenzen der Homöopathie

Jedes Heilprinzip hat seine Grenzen, so auch die Homöopathie. So vermag sie beispielsweise wenig bei bestimmten Unfällen auszurichten (außer etwa den Unfallschmerz mit *Arnica* zu lindern). Ist vielleicht ein chirurgischer Eingriff unumgänglich, kann die Homöopathie nur als therapeutische Erleichterung dienen, um etwa die Ängste des Betroffenen herabzusetzen oder um ihm bei der Überwindung des Operationsschocks behilflich zu sein.

Die Benutzung dieses Ratgebers kommt daher ohne den gesunden Menschenverstand nicht aus. Sie sollten stets spüren, wo Ihre
Grenzen liegen, und gegebenenfalls nicht zögern, die Hilfe eines
kompetenten Arztes in Anspruch zu nehmen.

Die Stoffe in der Homöopathie

Die Homöopathie sieht etwa zweitausend mögliche Heilmittel vor.
Diese Heilmittel sind verschiedenen Ursprungs: tierischen, pflanzlichen oder mineralischen. Praktisch jede organische Substanz
könnte zu einem Heilmittel werden, vorausgesetzt, sie würde nach
homöopathischen Richtlinien umgewandelt.

Feste Stoffe werden zermahlen und gemischt (Verreibung), bevor
sie dem gleichen Verfahren der Potenzierung (Verdünnen und
Schütteln) unterzogen werden (in diesem Fall jedoch mit Milchzucker statt mit Alkohol).

Die meisten Stoffe entstehen aus Pflanzenauszügen, und ihre Vielfalt sowie ihre Eigenschaften sagen viel über die Kraft der Verdünnung und der homöopathischen Potenzierung aus. Da ist zum Beispiel der Eisenhut, *Aconitum* genannt. In starker Dosierung verabreicht, würde sein Auszug zwangsläufig eine Lähmung des Herzens
verursachen und den Tod herbeiführen. Doch in seiner homöopathischen Form ist der Eisenhut je nach Verdünnung entweder ein
Mittel gegen Hitzewallungen, Blutergüsse oder gegen Ängstlichkeit.

Eine mythische Pflanze: die Tollkirsche

Interessant ist auch die nähere Betrachtung der berüchtigten Tollkirsche, *Belladonna* genannt (was im Lateinischen soviel wie »Schöne
Dame« heißt, vielleicht aufgrund ihrer Wirkung auf die Pupillen, die
durch sie erweitert werden). Seit Urzeiten wegen ihrer giftigen Eigen

schaften gefürchtet, ist sie dennoch ein Heilmittel ganz besonderer Art – was wiederum einmal die Vielfalt in der Natur unterstreicht. In homöopathischen Dosen verabreicht, ist nämlich die Tollkirsche bei einer Vielzahl von ansteckenden Erkrankungen wie Scharlach, Masern, Keuchhusten und Bindehautentzündung wirksam, vorausgesetzt natürlich, die Symptome des Kranken stimmen weitestgehend mit den Zeichen überein, die die Tollkirsche in homöopathischer Dosierung bei einem gesunden Menschen auslöst.

Es gibt nicht nur die Tollkirsche

In der mannigfaltigen Pflanzenwelt findet die Homöopathie außer der Tollkirsche noch viele andere wirksame Substanzen, wie etwa Eisenhut, Fingerhut, Opium und Sonnentau, aber auch den schwarzen Rettich, die Kamille, Paprika, Pfingstrose und Stechwinde, um nur einige zu nennen.

Mit der mineralischen Welt verhält es sich nicht anders. Natron, Magnesiumsalze, Meersalz, Blei, Eisen, Gold, Graphit, Kupfer, Quecksilber, Silber und Silizium sind einige Beispiele für mineralische Stoffe, die, homöopathisch zubereitet, zu wirksamen Heilmitteln werden.

Nicht zuletzt die Tierwelt: So werden zum Beispiel das Gift der Kobra, der Klapperschlange, das Serum des Aals, das der roten Ameise, des Krebses oder des Tintenfisches in Anspruch genommen. Organauszüge (Eierstock- und Schilddrüsenauszüge zum Beispiel) werden ebenfalls herangezogen, doch gehört die Anwendung dieser Substanzen schon eher in den Bereich der Organotherapie als in den der Homöopathie.

Schließlich finden noch verschiedene andere organische Substanzen ihre Anwendung – und was für welche! Jemand, der mit der Homöopathie nicht vertraut ist, könnte es mit der Angst zu tun bekommen, wenn er erführe, daß beispielsweise *Tuberculinum* mit einer Tuberkelbakterienkultur hergestellt wird – doch diese Angst ist, wie bei jedem homöopathischen Heilmittel, unbegründet: Keines von ihnen schadet der Gesundheit!

Die Arzneimittelformen

Jedes homöopathische Präparat wird in verschiedenen Formen hergestellt und angeboten – und es ist im Grunde genommen gleich,
welche Form Sie jeweils vorziehen. Beachten Sie jedoch in jedem
Falle die Anweisung des Arztes hinsichtlich der Dosierung, wenn er
Ihnen ein Mittel verschreibt.

Die Tabletten sind die gängigste Form. Diese kleinen Milchzucker- oder
Saccharosetabletten enthalten das jeweilige Heilmittel in dem gewünschten Potenzierungsgrad.

Die Pillen (Globuli) sind sehr klein, etwa von der Größe eines Steckna-
delkopfes. Der Homöopath verschreibt sie in der Regel als »Dosis«. Mit
wenigen Ausnahmen (die Ihnen der Arzt dann aber mitteilt) bedeutet
das: Der Kranke sollte den Inhalt der ganzen Tube einnehmen.

Ferner sind noch zu nennen die Urtinktur (eine Mischung aus frischem
Pflanzensaft und Alkohol zu gleichen Teilen) sowie die Verdünnung (C3,
C5 oder C7 zum Beispiel), die tropfenweise eingenommen wird.

Nicht zu vergessen sind die Salben, die für eine äußerliche Anwendung
bei Verletzungen oder Hauterkrankungen gedacht sind. Ferner sind Mittel zur Inhalation sowie Zäpfchen erhältlich.

Der Besuch beim Arzt

An dieser Stelle soll auf die Arbeitsweise des Homöopathen etwas
näher eingegangen werden, unterscheidet sie sich doch sehr stark
von der eines Arztes der Schulmedizin.

Wie schon gesagt, sucht der Homöopath nicht so sehr die Identität der Krankheit, sondern vielmehr die des Patienten. Denn: Jeder
reagiert unterschiedlich auf die gleichen Krankheiten und auf die
gleichen Heilmittel. Was beim ersten gut gegen Kopfschmerzen
wirkt, braucht beim zweiten noch lange nicht in der gewünschten
Weise zu funktionieren, und beim dritten ist es vielleicht eine leicht
gesüßte Tablette, die ihm am besten hilft.

Beim Homöopathen wird ein ganz persönliches Heilverfahren angewandt, von Fall zu Fall und von Patient zu Patient verschieden. So trägt in einer Zeit, in der so viel standardisiert ist, das homöopathische Heilverfahren – und das ist das wesentlichste Merkmal – der Individualität eines jeden einzelnen Rechnung.

Für den Homöopathen ist eine Erkrankung nicht das Ergebnis eines Zufalls. Sie ist vielmehr Ausdruck der ganzen Person, wobei dieser Ausdruck durch die Einstellung und das Verhalten des einzelnen nachvollziehbar ist. Einstellung und Verhalten wiederum werden geprägt durch Geist und Seele, wirken sich doch die Gefühle auf den Körper aus, der sie durch seine Signale zum Ausdruck bringt. Umgekehrt reagieren Geist und Seele direkt auf Einflüsse des Körpers. Das zeigt: Körper und Geist bilden eine Einheit, sind miteinander verbunden, bedingen sich gegenseitig. Da dieses »Wechselspiel« keine Trennung zuläßt, muß jeder Mensch als ein Ganzes, als eine Einheit gesehen und auch so verstanden werden. Ist diese Einheit nun gestört, so liefert allein schon die Art und Weise der Störung dem Homöopathen wichtige Informationen, die ihn befähigen, spezielle Rückschlüsse auf die Erkrankung seines Patienten zu ziehen.

Die Konstitutionstypen

Die Wichtigkeit, die der Homöopath bei der Einschätzung des Patienten sowohl der Seele als auch dem Körper einräumt, hat mit der Zeit zur »Klassifizierung« einer Vielzahl von »Grundtypen« geführt. Anders ausgedrückt: Verschieden beschaffene Menschen sind für bestimmte Krankheiten anfälliger und reagieren auf eine Erkrankung auch dementsprechend unterschiedlich. Aus der Vielzahl dieser Grundtypen mögen drei Beispiele verdeutlichen, wie sich bestimmte Konstitutionstypen charakterisieren lassen.

Der »Karbontyp« ist eher stämmig gebaut, hat einen starken Knochen-
bau und steife Gelenke. Die Zähne sind eher viereckig, weiß und selten
von Karies befallen. Er verfügt über kurze Finger und breite Hände. Ferner ist er geduldig, methodisch, vernünftig, hält auf eine gewisse Ordnung und respektiert die gesellschaftlichen Regeln. Gesellig und gutge-
launt, neigt er dazu, seiner Gesundheit wenig Beachtung zu schenken
(was sich auch erübrigt, denn in der Regel erkrankt er äußerst selten).
Seine Gesundheitsprobleme, die gewöhnlich erst in reifem Alter auftreten, haben meistens mit der Verdauung oder einer zunehmenden Steif-
heit der Gelenke zu tun.

Der »Phosphortyp« ist von zartem Aussehen, schlank, geschmeidig und
groß, hat rechteckige, gelbliche Zähne, die meist von Karies befallen
sind. Empfindlich und nervös, besitzt er ein ausgeprägtes Vorstellungs-
vermögen. Ferner braucht er viel frische Luft, ermüdet sehr schnell, ist
anfällig für die Erkrankungen des Nervensystems und des Herzens und
leidet oft unter Kalkmangel.

Der »Fluortyp« hat einen asymmetrischen Körperbau, wobei ihn zu ge-
schmeidige Sehnen und sehr lockere Gelenke anfällig machen für Verstauchungen. Seine Zähne stehen oft zu dicht nebeneinander, seine Finger sind lang, seine Hände mager. Ferner ist zum einen seine Intuitions-
gabe ausgeprägt, zum anderen neigt er zu Wankelmut, Unordnung und
einem fiebrigen Verhalten.

Diese drei Beschreibungen machen exemplarisch sichtbar, welche
Verbindung es zwischen dem Körperbau, dem Typ, dem Verhalten
und den daraus abzuleitenden Krankheiten geben kann – nicht
muß, denn niemand läßt sich bis ins kleinste Detail typisieren. Es ist
wie mit vielem: Nichts läßt sich generalisieren, aber einiges läßt
Rückschlüsse auf bestimmte Merkmale und Verhaltensweisen zu.

MECHTHILD SCHEFFER

Edward Bach

Woran ist Edward Bach gestorben, und warum starb er so jung?

Edward Bach ist in seinem 50. Lebensjahr an einem Herzversagen gestorben. Nach seinen eigenen Aussagen kurz vor diesem Zeitpunkt betrachtete er sein Lebenswerk als abgeschlossen und vollendet. Bedenkenswert ist in diesem Zusammenhang, daß Bach sich im Alter von 31 Jahren einer Milztumor-Operation unterziehen mußte, und daß die ärztliche Prognose ihm nur noch drei Lebensmonate einräumte. Sein unbedingter Wunsch, seine Forschungen fortzuführen, ließ ihn jedoch diese bösartige Krankheit überwinden und weiterleben. Seine Arbeit in den verbleibenden 19 Jahren forderte übermenschliche Kräfte, da Bach die Wirkung der Blüten im Selbstversuch erprobte und oft schwere seelische und körperliche Reaktionen durchlebte. Aus geistiger Sicht darf man vermuten, war mit der Vollendung seines Werkes Bachs Aufgabe in diesem Leben erfüllt; wohlwissend, daß sich die Zyklen des menschlichen Lebens, Geburt und Tod, unserer Einsicht letztlich entziehen.

Fand Edward Bach zu Lebzeiten Anerkennung mit seiner Arbeit?

Während seiner Londoner Jahre arbeitete Edward Bach eng mit seinen medizinischen Fachkollegen zusammen und ließ befreundete Ärzte immer wieder an seinen Überlegungen und Forschungserkenntnissen teilhaben. Die intensive Beschäftigung mit der Homöopathie dokumentiert sich in einigen Vorträgen, die Bach auf homöopathischen Fachkongressen hielt. Diese Vorträge stießen auf großes Interesse und Anerkennung. Um so eigenartiger will es scheinen, daß Bach für seine entscheidenden Forschungsergebnisse – seine Blütentherapie – nur noch bei ganz wenigen seiner ehemaligen Kollegen Unterstützung und Anerkennung fand. Die Zeit war noch nicht reif. Erst ein halbes Jahrhundert später, in den achtziger Jahren, begann die Fachwelt allmählich von seinen Erkenntnissen Notiz zu nehmen. Wenn auch die offizielle Anerkennung seiner medizinischen Leistungen sich erst jetzt vollzieht: Die heilkräftige Wirkung seiner Blütenessenzen fand Bach bereits zu Lebzeiten bestätigt – durch unzählige dankbare Patienten, die er meist kostenlos behandelte.

Wie hat Dr. Bach dafür Sorge getragen, daß sein Werk nach seinem Tod weiterbesteht?

Während seiner letzten Lebensjahre wurde Edward Bach von Nora Weeks und Victor Bullen, engen Mitarbeitern und Vertrauten, begleitet und unterstützt. Man kann sagen, daß ohne die unermüdliche Tätigkeit von Nora Weeks die Bach-Blütentherapie heute wohl nicht oder nicht mehr existieren würde. Vor seinem Tod vertraute Bach diesen langjährigen Mitarbeitern die Obhut seines Werkes an. So entstand in der einstigen Wohn- und Arbeitsstätte Dr. Bachs das heutige englische *Bach Centre,* wo auch die heutigen Kuratoren John Ramsell und Judy Howard diese Arbeit noch verrichten.

Was ist über den geistigen und spirituellen Hintergrund Bachs bekannt?

Es ist nicht offiziell bekannt, inwieweit und mit welchen geistigen Lehren sich Bach explizit befaßte. Unklar ist, ob er beispielsweise von den Lehren C. G. Jungs oder Rudolf Steiners Kenntnis hatte. Zu seinen geistigen Vätern ist sicherlich Samuel Hahnemann zu rechnen, dessen Schriften Bach nachhaltig beeinflußten. In Bachs eigenen philosophischen Schriften findet sich zuweilen buddhistisches und vor allem christlich geprägtes Gedankengut. Bachs Vision von einem Heilsystem, das den Menschen ermöglichen sollte, sich durch Erkenntnis der wahren Ursache von Krankheit selbst zu heilen, geht weit über die Grenzen so mancher Heilslehren hinaus.

Edward Bach – Sein Entwicklungsweg

Englischer Arzt walisischen Ursprungs (1886–1936), zunächst bekannt als Bakteriologe, Immunologe und Homöopath.

● Beobachtungen, daß körperliche Krankheiten »Verfestigungen innerer seelischer Konflikte und negativer seelischer Verhaltensmuster« sind.

● Suche nach einer Methode, die alle Menschen in die Lage versetzt, der Entstehung körperlicher Krankheiten durch rechtzeitige Behandlung seelischer Fehlhaltungen auf einfache Weise selbst vorzubeugen.

● Beobachtung und Definition der 38 negativen seelischen »Verhaltensmuster der menschlichen Natur«.

● Erkenntnis, daß sich die höchste Form der Gesundheit nicht durch unnatürliche oder krankmachende Substanzen herbeiführen läßt.

● Auffinden von 38 Blüten wildwachsender Pflanzen, Bäume und Sträucher, die mit den 38 archetypischen negativen seelischen Verhaltensmustern auf Energieebene in harmonischer Beziehung stehen.

● Entwicklung spezifischer homöopathieähnlicher Herstellungsverfahren (Sonnenmethode und Kochmethode).

Edward Bach wird heute zunehmend als einer der Väter der neuen, sanften Medizin anerkannt.

Was versteht Bach genau unter Persönlichkeit und unter Höherem Selbst oder Seele? Diese Begriffe findet man in vielen Büchern immer wieder in anderer Bedeutung.

Bach spricht von Seele oder vom **Höheren Selbst** als unserem unsterblichen Anteil, unserer Verbindung zum Kosmos, auch göttlicher Funke genannt. Diese Instanz in uns kennt unseren Lebensplan, sie ist auch unser »innerer Arzt«.

Die zweite Instanz, die **Persönlichkeit,** mit dem physischen Körper, Gefühlskörper und Mentalkörper, ist der weitgehend sterbliche Anteil des Menschen und wird im täglichen Umgang als Charakter des Mitmenschen wahrgenommen.

Im Idealfall wird der Lebensplan des Höheren Selbst durch die Persönlichkeit verwirklicht. Das führt zu Glück, Freude und Gesundheit. Voraussetzung dafür ist allerdings, daß eine gute Verbindung zwischen der Persönlichkeit und ihrer Seele oder Höherem Selbst besteht. Es geschieht jedoch häufig, daß die Verbindung zwischen Höherem Selbst und Persönlichkeit durch Fehlanwendung verschiedener geistiger Gesetze eingeengt und verzerrt wird. Impulse des Höheren Selbst kommen auf der Persönlichkeitsebene falsch an und werden disharmonisch ausgelebt. So wird aus Sanftmut Ungeduld, aus Mut Furcht usw. Die 38 von Bach definierten negativen seelischen Reaktionsmuster der menschlichen Natur sind 38 Symptome dafür, daß unser Verhältnis zu unserem Höheren Selbst gestört ist, was früher oder später zur Krankheit statt zur Gesundheit führt. Durch die Einnahme der Blütenkonzentrate wird diese Verbindung wiederhergestellt.

Meine Freundin gehört einer christlichen Randgruppe an, welche die Bach-Blütentherapie als »dem christlichen Erlösungsgedanken entgegengesetzt« ablehnt. Wie verhält sich das?

Hier handelt es sich entweder um Fehlverständnis oder Wortklauberei. Die Verwirklichung des Christusprinzips, von dem Bach auch in seinen eigenen Schriften spricht, ist Ziel der Entwicklung des Höheren Selbst, der Seele und der Persönlichkeit. Durch Einnahme der Bach-Blüten, welche die Verbindung zur eigenen Seele harmonisiert, sind wir ja gerade in der Lage, über das Höhere Selbst das Christusprinzip auf Erden besser zu verwirklichen.

So sagt Jesus z. B. in der Bergpredigt: »Darum sollt ihr vollkommen sein, gleich wie euer Vater im Himmel vollkommen ist.« (Matthäus-Evangelium Kap. 5, Vers 48)

Was versteht man eigentlich unter Archetypen und archetypischen Zuständen? Diese Begriffe tauchen in den Büchern zur Bach-Blütentherapie immer wieder auf, obwohl sie Dr. Bach in seinen Schriften anscheinend nicht verwendet hat.

Der Begriff der Archetypen (griechisch »Urbilder«) bezeichnet in der analytischen Psychologie des Schweizers Carl Gustav Jung die im kollektiven Unterbewußten enthaltenen und vererbten Bilder von menschlichen Vorstellungsmustern. Diese Archetypen werden in bestimmten Situationen im menschlichen Verhalten in Form von seelischen Reaktionen aktualisiert.

Interessanterweise beschäftigte sich Edward Bach etwa zur gleichen Zeit – wenn auch unter einer anderen Zielsetzung – mit diesem Thema. Nach und nach entdeckte er 38 seelische Reaktionsmuster des Menschen mit ihren negativen Aspekten und die damit positiv korrespondierenden Pflanzen höherer Ordnung. Bach verwendet in seinen Schriften den Begriff *human nature,* wenn er von diesen archetypischen Verhaltensmustern spricht.

Ähnlich wie jeder Mensch »archetypisch« zwei Beine und eine Nase hat, verfügt er auch über bestimmte vorgegebene Grundmöglichkeiten, gefühlsmäßig zu reagieren. Zu allen Zeiten waren Menschen ungeduldig, hatten Schuldgefühle, erlebten Haß, Resignation oder Neid. Dieses Repertoire der Gefühle ist – vereinfacht ausgedrückt – auf der kollektiven Ebene der Menschheit vorhanden und wird von der menschlichen Natur in entsprechenden Situationen benutzt. In Mythen und Märchen, Sprichworten und großen Dichtungen aller Völker wird der Kampf mit diesen negativen archetypischen Seelenzuständen beschrieben. Es gab sie und wird sie geben, solange es Menschen gibt, denn die menschliche Natur ändert sich nicht. Die Angst vor Tuberkulose in den dreißiger Jahren war nicht anders als z. B. die heutige Angst vor Aids.

Welche Schriften von Edward Bach gibt es in deutscher Sprache?

Alle wesentlichen Buchveröffentlichungen, Vorträge, Aufzeichnun-
gen und Briefe sind mittlerweile in deutscher Sprache zugänglich.
Die letzte Ausgabe von Bachs Werk »Die zwölf Heiler« und die phi-
losophische Schrift »Heile Dich selbst« sind in dem Band *Blumen,
die durch die Seele heilen* enthalten. Es gibt auch Sammelwerke, die
zum Teil Vorstufen zu Bachs obengenannten, von ihm autorisierten
Veröffentlichungen enthalten, was oftmals Verwirrung stiftet.

*Kann man das englische Bach Centre besichtigen, und gibt es dort
noch persönliche Dinge von Dr. Bach zu sehen?*

Das englische *Bach Centre* empfängt Besucher. Die zu besichtigen-
den Räumlichkeiten sind für den unvorbereiteten Besucher überra-
schend klein und bescheiden, vermitteln aber immer noch einen
starken atmosphärischen Eindruck. Zu sehen sind noch einige von
Bach selbst angefertigte Möbel. Besonders im Frühjahr und Sommer bietet der Garten von *Mount Vernon,* so der Name des Hauses,
einen idyllischen Anblick. An schönen Tagen haben die Kuratoren
des *Bach Centre* jedoch kaum Zeit für Besucher – sie sind dann unterwegs und mit dem Sammeln der Blüten beschäftigt.

Interessenten wenden sich an folgende Adresse: *The Dr. Edward
Bach Centre,* Mount Vernon, Sotwell, Wallingford, Oxon. 0X10
0PZ, England.

ERNST SCHROTT

Der Ayurveda

Die Quellen jahrtausendealter Heilkunst

Die Anfänge des Ayurveda lassen sich bis in die vedische Kultur-
epoche Indiens zurückverfolgen. Die ersten Abhandlungen
über Hygiene, Diagnose und Therapie finden sich in den *Veden*, deren Niederschrift in die Zeit vom 3. Jahrtausend bis zum 8. Jahrhundert v. Chr. datiert wird. Die *Veden* sind nach ihrem Selbstverständnis keine von Menschen verfaßte Dichtungen. Sie sind *apau-
rusheya*, das heißt, sie sind »ungeschaffen« und eine zeitlose
unmanifeste Realität – die stille Intelligenz der Natur. Die *Veden*
können von jedem Menschen in der Tiefe seines Bewußtseins »ein-
gesehen« oder erschaut werden. Der Ayurveda ist also im Bewußtsein eines jeden von uns verwurzelt. Ausgangspunkt des Ayurveda
war die innere Schau der Weisen der vedischen Hochkultur, als nach
einer Zeit der vollkommenen Gesundheit durch wiederholtes Fehl-
verhalten Krankheiten auftraten.

Die *Veden, Veda* heißt übersetzt vollständiges Wissen, gelten als die
ältesten Belege der indischen Kultur, Philosophie und aller anderen
Wissenschaften, einschließlich der Heilkunde. Bei den in Sanskrit ver-
faßten Texten handelt es sich nicht um ein einzelnes Werk, sondern
um eine eigene Literaturgattung. Wie alle anderen *Veden* besteht auch
der Ayurveda aus mehreren Schriftsammlungen, den *Samhitas*.

In der Blütezeit des Ayurveda, vom 7. Jahrhundert v. Chr. bis
1000 n. Chr., wurden die klassischen Texte des Ayurveda aufge-
zeichnet: Die *Caraka Samhita* und die *Sushruta Samhita*. Beide
Texte bilden die älteste Grundlage ayurvedischer Konzepte und
Therapieverfahren. Ihre methodische, klare Vorgehensweise ist auch
für die heutige Medizin von großem Wert.

Die *Caraka Samhita* besteht aus einer Synthese philosophischer Einsichten und geographischer sowie anthropologisch-medizinischer Fakten. *Sushruta* befaßte sich vorwiegend mit Chirurgie, entsprechend ist die *Sushruta Samhita* ein Lehrbuch dieser Heilkunde, welches jedoch alle anderen Aspekte ayurvedischer Therapie miteinbezieht.

Etwa 800 n. Chr. verfaßte ein Arzt namens *Vagabhata* eine Lehrschrift über »Das Herz der achtgliedrigen Medizin«, die *Ashtanga Hridaya Samhita*. Zusammen mit den beiden anderen *Samhitas* wird sie als das große Trio bezeichnet. In diesen klassischen Texten der ayurvedischen Lehre sind acht eigenständige Bereiche beschrieben: innere Medizin, Toxikologie, Chirurgie, Augenheilkunde, Kinderheilkunde, Hals-Nasen-Ohren-Medizin, Gynäkologie und Geburtshilfe.

Unter den ganzheitlichen Heilverfahren nimmt der Ayurveda eine besondere Stellung ein, denn er beeinflußte nicht nur die Medizin im asiatischen Raum: Von Hippokrates, dem bedeutendsten Vertreter der alten griechischen Heilkunde, ist überliefert, daß er in enger Anlehnung an die ayurvedische Lehre behandelte. Auch auf die Medizin des alten Ägypten hatte der Ayurveda eine bedeutende Auswirkung; für die bis heute ausgeübte traditionelle chinesische Medizin bildete er die Grundlage. Ayurveda ist also das älteste und vollständig integrierte System für Gesundheit und Langlebigkeit, das sich über die Jahrtausende bis heute bewährt hat. Wie das gesamte vedische Wissen wurde auch der Ayurveda jahrhundertelang nur mündlich weitergegeben. Seine Prinzipien sind universal und zeitlos und gelten als Quelle aller naturheilkundlichen Überlieferungen. Entsprechend wird Ayurveda auch als »Mutter der Medizin« bezeichnet. Sie war über Jahrtausende die einzige medizinische Tradition Indiens, und auch noch heute werden etwa achtzig Prozent der indischen Bevölkerung mit ayurvedischen Methoden behandelt. Obwohl das Wissen immer wieder zur Stagnation kam, vor allem unter den Moslems und Engländern, setzte sich dieses Gesundheitssystem stets durch und erlebte neue Blütezeiten.

Wörtlich übersetzt bedeutet Ayurveda »Wissenschaft vom Leben«, denn *ayus* heißt Leben und *veda* bedeutet vollständiges Wissen.

Ayurveda betrachtet den Menschen als Einheit von Körper, Geist, Verhalten und Umwelt. Ziel seiner Konzepte und Verfahren ist ein langes und gesundes Leben, in dem die Bedürfnisse nach geistiger Weiterentwicklung und Erfolg im täglichen Leben gleichermaßen befriedigt werden können. Der Maßstab für Gesundheit ist entsprechend hoch angesetzt: Gesund ist man dann, wenn sich die Körperfunktionen, Stoffwechsel, Verdauung, Gewebe und Ausscheidungen, im Gleichgewicht und Seele, Sinne und Geist im dauerhaften Zustand inneren Glücks befinden (Sushruta, 750 v. Chr.). Das System der Ayurveda-Medizin beschäftigt sich deshalb eingehend mit dem Wissen über ein gutes und gesundes Leben und gibt für die gesamte Lebensdauer Regeln und Empfehlungen.

Viele der *Vaidyas*, wie die ayurvedischen Ärzte in Indien heißen, sehen in der ayurvedischen Lehre das Potential für eine moderne Ganzheitsmedizin, die auch außerhalb Indiens Erfolg haben kann. Denn Ayurveda ist eine Alternative für alle diejenigen, die nach einer praktischen, einfachen und ganzheitlichen Form des Heilens suchen.

In den letzten Jahren haben sich führende Ärzte auf Initiative und unter der Führung von Maharishi Mahesh Yogi zusammengeschlossen, um den Ayurveda in seiner Ganzheit wiederzubeleben. In Zusammenarbeit mit westlichen Medizinern entstand eine neue Formulierung des Ayurveda, in der die klassischen ayurvedischen Texte in einer modernen Sprache aufgearbeitet sind. Diese Neufassung, die im Westen fast ausschließlich angewendet wird und auf der auch der Inhalt dieses Buches basiert, heißt *Maharishi Ayur-Ved*.

Das Geist-Körpermodell des Ayurveda

Die Wissenschaft vom Leben benutzt wie jede andere Wissenschaft ihre eigene Sprache. Schlüssel zum Verständnis des Ayurveda ist die Lehre von den drei Doshas. Diese ganzheitlichen Prinzipien steuern alle körperlich-geistigen Vorgänge und werden Vata, Pitta und Kapha genannt. Die Doshas befinden sich in einem dynamischen Gleichgewicht (Abb. S. 185). Sie sind also wechselseitig voneinander abhängig, um gleichsam wirksam werden zu können. Man kann sie auch mit Musikinstrumenten vergleichen, die zusammen ein Klangbild ergeben. Um jedoch nicht falsch zu klingen, müssen sie aufeinander abgestimmt sein. Oder, noch anschaulicher, ein Vergleich mit der Feinabstimmung der Farben bei einem Fernseher. Dominiert eine Farbe zu sehr, beispielsweise Blau, wird das Bild blaustichig. Übertragen auf die Doshas bedeutet das, steht etwa Vata zu sehr im Vordergrund, erhält die gesamte Persönlichkeit diese Tönung.

Die Doshas stellen zum einen grundlegende Regulationssysteme dar, welche die Funktionsweise unseres Organismus bestimmen: Jedes Dosha ist in allen Zellen, Geweben und Organen des Körpers wirksam und hat darüber hinaus eine geistige Funktion. Dies ist der Grund, warum der ayurvedische Arzt nie die Ganzheit des Körpers und seine Verbindung mit dem Geist aus den Augen verlieren kann, selbst wenn er sich nur mit bestimmten Symptomen befaßt.

Zum anderen erklären die drei Doshas die Wechselbeziehung des Menschen mit seiner Ernährung und der gesamten Umwelt und machen so das komplexe System des menschlichen Organismus überschaubar. Sie zeigen, wie die menschliche Natur in die Gesetze des Universums eingebettet ist.

Fünf Elemente – Bausteine des Lebens

In unserem westlichen Denken sehen wir Natur als etwas an, das auf zwei Ebenen funktioniert: auf der Ebene der Materie und auf der der Energie. Energie scheint abstrakter als Materie, kann jedoch von einem Ort zum anderen fließen, zu- oder abnehmen oder beispielsweise als Elektrizität in Batterien gespeichert werden.

Ayurveda kennt ebenfalls zwei Ebenen, die unserer sinnlichen Wahrnehmung entsprechen. Eine Ebene ist die der drei Doshas, die man als die energetische oder regulative Ebene bezeichnen könnte. Die andere beschreibt die materiellen und submateriellen Bausteine

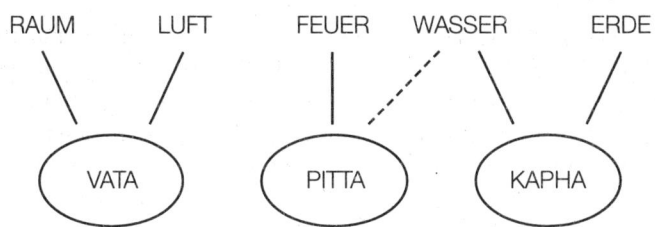

des Lebens, die jedoch auch physikalische Energiezustände darstellen: die uns vertrauten fünf Elemente. Als archetypische Sprachsymbole gebrauchen wir sie täglich, indem wir unserer inneren Natur Ausdruck verleihen oder die uns umgebende Natur beschreiben. So spricht man beispielsweise von einem feurigen Temperament oder einer hitzigen Diskussion, wenn das Element Feuer im Spiel ist. Die fünf Elemente sind nicht nur Bestandteil des abendländischen Denkens, sondern auch in anderen Naturheilsystemen und Kulturen zu finden, so auch im Ayurveda.

Nach der ayurvedischen Lehre wirken sich sämtliche Veränderungen unserer Umgebung und alle unsere Handlungen auf unser Befinden aus: Tages- und Jahreszeiten, Essen und Wetter, Arbeit und Schlaf, Freude und Kummer. Damit variiert die Zusammenstellung der Elemente, aus denen unser Körper besteht, bei jedem von uns ständig. Denn der ayurvedische Arzt versteht unter »Elementen« nicht nur das Materielle, sondern die Gesamtwirkung unserer Umwelt, auch der nichtstofflichen, auf den Organismus. Alles, was von »außen« kommt, enthält die fünf Elemente und kann so die biologischen Grundprinzipien unseres Körpers beeinflussen. Die Zusammensetzung dieser Elemente verleiht jedem Individuum seinen eigenen unverwechselbaren Charakter, auch was die Besonderheiten seines Körpers und damit eingeschlossen seine Schwächen und Stärken angeht. So hat jeder Mensch seine eigene individuelle Natur, die auch bestimmt, ob er für gewisse Krankheiten anfälliger ist als seine Mitmenschen.

Die fünf Elemente umfassen:

Raum – Er steht für fehlenden Widerstand und wird in Beziehung
zum Gehör, somit zum Ohr sowie der Zunge und damit der Sprache gesetzt.

Luft – Sie steht für Ausdehnung und Bewegung. Ihr zugeordnet sind
der Tastsinn, somit die Haut sowie der Anus.

Feuer – Es steht für Hitze, ihm zugeordnet sind der Sehsinn, somit
die Augen sowie die Geschlechtsorgane.

Wasser – Es steht für Flüssigkeit und repräsentiert den Ge-
schmackssinn, somit die Zunge und den Gaumen sowie die Füße.

Erde – Sie steht für Festigkeit, Rauhheit und Form. Ihr zugeordnet
ist der Geruchssinn, somit die Nase sowie die Hände.

Vom Baustein zum Geist-Körper-System

Die materiellen Bausteine der Natur, die Elemente, sind zugleich die
Energieformen, die, zu ganzheitlichen Funktionsprinzipien vereint,
in der Natur wie im Menschen an allen dynamischen Prozessen beteiligt sind. Paarweise verbunden, formen sie die drei Doshas Vata,
Pitta und Kapha. Die Verbindung von Raum und Luft wird zu Vata,
Feuer und Wasser zu Pitta und die Mischung aus Erde und Wasser
zu Kaph (siehe Abbildung).

Obwohl die drei Doshas in jeder Zelle unseres Körpers gegenwärtig sind und auch alle geistigen Eigenschaften repräsentieren,
hat jedes seinen Hauptsitz, in dem seine Funktionen klar repräsentiert sind. Wenn wir sie im Körper lokalisieren, liegt das Zentrum
von Vata im Dickdarm, in dem Stuhl und Nahrungsüberreste einge-
trocknet und ausgeschieden werden, sowie im kleinen Becken. Pitta
sitzt im unteren Drittel des Magens, im Zwölffingerdarm und im
Dünndarm, also dort, wo die hauptsächliche Verdauungsarbeit
stattfindet. Kapha ist in den oberen zwei Dritteln des Magens und
im Brustraum lokalisiert. Im Magen hat dieses Dosha die Aufgabe,
Nahrung aufzuweichen und in ihre Bestandteile zu zerlegen. Alle
drei Doshas sind erforderlich, um das Leben aufrechtzuerhalten.

Die in jedem Menschen vorhandenen drei Doshas sind von Geburt an in einem für jeden Menschen charakteristischen Verhältnis angelegt. Dabei können ein, zwei oder alle drei Doshas vorherrschen. Die dominierenden Doshas prägen mit ihren Eigenschaften die körperlichen und geistigen Merkmale eines Menschen. Entsprechend geht man im Ayurveda von verschiedenen Typen oder Konstitutionen aus. Die Konstitution beschreibt Stärken, aber auch Schwachstellen. Sie erlaubt Aussagen über die Krankheitsanfälligkeit und erklärt die unterschiedlichen Reaktionen auf Ernährung, Sinneseindrücke, Klima oder Lebensumstände. Bei der Therapie und Vorbeugung von Krankheiten spielt deshalb die Konstitution eines Menschen eine wichtige Rolle.

Die Typisierung nach Vata, Pitta oder Kapha ist natürlich nicht starr festgelegt, das heißt, alle Menschen sind im Grunde »Mischtypen«, denn sie enthalten alle drei Doshas, nur in unterschiedlicher Ausprägung. Man kann sieben Typen unterscheiden: Vata, Pitta, Kapha, Vata-Pitta, Pitta-Kapha, Vata-Kapha und Vata-Pitta-Kapha.

Um herauszufinden, wie die eigene Natur beschaffen ist, ist es zunächst wichtig zu wissen, welchem Typus man angehört. Im folgenden stelle ich die drei Doshas und ihre charakteristischen Eigenschaften vor.

VATA

Vata ist das aus den beiden Elementen Raum und Luft entstandene Dosha. Es steht für Bewegung und Fluß. Damit ist Vata verantwortlich für alle Bewegungsabläufe in den Körperzellen und den Eingeweiden. Es steuert aber auch das Wachstum, regelt die Aktivität des Geistes und der Sinnesorgane und bewirkt Wachheit, Klarheit und Kreativität.

Vata kontrolliert die beiden anderen Doshas und kann entsprechend auch als »Schrittmacher der biologischen Aktivität«, der Kommunikation und Stofftransport im Körper reguliert, bezeichnet werden.

Merkmale von Vata
Beweglich, schnell, leicht, kalt, subtil, rauh und trocken

Eigenschaften von Vata-Typen
Geringes Gewicht und leichter Körperbau
Begeisterungsfähigkeit
Geht Dinge schnell an
Neigung zu trockener Haut
Abneigung gegen kaltes und windiges Wetter
Unregelmäßiger Hunger und unregelmäßige Verdauung
Neigung zu Verstopfung
Schnelle Auffassungsgabe und gutes Kurzzeitgedächtnis
Neigung zu Sorgen und Kummer sowie zu leichtem und unterbrochenem Schlaf

PITTA

Pitta ist das aus dem Element Feuer abgeleitete Dosha. Auch das Element Wasser übt einen geringen Einfluß auf Pitta aus. Es gilt als das Stoffwechselprinzip und ist entsprechend zuständig für die Tätigkeiten des Verdauungssystems und des Stoffwechsels. Zudem regelt es den Wärmehaushalt im Körper. Intellekt und emotionaler Ausdruck sind ebenfalls eine Funktion von Pitta.

Merkmale von Pitta
Heiß, scharf, leicht, sauer, durchdringend und leicht ölig

Eigenschaften von Pitta-Typen
Mittelschwerer Körperbau
Geht Dinge mit mittlerer Geschwindigkeit an
Arbeitet sehr systematisch und organisiert
Abneigung gegen Hitze
Starker Hunger und gute Verdauung

Kann Mahlzeiten schlecht ausfallen lassen
Mittlere Auffassungsgabe und Gedächtnis
Guter Redner
Kann Erlerntes systematisch wiedergeben
Unternehmungslustiger und mutiger Charakter mit Neigung zu Ungeduld, Ärger
Leicht erregbar
Bevorzugt kalte Speisen und kühle Getränke
Neigung zu Sommersprossen und Muttermalen

KAPHA

Kapha ist das aus den beiden Elementen Wasser und Erde abgeleitete Dosha. Es ist für die Körperstrukturen und den Flüssigkeitshaushalt verantwortlich. Kapha steht für Zusammenhalt und Stabilität der Strukturen unseres Körpers und ist verantwortlich für biologische Stärke, indem es die natürlichen Abwehrkräfte fördert.

Merkmale von Kapha
Schwer, ölig, langsam, kalt, stabil, glatt, fest und träge

Eigenschaften von Kapha-Typen
Stabiler und schwerer Körperbau
Große Stärke und Ausdauer
Geht Dinge methodisch und langsam an
Neigung zu glatter und fetter Haut
Geringes Hungergefühl und langsame Verdauung
Ruhige und beständige Persönlichkeit
Langsame Auffassungsgabe, aber gutes Langzeitgedächtnis
Tiefer und langer Schlaf
Kräftiges, eher dunkles Haar
Ist schwer aus der Ruhe zu bringen

Die Subdoshas – Schlüsselfunktionen
der Physiologie

Neben ihren Hauptsitzen haben die Doshas noch weitere funktionelle Schwerpunkte im Körper. So ist beispielsweise Vata neben dem Dickdarm auch in der Harnblase, der Niere, im Anus, in den Hüften, Beinen und Füßen sowie in den Knochen lokalisiert.

Pitta sitzt neben dem Dünndarm und Magen auch in der Leber, im Blut und in der Lymphflüssigkeit, im Herzen, in den Augen, im Schweiß und in der Haut.

Kapha schließlich ist neben dem Brustraum und dem Magen im Kopf, Nacken und in den Gelenken vertreten. Auf diese Weise lassen sich jedem Dosha fünf untergeordnete Funktionskreise, die Subdoshas zuordnen. Die Subdoshas stehen untereinander in Beziehung und geben ein differenziertes Bild von der energetischen Dynamik des Organismus.

Das Beispiel eines der Subdoshas von Vata, dem *apana-Vata*, soll das Prinzip der Teilfunktionen der drei Doshas verdeutlichen. *Apa-na* bedeutet wörtlich übersetzt »Bewegung nach unten«. Gemeint sind damit alle körperlichen Funktionen, die nach unten gerichtet sind. Sie können unter dem Begriff Elimination, zu der die Ausscheidung von Stuhl, Urin, Menstruationsblut, Samenflüssigkeit und der Geburtsvorgang gehören, zusammengefaßt werden. *Apana-Vata* ist im unteren Bauchraum, im Dickdarm, in der Blase und den weiblichen und männlichen Geschlechtsorganen lokalisiert.

Aus geistiger Sicht steht Apana für die Fähigkeit, loslassen zu können. Ist *apana-Vata* gestört, blockiert oder in seiner Aktivität vermindert, kann sich das im Festhalten an negativen Gedanken und Gefühlen äußern. Auf körperlicher Ebene zeigen sich Beeinträchtigungen von *apana-Vata* in Störungen der ihm zugeordneten Funktionen. Ein typisches Krankheitsbild für ein gestörtes *apana-Vata* sind Menstruationsstörungen, etwa eine ausbleibende oder schmerzhafte Periode. Die Schmerzausstrahlung während der Menstruation entspricht auch der Lokalisation dieses Subdoshas: Rücken, Unterleib, Hüften und Oberschenkel.

Generell können alle Schmerzzustände im unteren Bauchraum, Rücken, in der Lende, den Hüften und den unteren Extremitäten Folge akuter oder chronischer Funktionsstörungen von *apana-Vata* sein. Wie einige andere Subdoshas nimmt auch *apana-Vata* eine Schlüsselfunktion in der Entstehung körperlicher oder geistiger Störungen ein. Es ist gewissermaßen die Wurzel von Vata und entsprechend häufig grundlegende Ursache einer Vielzahl komplexer geistiger wie körperlicher Symptome, die sich fernab des Sitzes von *apana-Vata* manifestieren und so scheinbar nicht mit ihm in Zusammenhang stehen. Die erfolgreiche Behandlung der Schlüsselstörungen führt deshalb zu einer tiefgreifenden Heilung und ganzheitlichen Normalisierung des Gleichgewichts der Doshas.

Die sieben »Gewebe« – Die Dhatus

Sehen wir uns unseren Körper an, begegnen uns seine sieben Gewebearten, die Dhatus. Dhatu bedeutet übersetzt »aufbauendes Element«. Dies beschreibt ihre Funktion: Dhatus sind für die gesamte Struktur unseres Körpers verantwortlich. Sie ermöglichen die Funktion der verschiedenen Organe und Organsysteme und spielen eine wichtige Rolle bei der Entwicklung und Ernährung des Körpers. Dhatus sind auch Bestandteil unseres Immunsystems, denn wenn eines nicht mehr richtig arbeitet, zieht es auch die nach ihm folgenden in Mitleidenschaft, da jedes Dhatu vom vorangegangenen ernährt wird. Unser Abwehrsystem wird beeinträchtigt, und wir werden anfällig für Krankheiten.

Diese sieben Gewebearten sind:
Rasa – Plasma, Zellflüssigkeit:
> Plasma enthält die Nährstoffe, die wir mit der Nahrung aufnehmen, und gibt sie über den Blutkreislauf an alle anderen Gewebe und damit an alle Organe des Körpers weiter.

Rakta – Blut(system):

Blut versorgt Gewebe und Organe mit lebenswichtigem Sauerstoff und hält so die Funktionen aller nachfolgenden Gewebe – Muskeln, Fett, Knochen, Nervensystem und Keimzellen – aufrecht.

Mamsa – Muskelgewebe:

Muskeln werden vom Blut mit Sauerstoff und Nährstoffen versorgt und können so ihre Aufgabe erfüllen: Sie schützen die empfindlichen Organe, ermöglichen Bewegung und geben dem Körper seine physische Kraft.

Meda – Fettgewebe:

Fett dient einerseits der Speicherung von Nährstoffen, andererseits der Polsterung und dem Schutz von Organen, Muskeln und Knochen.

Asthi – Knochengewebe:

Das Skelett stützt den Körper und hält ihn aufrecht.

Majja – Knochenmark und Nervengewebe(system):

Das Knochenmark ernährt die Knochen, die Nerven leiten motorische und sensorische Impulse – Befehle zu Bewegung und Sinneswahrnehmungen – an ihre Erfüllungsorgane Muskeln oder Gehirn weiter.

Sukra – Samen und Eizellen:

Die Keimzellen dienen der Fortpflanzung und damit der Weitergabe der in ihnen gespeicherten Informationen über alle Organe, Gewebe und Funktionen unseres Körpers – dem Erbmaterial – an unsere Nachkommen.

Alle sieben Gewebearten sind also direkt miteinander verbunden und voneinander abhängig, indem sie in einem fortwährenden Umwandlungs-, Auf- und Abbauprozeß stehen. Dieser Prozeß dient der Aufrechterhaltung sämtlicher Funktionsabläufe und Reaktionen unseres Körpers. Befinden sich Vata, Pitta und Kapha im Ungleichgewicht, sind davon alle Dhatus unmittelbar betroffen. Störungen der drei Bioenergien und damit verbunden Fehlfunktionen der Gewebe ermöglichen die Entstehung von Krankheiten. Ayurveda beschreibt für jedes der sieben Dhatus spezifische Krankheiten und deren Behandlung.

Srotas – das »Kanalsystem« des Körpers

Mit Srotas bezeichnet Ayurveda die Kanälchen des Körpers, in denen Substanzen transportiert werden. Es gibt Srotas, die den Körper versorgen. Zu ihnen gehören die Bronchien und das Magen-Darm-System. Daneben gibt es solche, die den Körper entsorgen, nämlich die ableitenden Harnwege und der Dickdarm. Das Blutgefäß- und Lymphsystem gehört ebenso zu den Srotas wie die Kapillaren, die Poren in der Zellwand und die Transportwege innerhalb der Zellen. Ayurveda beschreibt für jedes Gewebe ein eigenes System von Srotas. Der Substanztransport in den Srotas kann zu stark, zu gering, blockiert oder rückläufig sein. Die Symptomatik der verschiedenen Störungen der Srotas und deren Therapie gibt die ayurvedische Lehre jeweils genau an.

Krankheit oder Gesundheit in Abhängigkeit der Doshas

Das Gleichgewicht der drei Doshas gilt im Ayurveda als wesentliche Voraussetzung für die Gesundheit. Gleichgewicht bedeutet jedoch nicht, daß alle Doshas zu gleichen Teilen im Körper vorhanden sein müssen. Vielmehr geht es hier um die individuelle Balance der Doshas. Bewegen sich ein oder mehrere Doshas aus ihrem Gleichgewichtszustand, führt dies zu Befindlichkeitsstörungen und längerfristig zu Krankheiten. Entsprechend geht Ayurveda auch von einem mehrstufigen Prozeß der Krankheitsentstehung aus.

Die einzelnen Doshas können Ursache verschiedener Krankheiten sein: Gerät etwa Vata aus dem Gleichgewicht, können Gewichtsverlust, Schwäche, Verstopfung, Lähmungen, Arthrose, Bluthochdruck, rauhe Haut, Angst, Ruhe- und Schlaflosigkeit die Folgen sein. Im ausgeglichenen Zustand bringt Vata hingegen Vitalität und Abwehrkraft, gesunden Schlaf, gute Funktion von Darm und Harnorganen, richtige Bildung der Körpergewebe sowie Heiterkeit und einen klaren und wachen Geist. Störungen von Pitta führen zu Verdauungs- und Leberfunktionsstörungen, Entzündungen, Hautkrankheiten, ungenügendem Schlaf, brennenden Empfindungen, großer Körperhitze und damit starkem Schwitzen, übersäuertem Magen und Reizbarkeit. Ist Pitta im Gleichgewicht, folgen Zufriedenheit, gute Verdauung, klare, reine Haut, geschmeidiger Körper, ausgewogene Körperwärme sowie ein ausgeglichenes Seelenleben. Kapha-Störungen führen zu einem vermehrten Aufbau von Körpergewebe und damit zu Übergewicht, schwachen Gelenken, großem Schlafbedürfnis und Trägheit sowie zu Blässe, Kälte, Benommenheit und Depressionen. Im ausgeglichenen Zustand bringt Kapha Kraft, Würde, gesunde Gelenke, geistige Stabilität, Nachsicht und menschliche Liebe, Mut, Vitalität und einen kraftvollen, wohlproportionierten Körper.

Diagnose und Therapie im Ayurveda

Der *Maharishi Ayur-Ved* kennt sehr genaue Methoden, um anhand körperlicher und geistiger Symptome Krankheitsprozesse schon frühzeitig zu entdecken – so können Krankheiten schon im Vorfeld abgewendet werden. Befindlichkeitsstörungen, die in der westlichen Medizin kaum Beachtung finden, werden im Ayurveda als Zeichen gestörter Harmonie verschiedener Regelkreise gewertet. Vorbeugung – Prävention – spielt also eine entscheidende Rolle in der ayurvedischen Medizin, die vom Ansatz her als umfassende und ganzheitliche Heilkunde alle Aspekte des menschlichen Lebens berücksichtigt: Bewußtsein, Körper, Verhalten und Umwelt. Entsprechend vielfältig sind die Behandlungsansätze. Ausgehend von der Lehre, daß es in jedem Menschen einen Bereich vollkommener Gesundheit gibt, der in der stillsten Ebene seines Bewußtseins liegt, werden verschiedene Ansätze genutzt, diese innere Quelle zu erschließen und das harmonische Gleichgewicht von Körper, Geist und Seele wieder herzustellen. Die Harmonie der Regelkräfte des Organismus, der Doshas, ist Ausdruck dieser Gesundheit und gleichzeitig die Ebene, an der die Behandlungen und Ratschläge ansetzen. Sie schließen immer den ganzen Menschen ein. Sie lernen im folgenden die unterschiedlichsten Möglichkeiten kennen, dies zu verwirklichen. Musik und Klänge, Farben und Aromen, zarte Stimulierung von heilenden *Marma*-Punkten auf der Haut eröffnen einen sehr subtilen Zugang über die Sinneserfahrung. Meditation und Tiefenentspannung regenerieren grundlegend und ermöglichen, zu sich zu kommen, die Stille in sich auch im Alltag zu erfahren. Ayurvedische Körper- und Atemübungen stärken die ganze Physiologie, und individuelle Ölmassagen beleben, lindern Beschwerden und regenerieren. Ein ganzes Kapitel ist dem Thema Ernährung gewidmet. Heilkräuter, Gewürze und ayurvedische Pflanzenpräparate unterstützen die natürlichen Heilkräfte. Das große Gebiet der ayurvedischen Reinigungstherapien, in allen Formen, von einfachen Entgiftungs- und Entschlackungsmaßnahmen bis zur Intensivbehandlung durch die Pancha-Karma-Therapien, werden eingehend beschrieben. Sie erfahren schließlich, wie Sie biologische Rhythmen nutzen und Sport und Bewegung Ihrer Geist-Körper-Natur anpassen können, und erhalten natürlich viele allgemeine und spezielle Ratschläge für eine gesunde Lebensführung. Dabei ist immer das oberste Prinzip Wohlbefinden herzustellen und die Anwendungen auf die individuelle Natur des Patienten abzustimmen.

HARALD WIESENDANGER

Geistheiler – Hoffnung für Millionen

Angenommen, Sie begegnen bei Ihrem nächsten Spaziergang zwei Männern, die Sie sofort stutzig machen.[1] Der eine ist offenbar blind. Der andere ist ein recht ungepflegt aussehender bärtiger Kerl mit wallender Mähne. Den hören Sie nun, in feierlichem Ton, zu dem Blinden sagen: »Ich bin das Licht der Welt.« Ein ziemliches Großmaul, werden Sie denken. Jetzt sehen Sie, wie der Langhaarige zu Boden spuckt. Dann bückt er sich, gräbt eine Handvoll Erde aus, auf die sein Speichel tropfte, und formt sie zu einem Klumpen. Den drückt er dem Blinden auf die Augen. Dann sagt er: »Geh und wasch dich in der Pfütze da!« Der Blinde gehorcht, geht und benetzt sein Gesicht mit Wasser. Und plötzlich hören Sie seinen Jubelschrei: »Mein Gott, ich kann sehen! Ich kann endlich wieder sehen!«

Eine ganz ähnliche Szene könnte sich vor ziemlich genau zweitausend Jahren abgespielt haben, sofern auf das Neue Testament Verlaß ist. Der Wundertäter hieß Jesus, wie Sie im Johannes-Evangelium (9, 1–12) nachlesen können.

Was wäre aber, wenn so ein »Wunder« hier und jetzt geschehen würde, vor unseren Augen? Falls ein deutscher Staatsanwalt davon Wind bekäme, könnte er dem Gottessohn den Prozeß machen. Denn Krankheiten behandeln dürfen laut Gesetz nur ausgebildete Ärzte und, mit gewissen Einschränkungen, staatlich zugelassene Heilpraktiker. Wer dagegen verstößt, riskiert ein Jahr Haft, zumindest aber eine hohe Geldstrafe. Als besonders hartnäckiger Wiederholungstäter säße Jesus Christus heute folglich längst hinter Schloß und Riegel.

Wozu so ein Gesetz? Dahinter stecken durchaus gutgemeinte Absichten: Arglose Patienten sollen dadurch vor skrupellosen Geschäftemachern und gefährlichen Kurpfuschern geschützt werden. Doch

verwehrt ein solches Gesetz nicht zugleich Hunderttausenden von
Schwerstkranken ihre vielleicht letzte Chance auf Heilung oder zumindest auf Linderung?

Die öffentliche Meinung über Geistheiler im deutschsprachigen Raum		
Umfrage	repräsentative Stichprobe	Ergebnis
FORSA, Dortmund (1986) (D)	1000	»Glauben Sie, daß es Menschen gibt, die Krankheiten heilen können, selbst dann, wenn die Ärzte nicht mehr weiter wissen?« »Ja, bestimmt«: 38 % »Möglich«: 32 % »Unwahrscheinlich«: 12 % »Ausgeschlossen«: 18 %
WICKERT, Tübingen (1991) (D)	1795	»Würden Sie sich einem medizinischen Laien mit besonderen Heilfähigkeiten anvertrauen, wenn Sie unheilbar erkrankt sind?« »Ja«: 65 %
INTEGRAL, Wien (1991) (A)	316	»Würden Sie sich im Falle einer unheilbaren Krankheit einem Wunderheiler anvertrauen?« »Ja«: 36 %
LINK, Luzern (1992) (CH)	513	»Glauben Sie persönlich, daß mit Geistheilung Krankheiten geheilt werden können?« »Ja«: 36 % »Nein«: 51 % »Weiß nicht«: 13 % »Angenommen, Sie hätten ein chronisches Leiden, bei dem kein Arzt oder Medikament etwas dagegen tun kann. Würden Sie einen Geistheiler aufsuchen?« »Ja«: 54 %
Alle Angaben wurden auf volle Prozente ab- bzw. aufgerundet.		

Gegen geltendes Recht steht jedenfalls die öffentliche Meinung. Das
belegen mehrere repräsentative Umfragen aus Deutschland, der
Schweiz und Österreich.

Demnach halten es über zwei Drittel aller Jugendlichen und Erwachsenen zumindest für »möglich«, daß es Menschen gibt, die Krankheiten selbst dann noch besiegen oder zumindest mildern können, wenn alle ärztliche Kunst versagt hat. Ein Drittel ist sich dessen sogar »sicher«. Und mindestens jeder zweite würde sich notfalls einem »Wunderheiler« anvertrauen, falls er eines Tages schwer erkranken sollte.

Bei Lippenbekenntnissen bleibt es nicht: Allein in Deutschland, schätze ich, rennen jährlich bis zu drei Millionen Menschen den rund fünftausend Geistheilern die Türen ein – zu vermutlich weit über hundert Millionen Behandlungsterminen pro Jahr.[2] Vergleichsweise noch größer ist der Andrang in Nachbarländern mit liberalerer Gesetzgebung: Elf Prozent aller Eidgenossen zwischen 15 und 75 Jahren haben sich schon »geistig« behandeln lassen[3]; in den Niederlanden buchen jährlich 65 000 Patienten bei über sechshundert Heilern rund zwei Millionen Sitzungen.[4]

Was sind das für Menschen? Zwei Drittel der Patienten sind Frauen, die meisten zwischen 40 und 65 Jahre alt. Man findet unter ihnen außergewöhnlich viele Rentner, Hausfrauen, Arbeiter und einfache Angestellte – zunehmend aber auch Akademiker und Geschäftsleute, ebenso wie Ärzte und Angehörige anderer Heilberufe. Selbst Prominenz zählt immer häufiger dazu: Filmstars wie Linda Evans, Shirley MacLaine, Gunther Sachs, Hildegard Knef, Maria und Maximilian Schell, ebenso zahlreiche Mitglieder europäischer Königshäuser, darunter der britische Thronfolger Prinz Charles und Herzogin Sarah Ferguson. Von dem italienischen Geistheiler Nicola Cutolo, einem promovierten Psychologen, ließ sich Fürstin Gracia Patricia von Monaco helfen. Schah Reza Pahlewi von Persien und die griechische Reederstochter Tina Onassis bestellten den Frankfurter Geistheiler Christos Drossinakis zu sich. Chinas mächtigster Mann, Deng Xiaoping, vertraut einer jungen Pekingerin, die angeblich wie mit Röntgenaugen den menschlichen Körper durchleuchten und dabei versteckte Krankheitsherde erkennen kann. Kreml-Herren wie Leonid Breschnew und Juri Andropow schworen auf die Moskauer Heilerin Dschuna Dawitaschwili, und auch Boris Jelzin

setzt auf sie. Deutschlands bekanntesten Handaufleger Rolf Drever-
mann riefen König Juan Carlos von Spanien und das saudiarabische
Königshaus zu sich.

Warum zieht es immer mehr Menschen – vom Hausmeister von
nebenan bis zu den Schönsten, Mächtigsten und Reichsten – zu einer
derart dubiosen Behandlungsform? Die Motive sind vielschichtig;
die meisten stehen in Zusammenhang mit dem gewachsenen öffentlichen Bewußtsein für die Unzulänglichkeiten der modernen Medizin. Zwar hat sich der Gesundheitsbetrieb in Westeuropa inzwischen
zum mit Abstand größten Industriezweig entwickelt, dessen Be-
schäftigungszahlen, Umsätze und Wachstumsraten alle anderen Bereiche der Volkswirtschaft in den Schatten stellen. Allein in Deutschland spannt er, vom Chefarzt bis zur Sprechstundenhilfe, mittlerweile fast zwei Millionen Menschen ein: doppelt so viele wie die vier
großen staatlichen Unternehmen Post, Bahn, Bundeswehr und Luft-
hansa zusammen, zweieinhalbmal mehr als die Automobilbranche.
In Krankenhäusern und Kliniken, in Arztpraxen und Heimen, in Bä-
dern und physiotherapeutischen Einrichtungen werden an einem
einzigen Werktag bis zu fünf Millionen Menschen versorgt. Jährlich
wird dabei rund eine halbe Billion Mark umgesetzt – im Schnitt über
7000 DM pro Kopf –, eine Summe, die an das Gesamtvolumen des
Bundeshaushalts heranreicht.[5] Doch je arbeitsaufwendiger, je teurer,
je durchorganisierter und technisch raffinierter diese monströse
Dienstleistungsmaschinerie arbeitet, desto offensichtlicher stößt sie
an ihre Grenzen: Seit Jahrzehnten nimmt der Krankenstand der Bevölkerung nicht etwa ab – er wächst ständig, mit einem besorgniser-
regend zunehmendem Anteil hartnäckiger chronischer Leiden. Wenn
immer mehr Patienten den Verlockungen »geistiger« Hilfe erliegen,
so geschieht dies vor allem aus acht Gründen:

- Nach wie vor sind zahlreiche Krankheiten unheilbar, zumindest
  aus schulmedizinischer Sicht. Dagegen stellen viele Geistheiler in
  Aussicht: Es gibt keine unheilbaren Krankheiten; jede kann besiegt werden.
- Auch dort, wo die Schulmedizin Krankheitsverläufe günstig be-

einflußt, kann sie es oft nur unter schweren körperlichen und seelischen Belastungen für den Patienten. (Man bedenke, was Strah-
len- und Chemotherapie für einen Krebskranken bedeuten.) Dagegen scheint geistiges Heilen frei von Nebenwirkungen, insofern
völlig gefahrlos.

● Schulmediziner konzentrieren sich überwiegend auf einzelne
Symptome und zugrundeliegende *Defekte*. Geistheilern hingegen
geht es um den *ganzen* Menschen. Sie behandeln nicht Krankheiten, sondern Kranke. Der Patient wird als Einheit von Körper,
Geist und Seele betrachtet, nicht bloß als biochemischer Mecha-
nismus.

● Ärztliche Kunst geht immer mehr in medizinischer Technik auf –
und unter. Je perfekter diese Technik wird, desto kälter wird sie.
Geistiges Heilen hingegen steckt meist voll zwischenmenschlicher
Wärme, geduldigem, einfühlsamem Verstehen und liebevoller
Anteilnahme.

● Schulmediziner nennen *Ursachen* – Heiler nennen auch *Gründe*.
Sie vermitteln den Eindruck, eine Erkrankung sei zu *verstehen,* sie
besitze einen tieferen *Sinn*. Damit befriedigen sie ein Hauptbe-
dürfnis vieler Patienten, insbesondere langjährig chronisch kranker oder akut vom Tode bedrohter: nämlich Antwort zu finden
auf die Fragen »Wozu?«, »Wieso ausgerechnet ich?«, »Warum gerade jetzt?«.

● Geistiges Heilen wird mitgetragen von einer breiten Hinwendung
zu »sanften«, »natürlichen« Heilverfahren, die irreführender-
weise als »alternative« Medizin bezeichnet werden. Mehr als ver-
doppelt hat sich in den letzten zwanzig Jahren der Anteil der
Bundesbürger, die regelmäßig Naturheilmittel einnehmen[6]; nicht
weniger als 84 Prozent stehen ihnen inzwischen »positiv« gegenüber.[7] Allein in Westdeutschland hat jeder sechste Erwachsene mindestens ein von der Schulmedizin nicht anerkanntes
Heilverfahren ausprobiert[8]; neun von zehn Behandelten sind mit
dem Ergebnis zufrieden.[9]

● Eine entscheidende Rolle spielt der »Esoterik-Boom« der letzten
zwanzig, dreißig Jahre.[10] Denn er hat zur öffentlichen Meinung

gemacht, woran zuvor bloß wenige soziale Außenseiter glaubten. Mit sogenannten »übernatürlichen« Phänomenen rechnet, jüngsten Umfragen zufolge, in den westlichen Industrieländern heute weit mehr als die Hälfte aller Jugendlichen und Erwachsenen – und damit sind auch wundersame Heilkräfte für die Mehrheit der Bevölkerung akzeptabel geworden.

● Daß geistiges Heilen boomt, ist maßgeblich den Massenmedien zuzuschreiben, die »Übernatürliches« als vorzüglichen Köder entdeckten, um Auflagen und Einschaltquoten zu erhöhen. Mit Schlagzeilen über angebliche »Heilwunder« lassen sich Leser mindestens ebenso wirksam anlocken wie mit nackten Busen, Amokläufen und Prominentenklatsch.

Was halten Deutschlands rund 300 000 Ärzte von diesem Treiben? Die meisten sehen ihm fassungslos zu. Denn was geschieht eigentlich, wenn »geistig« geheilt wird? Geistheiler spritzen nicht, verordnen keine Salben, verschreiben keine Pillen. Ja, scheinbar tun sie überhaupt nichts, zumindest nichts Sichtbares, abgesehen von ein paar sonderbaren Handbewegungen, vielen gutgemeinten Worten und einem konzentrierten Blick. Was aber tun Geistheiler dann? *Wie* heilen sie?

»Geistiges Heilen« ist ein Oberbegriff für eine Vielzahl von Verfahren, die beinahe nichts verbindet – bis auf eine einzige Gemeinsamkeit: Die bloße *Intention* zu heilen reicht offenbar häufig aus, Leiden entgegen ärztlichen Prognosen zu lindern oder gar zu beseitigen; dabei werden keinerlei therapeutische Mittel eingesetzt, die nach gegenwärtigem medizinischem Erkenntnisstand wirksam sein könnten. Was heilt, scheint purer »Geist«.

1. Die älteste und bis heute verbreitetste Form ist das *Handauflegen*. Dabei bringt der Heiler die Innenflächen seiner geöffneten Hände – manchmal eine, manchmal beide – minutenlang in unmittelbare Nähe des Behandelten. Gelegentlich berühren seine Hände die Haut des Kranken; häufiger schweben oder gleiten sie in mehreren Zentimetern Abstand darüber. Was bezweckt diese Gebärde?

Manche Heiler erklären, damit würden sie »Heilströme« in den Körper leiten; andere sagen, sie befreien auf diese Weise den gestörten »Energiefluß« im Patienten von »Ungleichgewichten« und »Blockaden«; wieder andere behaupten, dadurch könnten sie »krank machende Energien« aus dem Körper »herausziehen«.

Auch beim »magnetischen Heilen« und bei der »therapeutischen Berührung« spielen Hände die Hauptrolle, ebenso wie bei drei fernöstlichen Heilweisen, die sich neuerdings auch im Westen zunehmend verbreiten: Qi Gong, Chakra-Therapie und Reiki.

2. Bei der *Fernheilung* sind Heiler und Patient räumlich voneinander getrennt: sei es durch eine Zimmerwand, sei es durch eine größere Distanz. Die Entfernung soll auf die Wirksamkeit der übermittelten Heilkräfte angeblich keinerlei Einfluß haben. Um solche Behandlungen durchzuführen, genügen den meisten Fernheilern Name und Adresse des Kranken oder ein Foto von ihm. Selbst per Brief, über Zeitungsartikel, Fernsehschirme und Videobänder sollen ihre Energien erreichen können, wer immer sie nötig hat.

3. Bei *Gruppenheilungen* werden Kranke innerhalb eines größeren Kreises von Menschen behandelt, deren Heilkräfte sich vereinen und dadurch verstärken sollen. Die Kranken selbst können daran teilnehmen, aber auch abwesend sein. Der Größe solcher Gruppen scheint nach oben hin keine Grenze gesetzt: Manche Heiler füllen bei öffentlichen Auftritten ganze Stadthallen, Konzertsäle und Fußballstadien.

4. Auch durch die Kraft religiösen Glaubens, dank göttlicher Gnade und Allmacht, sollen Kranke genesen können. Seit Jahrtausenden verbreitet ist das *Gebetsheilen* oder *Gesundbeten*: In frommer Fürbitte rufen Heiler, Kranke oder beide gemeinsam die Hilfe Gottes an.

5. Müssen Kranke besondere Orte aufsuchen, um ihre Chance zu erhöhen, eines »Heilwunders« teilhaftig zu werden? Der religiöse Brauch des Wallfahrens beruht auf dieser Überzeugung, ebenso wie der Andrang, den in der Esoterikszene neuerdings »Orte der Kraft« erleben.

6. Viele Heiler verstehen sich als *Medien:* Sie fühlen sich aus der Geisterwelt geführt. Zum medialen Heilen zählt auch die sogenannte *Geist-Chirurgie,* die vor allem in Brasilien und auf den Philippinen verbreitet ist, vereinzelt aber auch schon in Westeuropa. Fast immer sind es dabei medizinische Laien, die regelrechte Operationen vornehmen. Manche führen offenbar blutige Eingriffe am Körper durch. Ein Großteil versinkt währenddessen in tiefe Trance: Ihre Bewegungen werden dann angeblich von »jenseitigen« Geistern kontrolliert, oft von verstorbenen Ärzten. Manche Geist-Chirurgen dringen anscheinend mit bloßen Händen durch die Haut ins Körperinnere; andere benutzen Küchenmesser, Scheren, Brieföffner, Sägen oder was sonst gerade griffbereit in der Nähe liegt. Obwohl dieses sonderbare Operationsbesteck unsterilisiert ist, kommt es seltsamerweise kaum je zu Infektionen. Nach den Eingriffen schließen sich die Wunden manchmal binnen Sekunden, ohne die erwarteten Narben zu hinterlassen. Die Patienten bleiben gewöhnlich bei vollem Bewußtsein – trotzdem empfinden sie meist keine oder bloß leichte Schmerzen.

Zu medialem Heilen im weitesten Sinne zähle ich auch Behandlungsweisen, die auf vermeintlich »jenseitige« Ratschläge mittels technischer Empfangsgeräte zurückgehen. Anstelle eines Menschen in einem besonderen Bewußtseinszustand tritt als Medium dabei etwa ein Tonband.

7. Beim *Exorzismus* werden dem Kranken vermutete Fremdenergien »ausgetrieben«, von denen er »besessen« sein soll. Diese gelten als Verursacher seines Leidens: seien es Teufel, Dämonen, Totengeister oder Einflüsse von Schwarzer Magie – oder auch nur von haßerfüllten, böswilligen Gedanken anderer Menschen, die sich angeblich in uns festsetzen und Krankheiten auslösen können. In der jüdischen und christlichen Tradition ist Teufeln und Dämonen immer schon »im Namen Gottes« befohlen worden, ihre Opfer zu verlassen. Auch Jesus exorzierte, wie mehrere Stellen im Neuen Testament belegen. Im Regelwerk *Rituale Romanum* legte die römisch-katholische Kirche 1614 fest, unter wel-

chen Bedingungen und mit welchen Mitteln bei Besessenen ein »Großer Exorzismus« durchgeführt werden darf. Und mit kirchlichem Segen, zumindest aber mit stillschweigender Duldung, praktizieren gegenwärtig allein in Italien und Großbritannien mehrere Dutzend Exorzisten im Priestergewand, neben Tausenden von Laien.[11] Besonders lebendig ist diese Heilweise nach wie vor in spiritistischen Glaubensgemeinschaften der dritten Welt, etwa in Zentralafrika oder Südamerika. Das heißt aber nicht, daß wir diese Form des Heilens als primitiv und unterentwickelt belächeln dürfen. Auch im deutschsprachigen Raum nehmen vereinzelt Ärzte und Psychotherapeuten »Besessenheit« als eigenständiges Krankheitsbild wieder ernster – und scheuen sich notfalls nicht, abgewandelte Formen von Exorzismen durchzuführen.

8. Im *Schamanismus* versetzt sich der Heiler in einen ekstatischen Zustand, in dem seine Seele den Körper verlassen und auf Jenseitsreise gehen – oder von »Geistern« in Besitz genommen werden kann. Aus diesen Erkenntnisquellen schöpft er angeblich die Macht, jegliche Erkrankung zu erkennen und zu heilen.

9. Beim *Heilen mit Fetischen* werden eigentlich »leblose« Gegenstände als (Über-)Träger von Heilenergien eingesetzt: seien es Tücher, Asche, Wasser, Öl, Steine oder sonstige Objekte. Die Rolle des Heilers beschränkt sich darauf, solche Gegenstände »energetisch« aufzuladen. Auch bei Reliquien der Christenheit – den sterblichen Überresten von Heiligen und Märtyrern, aber auch bei Gegenständen, die mit ihnen jemals in Berührung kamen – handelt es sich, strenggenommen, um Fetische.

10. Können bloße Worte eine magische Heilkraft besitzen? Darauf beruht das *Besprechen*. Ein geheimnisvoller Spruch scheint bisweilen auszureichen, um langjährige Patienten von Warzen und Flechten, Allergien und Migräne, Gicht und Gürtelrose zu erlösen.

Etliche Geistheiler behandeln nicht nur – sie stellen auch außersinnliche *Diagnosen*. Manche »durchleuchten« ihre Patienten anscheinend wie mit Röntgenaugen, nehmen das Skelett und innere Organe wahr, erkennen dabei manchmal versteckte oder kleinste Krankheitsherde in frühesten Stadien, oft lange bevor überhaupt irgendwelche Symptome auftreten. Andere Heiler sehen den Körper von einer »Aura« umgeben, einem hellen Strahlenkranz. Aus Farben und Formen, Leuchtkraft und Lücken dieser Aura schließen sie auf Krankheiten und deren Ursachen. Manche Heiler erhalten zwar keine visuellen Eindrücke der Aura – dafür ertasten sie Auramerkmale mit bloßen Händen. Oft spüren sie dabei einen unsichtbaren Widerstand oder ein Kribbeln, Wärme oder Kälte.

Gelegentlich scheinen Krankheitsdiagnosen von »jenseitigen« Geistern zu stammen: Über spiritistische Medien oder auf Tonbändern und anderen Datenträgern sollen sie entscheidende Hinweise auf Ursache und Behandlung von Beschwerden geben können. Auch *Fern*diagnosen gelingen mitunter, allein anhand von Name und Adresse eines Patienten, anhand eines Fotos oder irgendeines sonstigen persönlichen Gegenstands, wie etwa eines Taschentuchs, eines Rings oder einer Krawattennadel.

Die wenigsten Kritiker stellen die Erfolge von Geistheilern pauschal in Abrede. Was sie bezweifeln, ist deren esoterische Erklärung durch eine ungreifbare »spirituelle« Energie. Vermeintliche »Heilwunder«, so behaupten sie beharrlich, lassen sich vielmehr auf Spontanremissionen, auf Suggestionen oder Placebo-Effekte zurückführen – also auf die heilsame Wirkung eines starken Glaubens an Heilung. Diese Argumente sind wenig stichhaltig.

Ich versuche dem Vorurteil beizukommen, geistiges Heilen entbehre jeglicher medizinisch-wissenschaftlichen Grundlage. Auch wenn sich die Natur jener Energie, die Geistheiler einzusetzen scheinen, vorläufig noch physikalischem Zugriff entzieht, so läßt sich doch immerhin ihre kausale Rolle erforschen: ein Beziehungsgeflecht von Vorbedingungen, Begleiterscheinungen und Wirkungen. Eine kaum noch überschaubare Vielzahl von empirischen Untersuchungen zu diesem Zweck – Einzelfallstudien, statistische Erhebungen, klinische Tests und Experimente an Menschen, aber auch an Tieren und Pflanzen, Zellen und selbst anorganischem Material –

bestätigt mittlerweile weitgehend, was Heiler und Behandelte seit Jahrtausenden an subjektiven Eindrücken schildern.

Daraus werde ich schließen: Wir haben allen Grund, in »geistigem Heilen« eine durchaus eigenständige, wirksame und medizinisch-wissenschaftlich überprüfbare Behandlungsform zu sehen: eine unkonventionelle Therapie, die unter gewissen Voraussetzungen endlich legalisiert und in unser staatliches Gesundheitswesen einbezogen werden sollte. Was muß geschehen, damit es dazu kommt? Was haben alle Beteiligten hinzuzulernen, auf deren Beitrag es letztlich ankommt: seien es Politiker oder Krankenkassen, Richter oder Staatsanwälte, Wissenschaftler oder Ärzte, Kirchen und Massenmedien, aber auch die Geistheiler selbst – und nicht zuletzt die Patienten?

Dann greife ich die häufigsten Fragen auf, die Kranke bewegen, wenn sie unschlüssig sind, ob sie sich auf geistiges Heilen einlassen sollen.

Angesichts der sprunghaft anschwellenden Flut von Presseveröffentlichungen und Sachbüchern, von Rundfunk- und Fernsehsendungen über geistiges Heilen scheinen solche Ratschläge längst überflüssig. Doch in Wahrheit sind sie nötiger denn je. Denn statt aufzuklären, verfestigen die meisten »Ratgeber« eher noch, was Kranke an Vorurteilen über »geistiges Heilen« immer schon im Kopf hatten. Anstatt die Möglichkeiten und Chancen dieser ungewöhnlichen Therapieform ihren Grenzen und Gefahren ausgewogen gegenüberzustellen, betonen sie durchweg einen Aspekt auf Kosten der anderen: mit dem Ergebnis, daß der eine Teil der Patienten sich allzu blauäugig, mit völlig überzogenen Erwartungen, auf Geistheiler einläßt, während der andere Teil aus weitgehend unbegründeten Ängsten und Aversionen heraus einen Bogen um sie macht. Der Boom, den geistiges Heilen derzeit in der öffentlichen Diskussion erlebt, hat dessen wahre Natur eher vernebelt als erhellt; die Schuld daran tragen nicht nur unkundige oder schlampig recherchierende Journalisten, sondern vielfach auch Geistheiler selbst, die mißverstehen, was sie eigentlich tun. Zu den verbreitetsten Klischees zählen:

1. *Geistheiler sind »Wunderheiler«.* Aber wann bringen sie je augenblicklich etwas vermeintlich »Übernatürliches« zustande? Ein amputiertes Bein, eine operativ entfernte Niere ist noch niemandem nachgewachsen. Kein Geistheiler hat je Genesungsprozesse in Gang gesetzt, die aus dem Rahmen der üblichen biologischen Abläufe fallen – nur beschleunigt er sie oft in unerklärlicher Weise. »Wunder«, so betonte schon der Kirchenvater Augustinus (354–430), »geschehen nicht im Widerspruch zur Natur, wohl aber zu dem, was wir von der Natur wissen.«

2. *Wenn Geistheiler Kranken helfen, dann aufgrund einer besonderen, physikalisch unergründeten Form von Energie.* Daß wir um die Annahme einer solchen Energie nicht herumkommen, wenn wir eine Fülle von wissenschaftlichen Forschungsergebnissen erklären wollen, werde ich im dritten und vierten Kapitel zeigen. Dies bedeutet jedoch nicht, daß sie bei jedem Heiler stets und überall der alleinige oder auch nur der ausschlaggebende Wirkungsfaktor wäre. Wann immer zwischen Heiler und Patient ein persönlicher Kontakt besteht – und abgesehen von Fernheilungen ohne Wissen des Behandelten ist dies stets der Fall –, spielen stets psychologische Einflüsse und Wechselwirkungen mit. Geistheiler arbeiten, ob bewußt oder unreflektiert, immer auch als Psychotherapeuten, wie laienhaft auch immer. Ihre Eignung dazu, ebenso die Empfänglichkeit eines Patienten dafür, trägt maßgeblich zum Behandlungsergebnis bei. Ein Großteil der Erfolge, die Geistheiler erzielen, würde ich nahezu ausschließlich auf psychische Wirkungen sozialer Interaktion zurückführen, insbesondere auf ihre Funktion bei der Freisetzung eines beinahe grenzenlosen Selbstheilungspotentials, über das nahezu jeder Mensch verfügt. Und selbst dort, wo irgendwelche paranormalen Energien mitzuwirken scheinen, tun sie es immer nur in Verbindung mit psychologischen Faktoren.

3. *Handauflegen, Fernheilungen und ähnliche Behandlungsformen sind völlig ungefährlich.* Das stimmt nur, wenn der Akzent richtig gesetzt wird: Geistiges Heilen kann zwar niemals Schaden anrichten – der Heiler selbst dagegen sehr wohl, allein aufgrund des

beträchtlichen Einflusses, den er auf Einstellungen und Entscheidungen seiner Patienten gewinnen kann.

4. *Der Ausdruck »Geistheiler« bezeichnet eine hinlänglich klar abgrenzbare Gruppe von Personen, für die bestimmte Tätigkeiten und Überzeugungen, Methoden und Ziele, Fähigkeiten und Charakterzüge typisch sind.* Wie jedem Berufsstand, so haftet auch dem des Geistheilers unweigerlich ein Stereotyp an: eine starre, stark vereinfachte Vorstellung über sein Wesen, seine kennzeichnenden Merkmale und Verhaltensweisen. Niemand von uns ist frei von solchen Vorurteilen, denn wir benötigen sie, um uns in der Gesellschaft zurechtzufinden. Sie schaffen Ordnung in unserem Bild von der sozialen Wirklichkeit – »reduzieren Komplexität«, wie Soziologen sagen –, indem sie Einzelpersonen und Gruppen von vornherein für uns einigermaßen berechenbar machen, selbst wenn wir noch nie mit ihnen zu tun hatten. Schaden anrichten können Stereotype allerdings in den Köpfen von Hilfesuchenden: dann nämlich, wenn sie unrealistische Erwartungen erzeugen, die nur enttäuscht werden können.

Bei Begegnungen mit Patienten, die Hilfe bei Geistheilern suchen, stoße ich fast immer auf solche Stereotype. Mit vielleicht ebenso verbreiteten Vorurteilen über ihre eigene Berufsgruppe konfrontiert, würden sie sich gegen solche Vereinfachungen wehren und Unterschiede klarstellen. In bezug auf andere Gruppen auch nur annähernd so sorgfältig zu differenzieren, fällt den meisten indes schwer.

Doch Differenzierung tut not, erst recht seit Beginn der »Esoterikwelle« in den siebziger Jahren. Bis dahin beherrschte der Typus des *traditionellen Heilers* die Szene: ein schlichter Mensch mit geringer Bildung aus unteren sozialen Schichten, der meist in ländlichem Gebiet wirkt und vornehmlich aus innerer Berufung hilft. Fast immer zeigen sich seine Heilkräfte schon in der Kindheit oder Jugend. Oft liegen sie in der Familie; oder sie brechen auf dem Höhepunkt einer existentiellen Krise durch, etwa während einer lebensbedrohlichen Erkrankung, einem schweren Unfall oder einem erschütternden Verlust. Der traditionelle Heiler denkt und handelt weitgehend intuitiv. Wie von selbst finden seine Hände jene Stellen, auf die sie aufgelegt werden müssen. Er diagnostiziert nicht eigentlich; er »spürt« irgendwie, wo »etwas nicht in Ordnung ist«. Um das, was er tut, macht er wenig Worte. Dazu fehlt ihm das Vokabular. Wenn er erklären soll, wie und warum er heilen kann, trägt er keine ausgefeilte Theorie vor. Er schöpft seine Kraft aus Gott – traditionelle Heiler sind durchweg tiefgläubige, praktizierende Christen –, dessen unergründlicher Ratschluß gerade ihn berief. Dessen Gnade läßt er entscheiden, für wen er etwas tun kann und darf.

Einen zweiten Typus hat die »New-Age«-Bewegung insbesondere in größeren Städten westlicher Industrieländer hervorgebracht: den *esoterischen Heiler*. Überdurchschnittlich viele relativ junge Menschen sind darunter, aus der Altersklasse zwischen zwanzig und vierzig, ausgebrochen aus erlernten Berufen, in denen sie sich nicht ausgefüllt fühlten. Ihre Berufung entdeckten sie in Begegnungen mit Astrologen, Medien, Bhagwans oder anderen respektierten Autoritäten der Esoterikszene, in Kursen und Seminaren, in eingehenden Literaturstudien oder auf ausgedehnten Selbstfindungstrips nach Indien oder Fernost. Traditionellen Heilern wird ihre Fähigkeit *zuteil* – esoterische *erlernen* sie, ähnlich wie die Kunst des Deutens von Horoskopen oder Tarotkarten. Was sie tun, beschreiben und erklären sie mit Vorliebe in kulturfremden Begriffen, vor allem aus dem asiatischen Raum; sie geben Reiki, aktivieren Chakras, steuern das Qi. Traditionelle Heiler erspüren Krankheiten; esoterische Heiler erspüren Auren. Traditionelle Heiler sprechen von göttlicher Gnade; esoterische Heiler sprechen von »Energieströmen«, »Schwingungen« und »Frequenzen«. Beider Selbstverständnis ist allerdings eher religiöser als medizinisch-wissenschaftlicher Natur; ein von Zweifeln ungetrübter, fester Glaube gilt ihnen mehr als vorläufig begründetes Wissen, Intuition und Hingebung mehr als kritisches Hinterfragen und Analysieren. Die Kraftquelle, aus der esoterische Heiler zu schöpfen meinen, erscheint ihnen allerdings unpersönlicher als der himmlische Vater der Christenheit; dabei orientieren sie sich an östlichen Leitbildern. Um geistiges Heilen im

engeren Sinn gruppieren sie ein mehr oder minder breites Angebot
weiterer esoterischer Therapieformen: darunter Shiatsu, Akupressur und Reflexzonenmassage, angewandte Kinesiologie, Cranio-
sacral-Therapie und »Tibetan Pulsing« und andere Formen von
»Körperarbeit«, die den Energiefluß durch physische Manipulatio-
nen fördern sollen. Auch kommen immer häufiger Hilfsmittel zum
Einsatz, die geeignet sein sollen, kosmische Heilenergien an Kranke
weiterzugeben: von Pyramiden, Edelsteinen und Kristallen bis hin
zu Düften und Klängen, Blütenessenzen und Farbfolien. Ferner ergänzen immer mehr esoterische Heiler ihr Therapieangebot um
Techniken der Meditation und Imagination, denen sie neben rein
psychologischen und physiologischen Wirkungen auch ein »energetisches« Potential zutrauen. Traditionelle Heiler hingegen schöpfen
ergänzend eher aus volkstümlicher Kräuterheilkunde, alten Hausre-
zepten und jahrhundertealten magischen Ritualen wie dem »Besprechen«.

Neben beide tritt neuerdings ein dritter Typus: der *medizinische
Heiler*. Als ausgebildeter Heilpraktiker oder Arzt, oft auch als jahrelanger beharrlicher Autodidakt verfügt er über mehr oder minder
profunde medizinische Kenntnisse und Fertigkeiten. Geistiges Heilen betrachtet er als Bestandteil einer ganzheitlichen energetischen
Medizin: einer angewandten Wissenschaft von gestörten Funkti-
onszuständen des Organismus, ihrer Ursachen und Erscheinungsformen, ihrer Vorbeugung und Heilung. In deren Mittelpunkt steht
nicht das Symptom, sondern ihr Träger, nicht als biochemische Ma-
schine, sondern als offenes energetisches System. Im Gegensatz zu
den beiden anderen Heilertypen ist dieser auf sorgfältige Dokumen-
tation aus, befürwortet Tests und Experimente, interessiert sich für
entsprechende Forschungsprojekte. Er spricht nicht von Beweisen,
sondern von Anhaltspunkten oder Evidenzen; nicht von Gesetzmäßigkeiten, sondern von Wahrscheinlichkeiten; nicht von Ge-
wißheiten, sondern von Hypothesen. Die energetischen Prozesse,
die er in Kranken in Gang setzt, scheinen ihm im Prinzip meßtech-
nisch faßbar. Geistiges Heilen spielt in seiner Praxis eine untergeordnete und komplementäre Rolle in einem weitaus umfassenderen

Behandlungskonzept, das zahlreiche Therapieverfahren außerhalb der Schulmedizin einbezieht: von der Homöopathie über die Akupunktur bis zu Bioresonanzverfahren.

Innerhalb jeder Gruppe habe ich grundverschiedene Persönlichkeiten angetroffen. Die meisten Patienten stellen sich unter einem Heiler einen Menschen von beeindruckender persönlicher Ausstrahlung und edlem Charakter vor, erfüllt von Nächstenliebe, mit bewundernswerter Einfühlungsgabe und Geduld, Ausgeglichenheit und Weisheit. Dabei verkennen sie, daß nur eines dazugehört, als »Heiler« aufzutreten: die subjektive Überzeugung, Kranken mit rein »geistigen« Mitteln helfen zu können. Diese Überzeugung kann im übrigen mit beinahe beliebigen Charakterzügen einhergehen. Mir persönlich begegneten:

- Der *Altruist:* Er opfert sich im Dienst an Kranken auf, versucht aus Nächstenliebe bis zur Erschöpfung zu helfen, leidet buchstäblich mit, setzt sich uneigennützig ein.
- Der *Businessman:* Er verfährt nüchtern nach dem ökonomischen Prinzip von Leistung und Gegenleistung: Ware »Heilenergie« gegen Bezahlung.
- Der *Psi-Techniker:* Er vertraut den eingesetzten Verfahren mehr als der Intuition, schenkt Einzelheiten ihrer korrekten Anwendung größere Beachtung als Besonderheiten seiner Patienten. Als Methodenfetischist zelebriert er jede Verrichtung.
- Der *Souffleur:* Er begleitet jede Maßnahme mit wortreichen Erklärungen und Vorankündigungen, was der Patient erleben wird.
- Der *Prediger:* Er klärt den Patienten über die »Lektion« der Krankheit auf.
- Der *Schweiger:* Wortkarg läßt er seine Heilkräfte für sich selbst sprechen.
- Der *Gestreßte:* Er behandelt jeden Patienten, als wäre es der neunzigste von hundert, die er heute in seinem Terminkalender unterbringen mußte.

Mit anderen Worten: Die Berufsbezeichnung »Geistheiler« steht für
nichts weiter als eine behauptete energetische Fähigkeit. Sie ver-
bürgt keine charakterlichen oder therapeutischen Qualitäten. Sich
über diese einen persönlichen Eindruck zu verschaffen, bleibt keinem Patienten erspart.

   Doch die Mühe lohnt sich. Denn geistiges Heilen kann Kranken
helfen, wo die Schulmedizin versagt. Zumindest manchen, zumindest manchmal. Millionen hoffen darauf, und offenbar werden die
wenigsten enttäuscht. Einen triftigeren Grund, eine nebenwirkungs-
freie Therapieform rechtlich zuzulassen und öffentlich zugänglich
zu machen, kenne ich nicht.

1 Dieser Einführung liegen Teile meines Vortrags *Heilt »Geistheilung«? Ein
  Wegweiser für Unentschlossene* zugrunde, gehalten auf dem »Weltkongreß
  für geistiges Heilen« (10. Internationale »Psi-Tage«) in Basel im November
  1992.

2 Diese Schätzungen ergeben sich aus einfachen Hochrechnungen: Von den
  rund 10 000 Heilpraktikern in Deutschland setzt ungefähr jeder Zwanzig-
  ste »geistiges Heilen« ein. (In einer Umfrage der Stiftung Warentest im
  Frühjahr 1987 unter 3000 zufällig ausgewählten westdeutschen Heilpraktikern nannten auf die Frage »Welche Behandlungsformen wenden
  Sie hauptsächlich an?« vier Prozent »intuitives/spirituelles Heilen« (test
  6/1987). Aber nur etwa jeder zehnte Geistheiler besitzt eine Zulassung als
  Heilpraktiker, wie ich aus eigenen Umfragen schließe. Da Heilpraktiker nahezu der einzige zugelassene Heilberuf ist, der einen nennenswerten Anteil
  an Geistheilern aufweist, ergäbe sich daraus eine Zahl von 5000. (In Großbritannien, dem bisher einzigen Land Westeuropas, das geistiges Heilen
  nicht nur duldet, sondern legalisiert und formell in das öffentliche Gesundheitswesen einbezogen hat, sind es 20 000.)
  Der durchschnittliche Geistheiler— vom Vollprofi bis zum spirituellen Ge-
  legenheitshelfer nach Arbeitsschluß und an Wochenenden— nimmt täglich
  ein bis zwei Behandlungen vor. (Ruhetage kennen die wenigsten.) Bei
  durchschnittlich sechs Wochentagen, an denen sie Patienten annehmen, ergeben sich daraus 300 bis 600 Sitzungen pro Jahr. Mindestens drei Viertel
  dieser Behandlungen gelten Patienten, die zum wiederholten Male kom-

men; die übrigen erfolgen an Hilfesuchenden, die sich aus unterschiedlichsten Gründen zum ersten- und letztenmal blicken lassen. (Damit käme ein Geistheiler im Durchschnitt auf 75 bis 150 einmalige und 225–450 Mehrfachkunden pro Jahr; die Klientel aller 5000 Geistheiler insgesamt würde demnach jährlich anderthalb bis drei Millionen Menschen umfassen.) Bei durchschnittlich fünf bis zehn Sitzungen pro Mehrfachkunde ergäben sich somit zwischen 1125 und 4500 Sitzungen insgesamt; rechnet man die 75 bis 100 Behandlungstermine für einmalige Besucher hinzu, so ergäbe sich: Der durchschnittliche Geistheiler führt pro Jahr 1200 bis 4600 Sitzungen durch. Gerundet folgt daraus: In Deutschland wird jährlich 60- bis 225millionenmal »geistig geheilt«.

3 Nach einer Umfrage des »Link-Instituts für Markt- und Sozialforschung«, Luzern, im Oktober 1992 unter 513 repräsentativ ausgewählten Eidgenossen über 15 Jahren. Diese Erhebung blieb allerdings auf die deutsch- und französischsprachige Schweiz beschränkt. Veröffentlicht in *Schweizer Woche* 46/10.11.1992.

4 J. J. Beutler u. a.: »Paranormal Healing and Hypertension«, *British Medical Journal* 297/1988, S. 1491–1494. Diese von der niederländischen Regierung in Auftrag gegebene Studie über alternative Heilweisen ging von rund 400 Geistheilern aus, die pro Jahr 1 bis 1,5 Millionen Patienten empfangen. (*Alternatieve geneeswijzen in Nederland,* Rapport van de commissie alternatieve geneeswijzen, Den Haag 1981.) Allerdings dürfen diese Zahlen nicht einfach auf deutsche Verhältnisse übertragen werden: Denn aufgrund der liberalen niederländischen Gesetzgebung ist der Anteil von Vollprofis dort erheblich größer, damit auch die durchschnittliche Zahl der Patienten und Behandlungstermine pro Heiler. Außerdem nehmen um so mehr Bürger ein Hilfsangebot an, je weniger es kriminalisiert wird.

5 Zahlen nach Hans Biermann: »Der Moloch Medizin«, *Stern,* 26.3.1992, S. 102–110.

6 Nach einer Repräsentativumfrage des Allensbacher Instituts für Demoskopie unter 2128 Deutschen über 16 Jahren, zit. in *PSI-Pressedienst* 26/1991: »Naturheilmittel immer gefragter«.

7 Nach einer repräsentativen Erhebung des Bielefelder Emnid-Instituts unter 2000 Bundesbürgern ab vierzehn Jahren, zit. in *PSI-Pressedienst* 26/1991, a. a. O.

8 Nach einer im Juni 1991 durchgeführten Repräsentativumfrage der Tü-
binger Wickert-Institute unter 1795 Jugendlichen und Erwachsenen in
den alten Bundesländern, veröffentlicht in *Wiener* 7/1991, S. 50ff.

9 Nach einer im Auftrag der englischen Tageszeitung *Times* 1990 durchgeführten Repräsentativumfrage unter 1826 erwachsenen Briten, zit. in *PSI-
Pressedienst* 37/1990: »Patienten loben Alternativmedizin«.

10 Die Hintergründe des Esoterik-Booms analysiere ich in *Bild der Wissenschaft* 6/1994: »Zwischen Wahn und Wissenschaft«.

11 Allein in Großbritannien sollen bereits in den siebziger Jahren rd. 35 000
kirchlich angestellte oder freischaffende Teufelsaustreiber tätig gewesen
sein. (*Der Spiegel* 39/1974, S. 98ff.)

4. Teil

Unkonventionelle Heilmittel

HANS PETER BLEUEL

Apfelessig und Kosmetik

Kosmetik ist die Kunst, das normale Aussehen durch erhöhte Pflege, Behandlung und Anwendung kosmetischer Hilfs- und Pflegemittel zu erhalten und nach Möglichkeit zu verbessern.

Apfelessig ist eines der besten Mittel, das die Natur uns für diese Schönheitspflege von innen und außen bietet. Denn: Unsere Haut ist auf Säure angewiesen. Sie bildet den Schutz- und Abwehrmantel, den sie selbst durch die Verdunstung sauren Körperschweißes an ihrer Oberfläche produziert. Es ist naheliegend, daß sich Krankheitskeime zuerst in der Haut einnisten und nähren und deren Substanz und Erscheinungsbild dabei verändern und langfristig zerstören. Die Haut ist nicht mehr »gesund«, sie ist schlecht durchblutet und verliert ihre natürliche Frische. Der gesunde Säuremantel weist solche Mikroorganismen ab und verhindert somit deren Eindringen in den Körper. Darauf hat schon Doktor Jarvis hingewiesen und betont, daß Seife etwas vom Menschen Gemachtes sei, die Natur hingegen reichlich Säuren austeile.

Wenn man zum Reinigen des Körpers etwas Saures benutzt, so gibt man der Haut das, was ihr normalerweise zuträglich ist, nämlich Säure. Ist die Haut sauer, so scheint sie das Blut gewissermaßen an sich zu ziehen, behandelt man sie aber mit etwas Alkalischem, zum Beispiel mit Wasser und Seife, so wird sie blaß, und man muß womöglich mit einem künstlichen Make-up nachhelfen, um ihr ein gesundes Aussehen zu verleihen. Eine normal durchblutete Haut hat einen rosigen Schimmer; eine blasse Farbe ist im allgemeinen ein Zeichen, daß die Haut förmlich nach Säure lechzt.

D.C. Jarvis

Hautpflege

Der ph-Wert von reinem Essig ist fast identisch mit dem der gesunden Haut (5,5) und damit ein natürliches kosmetisches Mittel zur Pflege und Verbesserung ihres Säuremantels wie ihrer Durchblutung, des »rosigen Schimmers«. Dieses Wissen ist in der Volksmedizin schon seit langem bekannt, die »chemische Übereinstimmung«, wie sie in der modernen Kosmetologie festgestellt wurde, untermauert Jarvis' Empfehlungen:

- Reiben Sie nach dem Waschen die Haut mit Apfelessig ab; das erhält ihre normale saure Reaktion.
- Geben Sie 1/4 l Apfelessig in ein Vollbad, und bleiben Sie eine Viertelstunde im warmen Wasser liegen; das regeneriert müde Haut.
- Massieren Sie nach dem Duschen den ganzen Körper mit einem Waschlappen oder Massagehandschuh, den Sie in eine Mischung aus ein paar Löffeln Apfelessig in einem Liter Wasser tauchen.

Diese Hautpflege hat mehrfache Wirkungen, vor allem wenn Sie die Feuchtigkeit anschließend nicht gleich abtrocknen, sondern die wertvollen Essenzen noch einwirken lassen. Denn diese fördern die rosige Durchblutung der Haut und geben ihr neue Spannung, sie stärken den natürlichen Schutzmantel und hemmen als »Deodorant« die Entwicklung von Bakterien, also die eigentliche Ursache von Körpergeruch. Und sie erfrischen und beleben den ganzen Organismus – Sie fühlen sich danach wach und munter.

Gesichtspflege

Fettige und unreine Haut stellt sich oft schon in der Pubertät ein: Doch man kann seine Kinder und selbst Töchter nicht leicht dazu bewegen, sorgfältige und oft auch aufwendige Kosmetik zu betreiben. Eine so einfache wie wirkungsvolle und auch preisgünstige Alternative stellt ein Gesichtswasser aus Apfelessig dar:

● Apfelessig und Mineralwasser werden zu gleichen Teilen in einem praktischen Flakon gemischt. Damit morgens und abends nach dem Waschen das Gesicht mit einem Wattepad abtupfen.

Trockene und schuppige Haut wird durch eine Methode gereinigt, die in der Kosmetik *Peeling* heißt und die Markenfirmen zu kostspieligen Produkten reizt. Bei dieser Anwendung werden abgestorbene Hautzellen, die sich als Schuppen zeigen, entfernt und somit die Hautregeneration unterstützt. Das Problem haben ältere Herren ebenso wie junge Mädchen, und man kann es auch mit Apfelessig lösen. Eine wöchentliche Behandlung genügt durchaus:

● Zuerst das Gesicht mit einer Reinigungsmilch säubern, dann ein kleines nasses und warmes Frottiertuch auflegen, um die oberen Hautschichten aufzuweichen.
● Danach ein Leinentüchlein (es schmiegt sich besser an), das zuvor in lauwarmes Apfelessigwasser (zwei bis drei Löffel auf ein Glas) getaucht wurde, etwa fünf Minuten auf das Gesicht legen. Diese Essenz löst trockene Hautpartikel und pflegt die Haut mit den wertvollen Essigessenzen.
● Zum Schluß das Gesicht mit warmem Wasser abspülen, die Haut mit dem feuchten Frottiertuch abrubbeln und trocknen lassen.

Haarpflege

Hundert Haare verlieren wir jeden Tag und mit den Jahren auch mehr, und die einzelnen werden dünner. Soweit ist das nicht aufregend. Wenn man jedoch weiß, daß kräftiger Haarwuchs und -bestand sehr viel mit ordentlichem Stoffwechsel, ausgeglichener Mineralstoffzufuhr und gesunder Haut zu tun haben, bietet sich das natürliche Vorsorgemittel Apfelessig von selbst an.

Reiner Apfelessig versorgt den Körper mit allen notwendigen Substanzen und hilft der Regulierung seines Haushalts bis unter die Haarspitzen, weshalb man ihn regelmäßig in der Küche und bei Beschwerden verwenden sollte. Und wenn Sie bei der Frisur den Eindruck haben, in Kamm und Bürste bleiben besonders viele Haare zurück, empfiehlt sich eine Apfelessigkur über sechs Wochen, um allgemeine Funktionsstörungen auszugleichen.

Bei der täglichen Pflege der Haare können Sie zumindest gelegentlich befolgen, was schon Doktor Jarvis empfahl: Tauchen Sie Ihren Kamm in ein Wasserglas mit etwas Apfelessig, und ziehen Sie ihn durch den Schopf, bis das Haar getränkt ist. Diese Methode kräftigt die Kopfhaut und verleiht dem Haar Glanz, Farbe und Halt – und der leise Essiggeruch verliert sich rasch. Schuppen im Haar sind zunächst einmal keine Katastrophe, denn irgendwie muß die Kopfhaut ihre überflüssigen Partikel ja loswerden. Störend ist dabei nur, daß sie sich in unserem Kopfschmuck etwas auffälliger verfangen als in der Kleidung. Wenn diese Schuppung allerdings intensiv wird und man dazu noch ein Kopfjucken verspürt, muß man das Ärgernis an der Wurzel packen:

- Überspülen Sie das Haar nach der Wäsche mit einer Mischung aus Apfelessig und warmem Wasser im Verhältnis 1:3. Die Lösung darf auch stärker sein – das kommt ganz auf Ihre Empfindlichkeit an, denn es handelt sich immerhin um eine (schwache) Säurelösung.
- Lassen Sie diese feuchte Kopfbedeckung eine halbe Stunde einziehen, auch wenn es kribbelt. Das ist außerdem kein Grund zur Besorgnis, sondern eine Folge der angeregten Hautdurchblutung.
- Anschließend das Haar und die Kopfhaut gut ausspülen, denn bei einem Abendempfang ist dieser nachwirkende Essigduft um das erhobene Haupt mit Ihrem ganz persönlichen Eau de Toilette nicht leicht vereinbar. Besser ist es jedoch, wenn Sie die natürlichen Hilfsstoffe nicht ausspülen und wegfönen.

Für Kurzhaarige, die mit glanzlosem Haar, Kopfjucken und Schup-
penanfällen Ärger haben, empfiehlt sich folgende Rapidmethode:
Puren Apfelessig in Haar und Kopfhaut massieren, mit den Fingern
eine Frisur formen, die Haare an der Luft trocknen lassen und dann
flüchtig zurechtbürsten.

In widerborstigen Fällen kann man Apfelessig zu einem gesunden
und duftigen Haarfestiger ausbauen: Einen Löffel Apfelessig und
Honig in einem großen Glas warmem Wasser aufrühren, damit die
Haare durchziehen und die Frisur anlegen. Elvis Presley wäre vor
Neid erblaßt und hätte rasch einen Apfelessig-Honig-Cocktail gebraucht, um seiner Haut wieder zu rosiger Durchblutung zu verhelfen.

Handpflege

Rissige und spröde, durch die Arbeit in Haus, Garten und Werkstatt
geschundene Hände werden durch Einreiben mit einer Mischung
aus Apfelessig und Olivenöl zu gleichen Teilen wieder weich und geschmeidig.

Brüchigen Finger- und Fußnägeln fehlt es an Kieselsäure, Kalzium und Natrium: Der konsequente Apfelessig-Honig-Trunk am
Morgen hilft dem ab.

Übrigens: Nagellack haftet besser, wenn man die Nägel zuvor mit
purem Essig abreibt.

JOHN CONRICK, MARC KETCHEL & H. S. PURI

Neembaum und Erste Hilfe

Bekanntlich besteht der erste und wichtigste Schritt zur ganzheitlichen Gesundheit darin, in der täglichen Lebensführung selbst etwas dafür zu tun. Wir haben es weitgehend selbst in der Hand, uns wohl zu fühlen, den Körper kräftig zu halten und frei von Krankheiten zu bleiben. Die meisten körperlichen Beschwerden lassen sich auf schlechte Ernährung, ungenügende Hygiene und Mangel an Schlaf und Bewegung zurückführen.

Es scheint vielen Menschen leichter zu fallen, eine Pille zu schlukken oder eine medizinische Salbe aufzutragen, um eine Krankheit zu heilen, als rechtzeitig schlechte Gewohnheiten abzulegen und ein ganzes Leben hindurch auf eine vernünftige Lebensweise zu achten. Das wäre jedoch der beste, einfachste und auch billigste Weg, um Krankheiten vorzubeugen oder zu heilen.

Ein kranker Körper laugt uns physisch und mental aus. Um Symptome zu lindern und Krankheiten zu heilen, haben ayurvedische Ärzte eine Vielzahl wirksamer Mittel entwickelt. Bei Krankheiten der inneren Organe, des Immunsystems, des Kreislaufs und anderer innerlicher Beschwerden sollten die entsprechenden Neempräparate oral eingenommen werden, also geschluckt werden. Bei Hautbeschwerden werden bestimmte Neempräparate äußerlich angewendet und durch die Einnahme entsprechender Mittel ergänzt.

Man kann Neem einsetzen, wenn gesunde Menschen kleinere Verletzungen erleiden oder ein Mittel für kleinere medizinische Probleme oder Beschwerden brauchen. Da Neem antibakteriell, antiviral, fiebersenkend und entzündungshemmend wirkt, bietet es eine Fülle heilender Eigenschaften, die man als Erste Hilfe oft benötigt.

Schnittwunden, Abschürfungen

Durch seine antiseptischen Eigenschaften eignet sich Neem ausgezeichnet zur ersten Versorgung kleinerer Schnittwunden und Abschürfungen. Es erweist sich aber auch als nützlich bei der Wundheilung, da Neem die Fähigkeit hat, die Durchblutung der Gefäße zu fördern, indem es den Blutfluß verstärkt und dem Körper hilft, rasch Kollagenfasern zu bilden, um die Wunde zu schließen.

Anwendung: Bei kleineren äußeren Verletzungen kann man die betroffene Hautpartie mit Neemseife waschen und eine lindernde Creme auftragen, die mindestens 1% Neemöl enthält (z. B. Neem-Aura Creme), und dann einen Verband anlegen.

Bei größeren Wunden nimmt man gern etwas pulverisierten Neemblätterextrakt oral ein, um das Immunsystem anzuregen. Man kann auch einige Tropfen Neemtinktur in Wasser träufeln und damit die Wunde auswaschen.

Die Heilung wird entscheidend beschleunigt und die Narbenbildung vermindert, wenn man entsprechende Neempräparate benutzt, um die verletzte Haut zu schützen und das Immunsystem zu stärken.

Verbrennungen

Neem wird seit Jahrhunderten benutzt, um Hautprobleme zu behandeln und Infektionen zu verhindern. Daher erweist es sich auch als wirksame Hilfe bei Verbrennungen. Neem verringert die Schmerzen, tötet Bakterien, die zu Infektionen führen könnten, und fördert eine schnellere Heilung bei verminderter Narbenbildung.

Anwendung: So schnell wie möglich trägt man nach der Verbrennung eine Neemcreme mit einem Eiswürfel auf die verbrannte Haut auf. Man fährt mit dieser Cremebehandlung fort, bis die Verbrennung vollkommen ausgeheilt ist. Auch Sonnenbrand kann man übrigens mit Neemcreme behandeln.

Verstauchungen, Blutergüsse

Hier kombiniert man innerliche und äußerliche Anwendung. Die äußerliche Anwendung bewirkt, daß Neem den Blutfluß in die gequetschte Zone erhöht. Damit eignet sich Neem auch, wenn man sich durch Stoß oder Druck blaue Flecken geholt hat. Neem hilft, die Verfärbung zu beseitigen und die Heilung zu beschleunigen. Die ergänzende orale Einnahme führt dem Körper Bestandteile zu, welche die Entzündung verringern, die Blutgefäße erweitern und Schmerzen mindern. Die örtliche Anwendung läßt zusätzlich die entzündungshemmenden und schmerzlindernden Eigenschaften von Neem an der betroffenen Stelle wirken.

Anwendung: Verstauchungen und Quetschungen kann man behandeln durch Einnahme von Neemblättertee (oder einen heißen Aufguß von Neemextrakt), kombiniert mit Umschlägen, die entweder mit erwärmter Neemcreme oder einer Paste zerstoßener Neemblätter durchtränkt sind.

Ohrenschmerzen

Hier wirkt Neem, indem es die lokalen Schmerzrezeptoren entlastet, die Entzündung vermindert und etwa vorhandene Bakterien, die Ohrenschmerzen verursachen können, abtötet.

Anwendung: Man erhitzt eine zerstoßene Knoblauchzehe in einem Teelöffel Sesamöl. Dann läßt man diese Mischung abkühlen auf etwas mehr als die normale Körpertemperatur. Anschließend fügt man zwei Tropfen Kampferöl und fünf Tropfen Neemextrakt oder Neemtinktur hinzu. Die Mischung träufelt man in beide Ohren. Mit

Watte entfernt man den Überschuß und achtet darauf, daß die Öl-
mischung nicht aus den Ohren herausläuft.

Kopfschmerzen

Neem enthält Bestandteile (Prostaglandin-Inhibitoren), die den in
Aspirin enthaltenen Stoffen ähneln. Damit wirkt Neem auch als
Schmerzmittel. Weiter hilft es, wie erwähnt, blockierte Blutgefäße
zu öffnen, und es verringert den Blutdruck – Durchblutungsstörun-
gen und hoher Blutdruck gehören zu den häufigen Ursachen von
Kopfschmerzen und Migräne.

Anwendung: Traditionell wird empfohlen, ein oder zwei Neemblätter zu kauen und zu schlucken. Bei uns in der westlichen Welt wird
man mit dem Neemextrakt einen heißen Aufguß machen bzw. die
Neemtinktur in etwas Wasser einnehmen. Empfehlenswert sowohl
bei schwächeren als auch stärkeren Kopfschmerzen und Migräne.

Fieber

Neem enthält antipyretische (fiebersenkende) Bestandteile. Neuere
Forschungen haben ergeben, daß der Neembestandteil Nimbidol
antipyretisch wirkt, während Nimbin den Sekundäranstieg des Fie-
bers reduziert.

Anwendung: Erwachsene trinken zwei bis vier Tassen Neemex-
traktaufguß oder Neemtee aus fünf Blättern. Da manche Inhaltsstoffe jenen des Aspirin ähnlich sind, wird abgeraten, Kindern bei
Fieber Neem zu verabreichen. (Aspirin darf man Kindern nicht geben!)

ALAN FORMAN & STEPHAN NIEDERWIESER

Schwarzkümmel gegen körperliche Streßsymptome

Schlechte Nachrichten, negative Zukunftsprognosen, Fernsehen, Verkehr, Werbung: unsere Sinne werden geradezu überschwemmt mit Informationen. Nur selten nehmen wir uns die Zeit, uns nach innen zu kehren, auf die Stimme unseres inneren Führers zu hören, unsere Bedürfnisse wahrzunehmen und uns von den Wünschen abzugrenzen, die uns die Welt vorgaukelt. Müdigkeit ist die Folge, Erschöpfung und Dauerstreß. Unser Körper versucht, die Notbremse zu ziehen, entwickelt hier ein Wehwehchen, dort ein kleines Leiden, aber anstatt zu versuchen, ihn zu verstehen, gehen wir mit harter Munition gegen diese vermeintlichen Zipperlein los – als ob wir damit die Probleme lösen könnten.

Leichte Kopfschmerzen entwickeln sich zur Migräne, die Tabletten vom letzten Arztbesuch sind fast alle, das nächste Rezept muß nur abgeholt werden. Und schnell besteht unser Leben nur noch aus Krankheit, die ständiger Behandlung bedarf. Dabei entgleitet uns das, was wir eigentlich bräuchten, um die vielen Beschwerden zu lindern oder sogar zu heilen.

Was ist denn Gesundheit eigentlich? Ist es, sich wohlzufühlen? Ist man gesund, wenn man Diagnoseberichte in der Tasche hat, die einem bestätigen, keine der schlimmen Krankheiten dieser Erde (Krebs, AIDS) zu haben? Ist es überhaupt möglich, in dieser komplexen Welt noch beschwerdefrei zu sein? Ist man gesund, wenn man keine Schmerzen hat? Oder gehört noch mehr dazu?

Sicherlich spielt das Gleichgewicht eine große Rolle, wenn wir uns über Gesundheit Gedanken machen: Gleichgewicht zwischen innen und außen, zwischen nach außen gehen und sich zurückziehen, zwischen denken und handeln, zwischen sorglos in den Tag hineinleben und bedachtsam an die Konsequenzen unseres Verhaltens denken. Wahres Gleichgewicht erfordert eine Übereinstimmung von Körper, Geist und Seele. Eine Störung in einem dieser Bereiche wirkt sich ganz automatisch auf die anderen aus. Um eine effektive Heilung zu erlangen, ist es sicherlich nicht ausreichend, wenn wir uns nur um unseren körperlichen Zustand kümmern. Wir müssen für das Wohlbefinden aller Schichten unseres Selbst sorgen.

Das ist gar nicht so schwierig, wie es auf den ersten Blick erscheint. Es gibt zwar keine Allheilmittel oder Zauberformeln, die uns mühelos die perfekte Gesundheit bescheren, aber es gibt Wege, die uns zu höherem Gesundheitsbewußtsein verhelfen und damit zu wahrem Wohlbefinden.

Die Grundlage dafür ist, sich wieder als ganzheitliches Wesen zu verstehen, das in enger Verbindung mit seiner Umwelt steht. So, wie unsere Verdauung von unserer Nahrung abhängt, so ist unser gesamter Organismus energetisch und über die Sinne mit unserer Umwelt und unseren Mitmenschen verbunden. Wer das versteht, dem wird deutlich, daß wir uns nicht immer gleich fühlen können.

Der Körper ist ein komplexes Wunderwerk. Er verfügt über unglaubliche Selbstreinigungskräfte. Aber dafür müssen wir ihm die Zeit und den Raum zur Verfügung stellen. Er braucht die kleinen Erkältungen, den fieberhaften Infekt oder die Verdauungsstörung. Unsere Psyche braucht den Rückzug, das Alleinsein mit sich, die Zeit, in sich zu kehren, auf sich zu hören, die Frühwarnlämpchen wahrzunehmen, bevor der ganze Organismus überkocht. Stille ist die Nahrung für unsere Seele. Und die Zuversicht, daß unser Weg der richtige ist.

Gesundheit fängt also schon damit an, daß wir im Falle einer Krankheit nicht in Panik ausbrechen und uns krank fühlen, sondern mit Zuversicht an die Sache herangehen. Zunächst müssen wir in Ruhe feststellen, was genau unser Körper in diesem Moment fordert. Wir müssen die Zeit finden, um unsere Aufmerksamkeit zwanglos nach innen zu kehren und nach den »Störfaktoren« zu suchen, die uns krank gemacht haben. Instinkt und Verlangen sind uns dabei starke Führer. Die zentralen Fragen: »Was fehlt mir?« und »Was will mein Körper mit dieser oder jener Krankheit ausdrücken?« werden beantwortet, wenn wir uns die Mühe machen zuzuhören. Welches Problem schiebe ich seit Wochen vor mir her?

Eine Pause wird unserem Organismus sehr helfen, sich von einer Überbeanspruchung zu befreien und somit »unnötigen« Verstimmungen vorzubeugen.

Augenstreß

Was ist das?

Unsere Augen sind die Verbindung zur Außenwelt und uns deswegen sehr kostbar. An ihnen läßt sich unser Gemütszustand ablesen, unsere wahren Gefühle. »Augen sind die Fenster zur Seele« heißt es im Volksmund. Mit ihnen drücken wir Zuneigung, Liebe und Angst aus. Mit ihnen nehmen wir unsere Umwelt wahr, noch viel stärker als mit Ohren, Zunge oder Händen.

Deshalb beanspruchen wir unsere Augen aber auch oft viel zu stark und merken nicht, wie sehr wir sie überstrapazieren. Heutzutage ist es normal, den ganzen Tag am Computer zu sitzen und am Abend bei schlechtem Licht ein Buch zu lesen. Als würde der Tag vor dem Computer-Bildschirm noch nicht reichen, sitzen wir abends oft noch einige Stunden vor dem Fernseher.

Angestrengte, gestreßte Augen sind zur Normalität geworden. Die Streßsymptome können sehr unterschiedlich sein: verschwommener Blick, Trockenheit, Müdigkeit, schwimmende schwarze Pünktchen, brennendes Gefühl, Rötung oder geschwollene Tränensäcke. Am deutlichsten wird es, wenn das Sehvermögen beeinträchtigt wird und Sehstörungen auftreten. Wenn man die Augen einmal überstrapaziert, ist das noch kein Grund zur Sorge. Werden aber Symptome zum dauerhaften Problem, sollten Sie unbedingt einen Augenarzt aufsuchen.

Schwarzkümmel im Einsatz

Augenöl

- 20 ml Mandel- oder Sesamöl (oder ein anderes leichtes Öl)
- 1 Tropfen Rosenöl oder 10 Tropfen Rosenwasser
- 2 Tropfen Schwarzkümmelöl

Alle Zutaten gut vermengen. Das Gemisch vorsichtig um die Augen herum auftragen. Geben Sie acht, daß es nicht in die Augen selbst läuft. Es sollte praktisch ein Kreis um die Augenhöhle entstehen. Augen schließen, zurücklegen, entspannen.

Weitere Tips

Um die Augen gesund zu erhalten, sollten Sie ihnen ab und an Aufmerksamkeit schenken. Wenn Sie sehr viel lesen oder fernsehen, dann ruhen Sie Ihre Augen mal in einer schönen Landschaft aus oder in der Weite des Himmels.

Fokussieren Sie Gegenstände, die ganz nah vor Ihnen stehen, und lassen Sie anschließend Ihren Blick über verschiedene Distanzen in die Ferne schweifen, ganz langsam hin und her, immer wieder. So trainieren Sie die Augenmuskulatur und stärken sie gegen Übermüdung.

Oder probieren Sie bei ruhiger Musik (Mozart ist dafür ideal!), Ihre Achtsamkeit auf Ihre Augen zu lenken und sie dadurch tief zu entspannen.

Chronische Müdigkeit und Erschöpfung

Was ist das?

Unsere Vorfahren hätten uns belächelt, hätten wir von dieser »Krankheit« erzählt. Früher wurde viel länger gearbeitet, auf dem Feld, im Laden, zu Hause. Es gab kaum Freizeit und nur wenig Ablenkung. Heute werden wir hingegen mit einer Unzahl von optischen und akustischen Reizen bombardiert. Das »Abschalten« wird immer schwieriger. Der Arbeitstag ist zwar kürzer geworden, dafür aber um ein vielfaches intensiver. Permanenter Streß, ständige Überforderung, Konkurrenzkampf, Angst um den Arbeitsplatz und viele andere drückende Probleme werden als Ursache für diesen lähmenden Zustand vermutet. Immunschwäche, Umweltgifte und Allergien tun das ihre, dieses Bild noch komplizierter zu gestalten.

Die traurige Tatsache: Zehn Prozent der deutschen Bevölkerung leiden unter chronischer Müdigkeit, mit teils sehr unterschiedlichen Symptomen und Krankheitsverläufen. Extreme Abgeschlagenheit, Apathie, Muskelschwäche, Kopfschmerzen und Depressionen sind nur ein Teil des Krankheitsbildes. Und obwohl die Forschung, insbesondere im psychosomatischen Bereich, auf Hochtouren läuft, sind die Ergebnisse bis jetzt nicht sehr aufschlußreich.

Schwarzkümmel im Einsatz

Die folgende Kräutermischung basiert auf einem alten indischen Rezept und zeichnet sich durch stärkende und wärmende Eigenschaften aus.

Chai-Tee
- 1 kleines Stück frischer Ingwer (ca. 10 g), gerieben
- 7 Pfefferkörner
- 1 EL zerstoßene Schwarzkümmelsamen
- 1 Zimtstange
- 5 Nelken
- 10 Kardamomsamen
- 1 Prise Muskat
- $^1/_2$ l Wasser

Alle Zutaten in dem Wasser langsam zum Kochen bringen und zehn Minuten köcheln lassen. Dann eine halbe Tasse Milch dazugeben und weitere zehn Minuten köcheln lassen. Zum Schluß geben Sie etwas Honig und eine Prise Muskat dazu. Trinken Sie täglich zwei Tassen davon.

234 Alan Forman & Stephan Niederwieser

Weiterer Tip

Die kleine Selbstbehandlung ist sicherlich ein Schritt in die richtige Richtung. Sobald Sie sich Zeit für sich nehmen, erlangen Sie möglicherweise Erkenntnisse über Ihren Zustand, die Sie zu weiteren Behandlungsmaßnahmen führen. Es ist auf jeden Fall ratsam, sich von einem Arzt oder Heilpraktiker untersuchen zu lassen.

Nervosität

Was ist das?

Mit Nervosität werden inzwischen viele Gemütszustände beschrieben. »Meine Nerven liegen blank!«, »Das nervt!«, »Das geht mir auf die Nerven!« ... Gemeint ist damit ein bedrückendes Gefühl aus Angst, Kummer, Überlastung, Ärger oder Verwirrung.

In Zeiten psychischer Aufregung können wir uns schlechter entspannen, gerade wenn Probleme gelöst werden wollen. Wir fühlen uns unter Druck, wir grübeln, kommen nicht zur Ruhe. Die Empfindung von Nervosität ist die Anspannung des Gesamtorganismus.

Schlechtes Arbeitsklima, Beziehungsprobleme und ein immer komplizierteres soziales Umfeld, aber auch die Reizflut Radio, Fernsehen, Werbung, Zeitschriften etc. können diesen Zustand auslösen bzw. verstärken. Der eine reagiert mit Herzrasen darauf, der andere mit Verdauungsstörungen. Schlafstörungen sind eine der häufigsten Begleiterscheinungen eines übererregten Systems.

Was Sie dagegen tun können? Zuerst einmal die Ursache lokalisieren und soweit wie möglich entfernen. Daneben sind verschiedene Entspannungstechniken hilfreich: Massagen, Yoga, Sport, aber auch Gesprächstherapie oder ganzheitliche Therapieformen wie Homöopathie.

Auch der Schwarzkümmel verfügt, wie viele ätherische Öle, über eine ausgleichende Wirkung und kann daher gut eingesetzt werden, um das »nervöse Gefühl« zu beruhigen.

Der folgende Trunk ist die Variation eines mittelalterlichen Rezepts. Zu jener Zeit wurden Rosenblätter in der Volksmedizin hoch geschätzt.

Schwarzkümmel im Einsatz

Nerventrunk

- 1 EL Schwarzkümmelsamen, leicht zerdrückt
- 1 EL getrocknete Rosenblätter
- $^1/_4$ l Wasser
- Honig

Schwarzkümmelsamen und Rosenblätter mit heißem Wasser übergießen und zehn Minuten ziehen lassen. Abseihen und mit wenig Honig süßen. Sie können diesen Tee zwei- bis dreimal am Tag trinken oder auch abends, bevor Sie ins Bett gehen. Wichtig ist, daß Sie den Trunk immer frisch aufbrühen.

Schwarzkümmel in der Duftlampe ist ideal zum Entspannen.

Weiterer Tip

Trinken Sie viel Kaffee, Schwarztee oder Cola? Koffeinhaltige Getränke (Lebensmittel) fördern innere Unruhe, Schlafstörungen, depressive Stimmungen und, was oft außer acht gelassen wird, sie intensivieren das Schmerzempfinden.

Schlafstörungen

Was ist das?

Es sollte niemanden beunruhigen, wenn er mal eine schlaflose Nacht zubringt. Viele Menschen sind jedoch von andauernden Schlafstörungen befallen. Dabei wechseln sich die Symptome ab: Einmal können sie nicht einschlafen, dann schlafen sie wie eine Katze und wachen oft in der Nacht auf. Im schlimmsten Fall leiden sie an absoluter Schlaflosigkeit. Die Konsequenzen: die Betroffenen fühlen sich träge, ausgelaugt, können sich nicht konzentrieren, büßen ihr Reaktionsvermögen ein.

Die Ursachen sind vielfältig und sehr individuell. Alkohol, über-
mäßiger Genuß von Zucker, schweres Essen, Lärm (es gibt Menschen, die schon auf kleinste Geräusche sehr empfindlich reagieren),
unzureichende Dunkelheit im Schlafzimmer, Streß, seelische Probleme, Wohn- und Umweltgifte, Elektrosmog, Kaffee und Tee oder
die Nebenwirkungen von verschiedenen Medikamenten.

Schwarzkümmel im Einsatz

Schwarzkümmelbadeöl
- 10 Tropfen Schwarzkümmelöl
- 2 Tropfen ätherisches Lavendelöl
- 3 Tropfen ätherisches Orangenöl
- 1 EL Sahne

Die Öle mit der Sahne vermischen. In das einlaufende Badewasser geben. Ein schönes Bad vor dem Zubettgehen ist beruhigend und
ausgleichend.

Weiterer Tip

Körperliche Aktivität fördert das Schlafbedürfnis, der Mangel an
Bewegung ist eine häufig übersehene Ursache von Schlafstörungen.
Mehrmals wöchentlich schwimmen, joggen, radfahren oder spazie-
rengehen reicht aus, um einen Ausgleich zu schaffen. Aber Vorsicht:
Treiben Sie keinen Sport am späten Abend, wenn Sie unter Ein-
schlafschwierigkeiten leiden, denn Sport stimuliert!

STEPHEN FULDER

Ginseng und Alter

Das Leben um ein Jahrzehnt verlängern?

Von allen fantastischen Eigenschaften, die man Arzneien andichtet, läßt sich keine mit der Fähigkeit vergleichen, das Leben zu verlängern. Die Alchimisten im Mittelalter hatten den Stein der Weisen, die Taoisten ihr Elixier und die vedischen Indo-Europäer ihr Soma, den Mondnektar. Seit der Entstehung der ältesten uns bekannten Göttersage, des Gilgamesch-Epos, finden wir in der Mythologie Zaubertränke, die Unsterblichkeit verheißen, in Hülle und Fülle.

Ginseng hat in den vergangenen Jahrhunderten die Hoffnungen nahezu magisch angezogen und sich als schillernde Seifenblase entpuppt, die inzwischen geplatzt ist. Viele Fernostreisende sind mit dieser Hoffnung auf einen Jungbrunnen zurückgekehrt, in dem festen Glauben, es sei wahr. Hinter vorgehaltener Hand kursieren Gerüchte über sagenhafte Ginsengwurzeln, die ein biblisches Alter bescheren: Ein Professor soll angeblich 231 Jahre alt geworden sein. Die Wirklichkeit ist spannend genug, wenn auch nicht ganz so fantastisch. Die traditionellen Ärzte und Heiler behaupten nicht, daß Ginseng das Lebenselixier schlechthin sei, sondern daß es das Leben bei umsichtiger Anwendung lediglich verlängern könne.

Zweifellos wird Ginseng von betagten Chinesen genommen, sofern sie es sich finanziell leisten können, um ein gesundes hohes Alter zu erreichen und noch ein wenig länger auf Erden zu weilen. Viele Familien opfern ihre gesamten Ersparnisse, um eine Wurzel für ihre Großeltern zu erstehen, die dann in Weinbrand eingelegt wird. Den kostbaren Auszug schenkt man dann in fingerhutgroßen Portionen aus. Die Tradition der alten chinesischen Kaiser, Energie und jugendlichen Elan mit Ginseng von erstklassiger Qualität zu erhalten, hat sich bis heute in den Schaltstellen der Macht erhalten: Nehru, Mao, Tschiang Kai-schek und viele Angehörige der europäischen und sowjetischen Gerontokratie hatten und haben ihre einflußreiche Position nicht zuletzt dieser unscheinbaren Wurzel zu verdanken.

Der hohe Stellenwert, den Angehörige der älteren Generation in Asien der Ginsengwurzel beimessen, wirft die Frage auf: Kann Ginseng das Leben des Menschen tatsächlich um ein Jahrzehnt verlängern? Oder zumindest die Qualität des letzten Lebensjahrzehnts verbessern?

Was bedeutet Altern überhaupt? Dieser Prozeß erschöpft sich sicher nicht in grauen Haaren, nachlassender Kraft, faltiger Haut, Herzschwäche, verringertem Sehvermögen oder gleich welchen Merkmalen, die wir normalerweise mit diesem Begriff in Verbindung bringen. Sie gehören zu den Auswirkungen des Alterns. Der Alterungsprozeß ist vielmehr eine tiefgreifende, unsichtbare Verschlechterung der körperlichen und psychischen Funktionen, ein dynamischer Wandlungsprozeß, der sich über das ganze Leben erstreckt und möglicherweise schon im Augenblick der Empfängnis beginnt. Am besten läßt er sich als schleichende Anfälligkeit für zunehmend negative Veränderungen im Organismus definieren. Der Alterungsprozeß ist in unseren Genen festgeschrieben, aber nicht als schrittweise Anleitung für den Abbau unserer eigenen Kräfte. Unsere Gene enthalten Einzelheiten über die Resistenz gegen die Verwüstungen, die das Leben anrichtet, aber diese Widerstandsfähigkeit hat ihre Grenzen.

Krankheiten entstehen häufig, weil diese Widerstandskraft erlahmt, eine Begleiterscheinung des Alterns, die gleichwohl nicht unvermeidlich ist. Unser Ziel sollte darin bestehen, ohne dieses Symptom, langsam und in Übereinstimmung mit unserer inneren physiologischen Uhr alt zu werden. Das erreichen wir nur, wenn wir unsere *Abwehrmechanismen pfleglich behandeln,* fördern und stärken. Unsere Lebensweise drückt dem Körper im Verlauf der Jahre ihren eigenen Stempel auf. Streß verursacht unsichtbare, haarfeine Risse in der Immunabwehr. Sie werden erst im Lauf der Zeit sichtbar, und dann dauert es nicht mehr lange, bis unser Abwehrsystem zusammenbricht und degenerative Erkrankungen oder Infektionen ungehindert leichtes Spiel haben.

Altern und harmoniefördernde Arzneien

Im geriatrischen Bereich hat die Wissenschaft eine Lanze für die traditionellen chinesischen Heilmittel gebrochen. Wir haben den Alterungsprozeß als Nachlassen der körpereigenen Widerstandskraft definiert – als Ansammlung haarfeiner Risse im Gefäß, eine Folge unserer Unfähigkeit, das innere physiologische Gleichgewicht zu stabilisieren. Die physiologischen Reaktionen scheinen auf den ersten Blick noch relativ normal zu erfolgen, aber angesichts von Streß oder erhöhter Belastung wird deutlich, daß sie verlangsamt sind. Zucker in größerer Menge wird nicht mehr so schnell abgebaut, und die Assimilation des Stoffwechsels oder der Körpertemperatur braucht nun ihre Zeit. Das gilt für alle physiologischen Vorgänge, die dem Erhalt der Homöostase dienen. Einige Indizien weisen darauf hin, daß dieser Leistungsabfall auf einen Hormonmangel und andere Veränderungen in den molekularen Mechanismen des Körpers zurückzuführen sein könnte.

Der Wandlungsprozeß beginnt auf höchster Ebene. Der Hypothalamus büßt, wie andere Regionen im Gehirn, Zellen und einen Teil seiner früheren Leistungsfähigkeit ein. Er scheint die Organisation der verschiedenen Kontrollsysteme, die für den Erhalt des inneren physiologischen Gleichgewichts zuständig sind, nicht mehr ganz so gut im Griff zu haben.[1] Der heimliche Drahtzieher hinter den Kulissen ist müde geworden, und die Puppen tanzen ihm auf der Nase herum. Chaos breitet sich aus und setzt sich mittels Schneeballeffekt auf allen Ebenen der Hormonhierarchie fort, wie Kegel, die umkippen. Das *innere Milieu* befindet sich nun in einem Zustand erhöhter Verletzbarkeit. Eines der Hauptprobleme besteht darin, daß jetzt mehr Schilddrüsenhormone, mehr Insulin, Adrenalin oder Glukokortikoide erforderlich sind, um bestimmte Veränderungen in der Maschinerie des Körpers herbeizuführen. Der Mangel richtet Schäden an und behindert die Energieversorgung der Muskeln und Organe. Er schwächt die Lebenskraft, das Immunsystem und die körpereigene Resistenz. Es ist beispielsweise erwiesen, daß ein extrem hoher Streßhormonspiegel über einen längeren Zeitraum die Gehirnzellen unmittelbar beeinträchtigen kann.[2]

Ginseng ist imstande, die Abwehrmechanismen gegen Streß zu mobilisieren und an der Feinabstimmung des Hormonhaushalts mitzuwirken. Es senkt den Glukokortikoidspiegel und ermöglicht eine bessere Streßreaktion bei geringerer Hormonausschüttung. Es verzögert also das innere hormonale Chaos und fördert die Gesundheit im Alter. Es vermag den grundlegenden Alterungsprozeß nicht aufzuhalten, dazu sind nur die sagenumwobenen Elixiere imstande. Aber Ginseng könnte uns sehr wohl dabei helfen, unsere potentielle Lebensspanne besser auszuschöpfen.

Ginseng ist ein Arzneimittel, das fest im Taoismus wurzelt. Das heißt, wir können nur dann langfristig positive Ergebnisse damit erzielen, wenn wir es bis zu einem gewissen Grad in Übereinstimmung mit taoistischen Prinzipien verwenden. Man verwendet schließlich auch keinen Meißel, um eine Uhr zu reparieren. Damit wir auf lange Sicht von der positiven Wirkung profitieren, sollten Ginseng und andere harmoniefördernde Arzneien regelmäßig vorbeugend genommen werden, solange wir einigermaßen gesund und einem Mindestmaß an psychologischem Streß unterworfen sind.

In Studien über die Lebensdauer wurden auch mit Zentrophenoxin gute Erfolge erzielt, ein Medikament, das aus dem Westen stammt und mutmaßlich harmoniefördernd wirkt. Bei Tests an Mäusen zeigte sich, daß es schon bei niedriger Dosierung die Lebenszeit nach der Geschlechtsreife um 30 Prozent verlängern kann. Bei hohen Dosen wurde die gesamte Lebensdauer kaum verlängert.[3] Es ist jedoch bemerkenswert, daß nur bei einer oder zwei chemischen Substanzen die lebensverlängernde Wirkung im Labor nachgewiesen werden konnte, und diese Substanzen sind giftig. Darüber hinaus war keines der Pharmaka in der Lage, die Lebenszeit der Tiere deutlicher zu verlängern als eine natürliche Methode, nämlich die Verringerung der Kalorienzufuhr. Wenn man die Tiere auf eine kalorienarme Diät setzte, ließ sich das Lebensalter um 50 Prozent verlängern.[4] Das untermauert die Ansicht, daß Maßhalten eine wesentlich bessere Strategie ist als jedes uns bekannte Medikament. Ernährungs- und Streßkontrolle, in Kombination mit einer umsichtigen Verwendung harmonisierender Drogenpflanzen, könnte das beste Rezept für ein längeres Leben sein.

Ginseng als geriatrisches Stärkungsmittel

Es ist leicht zu erkennen, daß die harmonisierende und stimulierende Wirkung von Ginseng gerade für alte Menschen maßgeschneidert ist. Rund 60 Prozent leiden unter Depressionen. Es fällt ihnen schwer, physiologische Belastungen zu verkraften, wie auch extreme Hitze oder Kälte. Sie sind extrem anfällig für Krankheiten und alle möglichen Beschwerden, viele zeigen Symptome der Verwirrung, und die Hirntätigkeit läßt in gleichem Maß nach wie die Körperfunktionen. Immer wieder sucht man nach neuen Pharmaka, um die körperlichen und geistigen Funktionen älterer Menschen, vor allem pflegebedürftiger, zu verbessern. Die Schulmedizin konnte auf diesem Gebiet bisher keine nennenswerten Erfolge verbuchen. Die stimulierenden Mittel sind zu stark und rufen Entzugssymptome hervor, so daß es nach Absetzen des Medikaments den Betroffenen schlechter geht als vorher. Ein Stärkungsmittel darf die Gesundheit nicht beeinträchtigen, darf keine Abhängigkeit erzeugen und muß wirksam sein. Die harmoniefördernden Drogenpflanzen sind für diese Rolle wie geschaffen.

Tatsache ist, daß Ginseng im Westen von vielen älteren Menschen genommen wird. Die unscheinbare Wurzel hat mittlerweile einen angestammten Platz unter den Präparaten erobert, die im Rahmen einer unspezifischen geriatrischen Basistherapie verwendet werden – was im Klartext bedeutet: Mittel zur Stärkung der körperlichen und geistigen Leistungsfähigkeit im Alter. Es gibt Ginseng, Prokain – ein lokales Betäubungsmittel mit einem geriatrischen Zusatz, Zentrophenoxin, das wir bereits kennengelernt haben, Vitamine und das eine oder andere neue Präparat, z. B. Mutterkornderivate zur Verbesserung der Durchblutung und Sauerstoffversorgung des Gehirns bei Menschen, die unter nachlassender Gedächtnisleistung leiden. Diese Arzneimittel-Kategorie gehört zu den gewinnträchtigsten im weltweiten Markt.

Die beste und neueste Studie über die Wirkung geriatrischer Stärkungsmittel wurde von namhaften Wissenschaftlern in Ostdeutschland durchgeführt, die 540 Patienten Scheinmedikamente, Ginseng oder Ginseng plus Vitamine verabreichten. In einer umfangreichen Versuchsreihe versuchte man, allen nur erdenklichen Verbesserungen der biochemischen, physiologischen, neurologischen, klinischen, psychiatrischen und psychologischen Funktionen auf die Spur zu kommen. Mit Hilfe von 60 einzelnen Tests wurde ein ausgefeiltes Bild von der Gesundheit und Leistungsfähigkeit aller betagten Teilnehmer entwickelt. Die eindrucksvollsten Ergebnisse waren eine Verbesserung der psychologischen Verfassung, der Stimmungslage, der mentalen und psychophysischen Koordination und der Blutdruck- und Blutzuckerkontrolle. Interessanterweise stellte man dabei fest, daß Ginseng ›pur‹ wirksamer war als Ginseng plus Vitamine.

In anderen wissenschaftlichen Untersuchungen in Italien konnte nachgewiesen werden, daß nach der Ginseng-Behandlung die Energie älterer Menschen, und damit auch die Mobilität, ungeheuren Auftrieb erhielt. Sie litten seltener an Depressionen und Melancholie, und die innere Kraft, die Integration der Persönlichkeit, Eigeninitiative, Konzentration, die Gedächtnisleistung sowie die allgemeine psychologische Verfassung konnten wesentlich verbessert werden.[5] Aus der ehemaligen Sowjetunion, wo Eleutherococcus und Pantokrin/Rantarin als geriatrisches Mittel gegeben wurden, sind ähnliche Studien bekannt. Bei Arteriosklerose-Patienten in mehr oder weniger fortgeschrittenem Stadium war Rantarin imstande, Schlaf, Gedächtnisleistung, Stimmungslage und innere Antriebskraft zu verbessern und Kopfschmerzen zu lindern.

Alte Menschen werden in unserer hochindustrialisierten Gesellschaft oft aufs Abstellgleis geschoben. Wenn sie sich nicht in der glücklichen Lage befinden, Politiker, Professor oder Patriarch eines großen Familienclans zu sein, kann das Alter eine Lebensphase sein, die von Frustration und Verzweiflung geprägt ist. Ein alter Mensch gilt oft als unnütz, als lästiges Anhängsel. Viele werden in ein Altenheim abgeschoben und vereinsamen dort oder werden im Kreis ihrer geschäftigen Familie widerwillig geduldet. Manche müssen mit einer kümmerlichen Rente auskommen und fristen ein elendes Dasein in einer Welt, die gefühlskalt auf ihre Nöte reagiert. Sie kränkeln ständig, und der angegriffene Gesundheitszustand wird noch stärker beeinträchtigt, weil sie von der Gesellschaft wie Menschen zweiter Klasse behandelt werden. Doch bei rückläufigen Geburtenraten wird die Bevölkerung insgesamt älter. Bis zum Ende unseres Jahrhunderts werden doppelt so viele Menschen über 60 sein wie noch im Jahr 1970. Wir müssen umdenken: Es gilt, mehr Ressourcen für die Betreuung älterer Mitbürger bereitzustellen und ihnen die Möglichkeit zu geben, aktiv zu bleiben und sich sowohl körperlich als auch geistig in Form zu halten.

Wenn wir uns in den Ländern des Westens die Gesundheitsprinzipien zu eigen machen, die in der traditionellen chinesischen Medizin wurzeln, können auch alte Menschen ein aktives und erfülltes Leben führen. Dazu gehört, daß man Ernährung, Körperbewegung und dem Abbau von Streß mehr Aufmerksamkeit widmet. Das erfordert aber auch, daß man nach Möglichkeit auf Medikamente mit kumulativen Nebenwirkungen verzichtet und statt dessen auf die verhältnismäßig unschädlichen, natürlichen Arzneien zurückgreift, die mit Umsicht angewendet werden sollten. Mit den Erfolgen in dieser Lebensphase kann man auch jüngere Menschen beeindrucken und sie vielleicht motivieren, die Pflege ihrer Gesundheit bereits zu einem Zeitpunkt ernstzunehmen, an dem sie noch in der Lage sind, darüber zu spotten.

[1] Dilman, V. M., *The Lancet*, 1, S. 1211–19 (1971); Everett, A.V. Burgess (Hrsg.), *Hypothalamus, Pituitary and Ageing*, Charles C. Thomas (1976)

[2] Landsfield, P. W., J. C. Waymire jun., G. Lynch, *Science* 202, S. 1098–1102 (1978); Landsfield, P. H., J. D. Lindsay und G. Lynch, *Neuroscience Abst.*, 4 (1978)

[3] Hochschild, R., *Exper. Geront.*, 8, S.177–83 (1973); Hochschild, R., *Gerontologia*, 19, S. 271–80 (1973)

[4] McKay, C. M., G. Sperling und L. L. Barnes, *Arch. Bioch.*, 2, S. 469 (1943); Ross, MH., E. Lustbader und G. Bras, *Nature*, 262, S. 548–53 (1976)

[5] Poggi, E., D. Sforzini und G. L. Lazzatti-Crespi, *Rivista di Neuropsichatria e Scienze Affini*, 18, S. 93–107 (1972; It.)

WANJA VON HAUSEN

Zigeunermedizin gegen Erkältungskrankheiten

Bronchialasthma

Trinkkur mit Eigenurin

In einem Tontopf den Urin auffangen. Viel Quellwasser trinken – mindestens zwei Liter täglich, damit der Urin heller und weniger konzentriert wird. Den Urin über den Tag verteilt trinken. Er kann auch mit Kräutertee, etwa Kamille oder Pfefferminz, vermischt werden. Für viele mag er so leichter zu trinken sein. Die Kur, die mindestens vier Wochen dauern sollte, kann wahre Wunder vollbringen. Wie lange der Kranke sie braucht, wird er selbst erkennen lernen.

Pilars Brust–Tee

1 Handvoll Lungenkraut
1 Handvoll Malvenblüten
1 Handvoll Lavendelblüten
1 Handvoll Huflattichblätter

Pro Tasse einen Eßlöffel der Mischung mit kochendem Wasser übergießen und 13 Minuten ziehen lassen.

- *Anwendung:* 3 bis 4 x täglich eine Tasse trinken. Der Tee kann nach Geschmack mit Honig gesüßt werden.

Pilar: »Bei einem Anfall Oberkörper und Rücken kräftig massieren, bis sich die Haut rötet. Dazu beruhigende Worte, wenn irgendmöglich beruhigende Musik. Versuche, die Angst zu bannen!«

Bronchitis

Kieferharz-Milch

1 Teelöffel Sternkieferharz
1 Tropfen Lavendelöl
1 Löffel Honig

Die Zutaten in einer Tasse warmer Milch auflösen.

● *Anwendung:* 3 x täglich eine Tasse trinken.
   Auch bei Bronchialasthma und damit verbundenem Husten zu empfehlen.

Eigenurin-Therapie

7 x täglich mit Eigenurin gurgeln.

Pilars Hustentee

1 Handvoll Thymian
1 Handvoll Eukalyptusblätter
$^1/_2$ Handvoll Salbei
$^1/_2$ Handvoll Holunderblüten

Von der Mischung einen Eßlöffel für eine Tasse Tee nehmen. Die Zutaten mit kochendem Wasser überbrühen und 13 Minuten ziehen lassen.

● *Anwendung:* 3 bis 6 x täglich eine Tasse trinken.
   Am besten morgens die Tagesration zubereiten und in der Thermoskanne aufheben.
   Auch bei Bronchialasthma und damit verbundenem Husten zu empfehlen.

Veilchen-Efeu-Tinktur

1 Handvoll Veilchenwurzeln
2 Handvoll Efeublätter
75%iger Alkohol

Veilchenwurzeln kleinschneiden, Efeublätter kleinschneiden. In eine Flasche füllen und mit 75%igem Alkohol auffüllen. Einen Mond in der Sonne stehenlassen. Jeden Tag gut durchschütteln. Danach abseihen. In dunkle Tropfflaschen füllen.

- *Anwendung:* 3 x täglich 10 Tropfen mit einem Löffel braunem Zucker einnehmen. Bei Bedarf, etwa bei starkem Husten, auch mehr.

Pilars Zwiebelmilch

3 große Zwiebeln
1 Gewürznelke
1 Teelöffel brauner Zucker
1 Zweig Thymian

Die Zwiebeln kleinschneiden und mit den Schalen – nur die alleräußerste wird weggeworfen – in einen Tontopf schichten. Die restlichen Zutaten hinzufügen. Die Mischung mit Wasser gut bedecken und auf kleiner Flamme zugedeckt 2 Stunden lang köcheln lassen.

Abseihen und den Saft aus den Zwiebeln pressen.

Eine halbe Tasse Zwiebelsaft kurz vor dem Trinken mit einer halben Tasse heißer Milch auffüllen.

- *Anwendung:* 2 bis 3 x täglich eine Tasse trinken.

Auch bei Bronchialasthma und damit verbundenem Husten zu empfehlen.

Pilar: »Leichte Massagen bringen oft Erleichterung, so daß die

quälenden Hustenanfälle aufhören. Ich massiere Nacken, Hals und
Schultern, streiche über Haut und Muskeln zwischen den Rippen.
Dazu gebe ich dem Kranken meinen Glücksstein in die Hand und
bitte ihn, sich auf ihn zu konzentrieren, daß er ihm Heilung bringe.
Die leichten Massagen können auch Angehörige durchführen und
gleichzeitig ihren Glücksstein mit beruhigenden, aufmunternden
Worten dem Kranken reichen.«

Außerdem empfiehlt Pilar Klimaveränderung, sobald die akuten
Krankheitserscheinungen, wie Fieber, abgeklungen sind.

»Waldluft heilt«, sagt sie, »und die Luft des Meeres.«

Erkältung, Schnupfen
Thymian-Jod-Trank

1 Eßlöffel Thymian
2 Tropfen Jodtinktur

Einen Eßlöffel Thymian für eine Tasse Tee nehmen. Den Thymian
mit kochendem Wasser überbrühen und 13 Minuten ziehen lassen.
Lauwarm abkühlen lassen. Vor dem Trinken 2 Tropfen Jodtinktur
hinzufügen.

● *Anwendung:* Bei den ersten Anzeichen einer Verkühlung diesen
Tee sofort nach Zugabe der Jodtinktur trinken.

Der Thymian-Jod-Trank sollte nur ein einziges Mal eingenommen werden. Man darf nicht nach dem Motto »viel hilft viel«
handeln, denn dadurch kann die gegenteilige Wirkung erzielt werden.

Achtung: Kranke, die an einer Überfunktion der Schilddrüse leiden, sollten den Thymian-Jod-Trank nicht verwenden.

Pilar: »Es ist ein ›Wundermittel‹ mit der Kraft des Meeres. Die
Welle, die es im Körper auslösen kann, vermag oft die Infektion im
Keim zu ersticken. Wer aber zögert, beispielsweise noch eine Stunde
länger seine Einkäufe erledigt oder wer seine Arbeit nicht unterbre-

chen kann, um das Mittel sofort einzunehmen, der hat den richtigen Zeitpunkt versäumt«, weiß die Phuri Dai. »Denn – wie immer im Leben – müssen Zeit und Stunde günstig sein.«

»Früher, als es noch nicht überall Jodtinktur zu kaufen gab, hat meine Lehrmeisterin, meine Muhme, Tang aus dem Meer verwendet. Frischen oder getrockneten.«

Seit mir Pilar das so einfache Mittel verraten hat, habe ich es ausprobiert. Mit Erfolg.

Anis-Weidenrinden-Tee

1 Handvoll Anis
1 Handvoll Lindenblüten
1 Handvoll Holunderblüten
1 Handvoll Rosmarin
1 Eßlöffel im Holzmörser zerstoßene Weidenrinde

Von der Mischung einen Eßlöffel für eine Tasse Tee mit sprudelnd kochendem Wasser übergießen. 15 Minuten ziehen lassen.

● *Anwendung:* 2 bis 3 x täglich eine Tasse schluckweise möglichst heiß trinken. Der Tee kann mit Honig gesüßt werden. Das Mittel ist schweißtreibend. Deshalb sollte der Kranke im Bett liegen. Nach dem Schwitzen den Körper mit einem in kaltes Wasser getauchten Schwamm schnell abwaschen und mit einem vorgewärmten Handtuch abfrottieren.

Veilchenwurzel-Lungenkraut-Tee

1 Handvoll Veilchenwurzeln
1 Handvoll Wermutkraut
1 Handvoll Kamillenblüten
1 Handvoll Lungenkraut
1 Eßlöffel im Holzmörser zerstoßene Weidenrinde

Von der Mischung einen Eßlöffel für eine Tasse Tee mit sprudelnd kochendem Wasser übergießen. 13 Minuten ziehen lassen.

- *Anwendung:* Möglichst heiß schluckweise trinken. Nach Bedarf mit Honig süßen.
  Auch dieser Tee ist sehr schweißtreibend.

Hagebutten-Kamillen-Tee

1 Handvoll Hagebutten
1 Handvoll Kamillenblüten
1 Handvoll Wacholderbeeren
$^1/_4$ Handvoll Petersilienwurzel

Wacholderbeeren zerquetschen, Petersilienwurzeln kleinschneiden. Von der Mischung für eine Tasse einen Eßlöffel nehmen, mit sprudelndem Wasser übergießen, 13 Minuten ziehen lassen.

- *Anwendung:* 1 bis 3 Tassen täglich trinken. Dieser Tee dient der Anregung der Nierentätigkeit bei Erkältungen.

Halsschmerzen

Eigenurin-Therapie

Mit eigenem im Tongefäß aufgefangenen Urin 7 x täglich gurgeln. Am besten Morgenurin benutzen.

Zitronen-Gurgelwasser

1 Zitrone
1 Teelöffel Meersalz

Zitronensaft und Meersalz vermischen; einen Teelöffel der Mischung auf ein Glas Wasser nehmen.

● *Anwendung:* 3 bis 4 x täglich damit gurgeln.

Honigbonbons

1 daumengroßes Stück Honig mit Bienenwaben

● *Anwendung:* Das Bienenwachs möglichst lange im Mund ein-
speicheln. Das ausgelaugte Wachs ausspucken. 2 x täglich ein
Honigbonbon kauen.

Diese beiden Rezepte sollte man gemeinsam anwenden. Sie sind
auch bei Heiserkeit, Mandelentzündung und Rachenkatarrh empfehlenswert.

Quittenwein

2 reife Quitten   *2 Gewürznelken*
1 Zweig Rosmarin   *1 Liter herber Weißwein*
1 Zweig Thymian   *2 Eßlöffel Honig*

Die Quitten reinigen und kleinschneiden. Rosmarin, Thymian und
Nelken hinzufügen. In einen Tontopf legen. Den Weißwein zum Kochen bringen und über die Mischung gießen. Abkühlen lassen.
Anschließend den Tontopf mit einem Leinentuch und einem Holzdeckel gut verschließen. Einen Mond lang ziehen lassen.
    Durch ein Mulltuch filtern. Anschließend den Honig unterrühren
und den Wein in dunkle Flaschen füllen.

● *Anwendung:* Bei Halsschmerzen, Heiserkeit, Mandelentzündung
und Rachenkatarrh 3 x täglich einen Eßlöffel davon einnehmen.

Huflattich-Gurgelwasser

$^1/_2$ *Handvoll Huflattichblätter*
$^1/_2$ *Handvoll Huflattichblüten*
$^1/_2$ *Handvoll Eichenrinde*

Die Eichenrinde im Holzmörser zerstoßen und mit einem Liter kaltem Wasser übergießen. Über Nacht stehenlassen. Huflattichblätter und –blüten hinzufügen und auf kleiner Flamme langsam erwärmen. Kurz aufkochen und danach vom Feuer nehmen. 13 Minuten ziehen lassen. Anschließend durch ein Mulltuch abseihen.

● *Anwendung:* Mehrmals täglich mit der Abkochung gurgeln.
Auch bei Mandelentzündung empfehlenswert.

Husten

Pilars Hustenbalsam

$^1/_2$ *Tasse Sternkieferharz*
$^1/_2$ *Tasse kalt gepreßtes Olivenöl*
7 Tropfen Thymianöl

Sternkieferharz und Olivenöl mit dem Schneebesen sämig rühren. Zum Schluß das Thymianöl unterrühren.

● *Anwendung:* Balsam auf Brust und Rücken auftragen, mit Watte abdecken und ein Wolltuch darüber wickeln.

Huflattich-Sirup

10 Handvoll frisch gepflückter Huflattich
2 Eßlöffel Weidenrinde
1 Tasse Honig
1 Liter herber Weißwein

Am Mittag vor Neumond Huflattich pflücken. Die Blätter, Blüten und Stengel waschen, in einem Tuch abtrocknen und anschließend in einen Tontopf schichten.

Die Weidenrinde in einem Holzmörser zu Pulver verreiben und zwischen den Huflattich streuen.

Den Honig in einem Liter herbem Weißwein auflösen und über die Mischung in den Tontopf gießen.

Den Huflattich mit einem Stein beschweren, damit er von der Flüssigkeit bedeckt bleibt. Notfalls etwas mehr Wein hinzufügen.

Den Tontopf mit einem Leinentuch und einem Holzdeckel sorgsam verschließen. Den Topf in einem Erdloch vergraben. Er sollte etwa 20 cm mit Erde bedeckt werden.

Nach Ablauf eines Mondes den Topf ausgraben, die Mischung aufkochen, durch ein Mulltuch abseihen und den Saft aus Blättern und Blüten des Huflattichs pressen.

Flüssigkeit nochmals aufkochen, bis sie sirupartig eingedickt ist. In Flaschen oder Gläser füllen (grünes oder braunes Glas) und gut verschließen.

● *Anwendung:* 3 x täglich einen Teelöffel einnehmen. In akuten Fällen auch öfter.

Auch bei Bronchialkatarrh und Raucherhusten empfehlenswert.

Eukalyptus-Dampfbad

1 Handvoll Zypressenfrüchte
1 Handvoll Eukalyptusblätter

Die Zypressenfrüchte im Holzmörser zerstampfen, die Eukalyptusblätter zerkleinern und mit den Zypressenfrüchten vermischen. Die Mischung in zwei Liter kaltes Wasser geben, aufkochen lassen und fünf Minuten ziehen lassen.

● *Anwendung:* Nachdem der Sud etwas abgekühlt ist, das Gesicht darüber halten und den Dampf tief einatmen. Um ja nichts von

den wertvollen Dämpfen zu verlieren, empfiehlt es sich, den Kopf
mit einem großen Tuch zu bedecken.
Auch bei Heiserkeit und Rachenkatarrh empfehlenswert.

Kehlkopfkatarrh

Mit Eigenurin gurgeln. Es ist das geheime Wundermittel vieler Sän-
gerinnen und Sänger.

Kräutertee

1 Eßlöffel Bibernelle-Wurzel
1 Eßlöffel Huflattichkraut
1 Eßlöffel Johanniskraut
1 Eßlöffel Brennesseln
1 Eßlöffel Melissenkraut
2 Teelöffel Borretsch-Saft

Die Wurzeln und Kräuter kleinschneiden und von der Mischung einen Eßlöffel für eine Tasse Tee nehmen. Mit kochendem Wasser
übergießen und in einem Tontopf oder einer Porzellankanne 13 Minuten lang ziehen lassen.
    Durch ein Mulltuch abseihen.
    Kurz vor dem Trinken den Borretsch–Saft (durch Auspressen der
Blüten, Blätter und Stengel zubereitet) hinzugeben.

● *Anwendung:* 3 x täglich eine Tasse Tee trinken.

Kamillen-Gurgelwasser

1 Eßlöffel Kamillenblüten, 2 Teelöffel Meersalz

Einen Kamillentee bereiten. Pro Tasse Tee zwei Teelöffel Meersalz
hinzufügen und verrühren.

- *Anwendung:* 3 bis 4 x täglich damit gurgeln.

Betonien-Dampfbad

1 Handvoll Betonienkraut

Das Betonienkraut kleinschneiden und in einen Tontopf legen. Mit einem Liter kochendem Wasser übergießen, 13 Minuten zugedeckt ziehen lassen.

- *Anwendung:* Mit einem Handtuch über dem Kopf die Dämpfe einatmen.

Mandelentzündung

Die entzündeten Mandeln mit Heilerde äußerlich bestäuben. Eine Stunde wirken lassen. Dann mit Eigenurin gurgeln. Nach einer weiteren Stunde wieder mit Heilerde bestäuben.

Quark-Wickel

$1/_2$ Pfund Quark
Apfelessig
3 Tropfen Arnika-Total-Tinktur

Den Quark – auch Topfen genannt – mit Apfelessig breiig rühren und 3 Tropfen Arnika-Total-Tinktur hinzufügen. Gut durchrühren.

- *Anwendung:* Den Brei auf ein Leinentuch auftragen, das um den Hals des Patienten paßt. Den Quark direkt auf die Haut legen. Mit einem Wolltuch abschließen. Den Wickel abnehmen, wenn der Quark getrocknet und bröckelig ist. Die Reste vorsichtig mit warmem Wasser abwaschen. Dem Patienten einen frischen Schal umwickeln. Nach 3 Stunden den Wickel wiederholen.

Nasennebenhöhlen-Katarrh

Ein Nasenloch zuhalten. Eigenurin aus der hohlen Hand durch das offene Nasenloch nach oben ziehen. Anschließend genauso mit dem zweiten Nasenloch verfahren. Wem dies zuwider ist, kann auch den Eigenurin mit einer Pipette einträufeln.

Thymian-Dampfbad

1 Handvoll Thymian
5 Tropfen Bergamottöl

Einen Thymian–Tee kochen, 3 Minuten sprudelnd sieden. Vom Feuer nehmen, nicht abseihen. 5 Tropfen Bergamottöl hinzufügen.

- *Anwendung:* Mit einem Tuch über dem Kopf den Dampf inhalieren.
  Dieses Dampfbad ist bei allen Katarrhen der Atemwege empfehlenswert.

Rachenkatarrh

Probieren Sie das geheime Wundermittel: Gurgeln mit Eigenurin.

Zitronenöl

1 Zitrone, 2 Knoblauchzehen, 2 Eßlöffel Olivenöl

Die Knoblauchzehen zerdrücken, in eine kleine Schüssel geben, das Olivenöl darübergießen und gut umrühren. Danach die Zitrone auspressen und den Saft tropfenweise – wie bei einer Mayonnaise – einrühren.

- *Anwendung:* 3 x täglich einen Teelöffel davon einnehmen. Pilar: »Dieses Mittel ist bei Mandelentzündung, Rachen- und Kehlkopfkatarrh, Stimmbänderentzündung – also immer, wenn die Stimme wegbleibt – zu empfehlen. Da unsere Leute gerne und laut singen und viel sprechen und lachen, ist das Rezept oft erprobt.«

Kopfschmerzen

Schmerz-Bann-Heiltrunk

Weidenrinde
Johanniskraut

Die Weidenrinde im Mörser zu Pulver zerreiben, das Johanniskraut kleinschneiden. 2 Teelöffel des Weidenrindenpulvers mit $1/4$ Teelöffel Johanniskraut vermischen. Diese Mengenangaben gelten jeweils für eine Tasse Tee; 3 bis 4 Tassen können jeweils für den Tagesbedarf im voraus zubereitet und vor Gebrauch wieder leicht angewärmt werden.

Die Mischung in einem Ton– oder Emailtopf mit Wasser aufsetzen und 13 Minuten köcheln lassen. Abkühlen lassen und durch ein Mulltuch abseihen.

- *Anwendung:* Täglich 3 bis 4 Tassen schluckweise trinken. Nach Wunsch mit Honig süßen.

Auch bei Migräne, Gliederschmerzen, Grippe, Fieber und Wundschmerzen kann der Schmerz–Bann–Heiltrunk angewendet werden.

ANITA HÖHNE

Heiltees gegen Schwäche- und Schwindelzustände

Schwächezustände

Symptome und Ursachen:

Schwächezustände sind Symptome dafür, daß der Körper von Krankheitserregern befallen ist oder ungenügende oder falsche Nahrung erhält. Bei jeder Erkrankung ist das Abwehrsystem des Körpers überlastet, so daß keine Energie mehr für alltägliche Verrichtungen übrigbleibt. Jeder, der einmal mit einer Infektionskrankheit bettlägerig gewesen ist, kennt das Schwächegefühl in der ersten Zeit nach dem Aufstehen. Die Ausdauer bei der Arbeit ist verringert, der Blutdruck labil. Schon nach wenigen Stunden hat der Betroffene das Bedürfnis, sich auszuruhen. Auch seelische Überforderungen äußern sich in Schwächezuständen, die lange Zeit anhalten können. Bei bestimmten Depressionen gilt Schwäche sogar als eines der wichtigsten Symptome. Selbst bei starken und gesund aussehenden Menschen können dann kleinste Anstrengungen zu Schweißausbrüchen führen.

Der Fall:

Irmgard W. aus Heidelberg war im Winter an einer schweren Grippe erkrankt. Sie merkte auch Monate danach immer wieder, daß ihr irgendwie die richtige Kraft und Gesundheit fehlte. Sie fühlte sich über Tage hinweg krank und mußte bei ihrer Arbeit in einem Büro des öfteren Pausen einlegen. Nach einiger Zeit suchte Frau W. einen Arzt auf, der bei ihr jedoch keine organische Ursache feststellen konnte. Sie nahm auf seine Veranlassung über einen längeren Zeitraum Vitaminpräparate ein, doch die Schwächeanfälle hielten unverändert an. Da erzählte ihr eine Freundin, daß ihr Heilkräuter gegen Migräne geholfen hätten. Frau W. ließ sich daraufhin von Dr. Hochenegg untersuchen, der ihr dann eine Teemischung zusammenstellte. Schon nach einem Monat fühlte sich Frau W. wieder fast so kräftig wie damals vor der schweren Grippe. Sie trank weiterhin die Heiltees und bekam wieder ein gesundes, frisches Aussehen.

Durch die Anwendung der folgenden Rezepte wird die Steigerung der Abwehrkräfte des Körpers beziehungsweise eine schnellere Kräftigung nach Krankheiten erzielt.

Zur allgemeinen Kräftigung:

Rezept 1

Angelikawurzel	15 g
Tausendguldenkraut	15 g
Heidelbeeren	15 g
Schafgarbe	20 g
Wermut	10 g
Wiesenbärenklau	10 g
Zitronenmelisse	25 g
Wacholderbeeren	15 g
Enzian	15 g
Rhabarber	20 g

Alles mischen und mit 1 $^1/_2$ Liter Alkohol 2 Wochen ansetzen, abseihen, 1 mal täglich 1-2 Eßlöffel nehmen.

Rezept 2

Arnika	35 g
Kamille	20 g
Holunder	15 g
Kalmus	20 g
Heublumen	35 g

Alles mischen, 50 g mit 3 Liter Wasser kalt ansetzen, 5 Minuten aufkochen, 15 Minuten ziehen lassen, den Absud als Bad benutzen; unbedingt kalt nachspülen, damit sich die Hautporen schließen.

Rezept 3

Lavendel	25 g
Melisse	25 g
Wasserminze	25 g
Kümmel	15 g
Thymian	35 g
Rosmarin	15 g

Zubereitung und Anwendung wie bei Rezept 2.

Rezept 4

Bockshornklee	30 g
Kamille	25 g
Benediktenkraut	30 g
Schafgarbe	25 g
Tausendguldenkraut	20 g
Stenolobium stans	20 g

Rezept 5

Wacholderbeeren	25 g
Rosmarin	20 g
Frauenmantel	20 g

Silbermantel	30 g	*Rezept 11*	
Sauerampfer	20 g	Schafgarbe	25 g
Kamille	30 g	Brennessel	20 g
Sesamum orientale	20 g	Frauenmantel	25 g
		Silbermantel	20 g
Rezept 6		Quisqualis indica	15 g
Bärlapp	30 g		
Ingwer	40 g	*Rezept 12*	
Ginseng	40 g	Alantwurzel	25 g
Knabenkraut	30 g	Wermut	5 g
Samadera indica	30 g	Kamille	40 g
		Thymian	30 g
Rezept 7		Rumex crispus	20 g
Veilchen	25 g		
Habichtskraut	20 g	*Rezept 13*	
Ingwer	30 g	Wacholderbeeren	20 g
Tausendguldenkraut	40 g	Ginseng	20 g
Scirpus grossus	25 g	Ingwer	20 g
		Philanthus niruri	20 g
Rezept 8			
Waldmeister	30 g	Zur Steigerung der	
Frauenmantel	30 g	Abwehrkräfte:	
Meisterwurz	40 g		
Ginseng	25 g	*Rezept 14*	
Portulaca oleracea	25 g	Brennessel	30 g
		Bockshornklee	30 g
Rezept 9		Schafgarbe	30 g
Brennessel	30 g	Wacholder	25 g
Schlüsselblume	25 g	Tausendguldenkraut	25 g
Alantwurzel	25 g	Hagebutten	30 g
Ingwer	15 g	3 mal täglich 1 Tasse.	
Ginseng	30 g		
Salix tetrasperma	25 g	*Zur Kräftigung nach schwerer*	
		Krankheit:	
Rezept 10			
Ysop	30 g	*Rezept 15*	
Ingwer	25 g	Bockshornklee	100 g
Kamille	22 g	3 mal täglich 1 Tasse.	
Thymian	25 g		
Wermut	5 g	*Rezept 16*	
Rhizophora mucronata	25 g	Benediktenkraut	100 g
		3mal täglich 1 Tasse.	

Schwächezustände

Rezept 17

Lindenblüten	25 g
Schafgarbe	25 g
Baldrian	15 g
Basilikum	15 g
Enzian	15 g
Melisse	25 g
Wegwarte	15 g

Auf 1 Liter Wasser 3 Eßlöffel, 10 Minuten ziehen lassen, tagsüber schluckweise trinken.

Rezept 18

Tausendguldenkraut	15 g
Knabenkrautwurzel	45 g
Bockshornklee	25 g
Schafgarbe	25 g
Kardobenediktenkraut	15 g

Zubereitung und Anwendung wie bei Rezept 17.

Rezept 19

Wacholderbeeren	25 g
Süßholz	25 g
Enzian	25 g
Nußblätter	25 g
Baldrian	20 g

Zubereitung und Anwendung wie bei Rezept 17.

Zur Kräftigung bei Nervenschwäche:

Rezept 20

Katzenschwanz	15 g
Aaronwurzel	15 g
Brennesselkraut	25 g
Heublume	25 g
Fichtennadeln	25 g
Kamille	25 g

Alles mischen, 50 g mit 3 Liter Wasser kalt ansetzen, 5 Minuten aufkochen, 15 Minuten ziehen lassen, den Absud als Bad benutzen. Unbedingt kalt nachspülen.

Rezept 21

Thymian	35 g
Basilikum	15 g
Pfefferminze	15 g
Frauenmantel	25 g
Quendel	35 g

Zubereitung und Anwendung wie bei Rezept 17.

Rezept 22

Eichenrinde	25 g
Fichtennadeln	35 g
Kiefernnadeln	15 g
Thymian	25 g
Wacholder	25 g

Zubereitung und Anwendung wie bei Rezept 17.

Rezept 23

Kamille	35 g
Lavendel	35 g
Rosmarin	15 g
Silbermantel	15 g

Zubereitung und Anwendung wie bei Rezept 17.

Rezept 24

Knöterich	45 g
Eichenrinde	15 g
Lavendel	15 g
Fichtennadeln	25 g
Föhrennadeln	25 g

Zubereitung und Anwendung wie bei Rezept 17.

Schwindelzustände

Symptome und Ursachen:

Schwindel ist die Folge einer Störung des Gleichgewichtsorgans, auch im Zusammenhang mit Durchblutungsstörungen im Gehirn. Die Ursachen sind weitgefächert und reichen von Innenohrschäden bis zum Gehirntumor. Schwindel kann definiert werden als gestörte Beziehung zwischen dem Körper des Patienten und dem umgebenden Raum. Das Organ für unser Lageempfinden bei Bewegung und für Raumempfinden ist das Innenohr. Hier finden sich gleich mehrere Stellen, von denen der Schwindel ausgehen kann.

Schwindel ist meist mit einer ganzen Reihe von Unlustgefühlen verbunden: Benommenheit, Unsicherheit beim Stehen oder Gehen, das Gefühl einer drohenden Ohnmacht. Als Ursache kommt vieles in Frage, zum Beispiel Kreislaufstörungen, Magen- oder Darmerkrankungen, Vergiftungen und Blutarmut oder Tumoren. Auslösende Faktoren können aber auch Angst, Depressionen und Neurosen sein. Der Ursachenkatalog reicht weiter über Hornhautveränderung der Augen, multiple Sklerose, Antibiotikaschäden, Schädel- und Hirntraumata, alters- oder anlagebedingte Gefäßerkrankungen, Stoffwechselstörungen, Veränderungen der Halswirbelsäule bis zum Bluthochdruck. Bei jeder dieser Ursachen sind die Symptome verschieden und müssen deshalb vom Facharzt genau untersucht werden.

Der Fall:

Siegfried E. aus Wien war Fernfahrer. Es hatte ihm nie etwas ausgemacht, tage- oder sogar wochenlang mit seinem Lastwagen in Europa unterwegs zu sein, bis plötzlich zunächst vereinzelt Schwindelgefühle auftraten, die aber mit der Zeit immer häufiger und heftiger wurden. Es ist anzunehmen, daß Herr E. in der Folge verschiedener Unfälle, bei denen er zwar nicht verletzt wurde, dennoch in eine Art Angstzustand geraten war.

Er bekam Drehschwindel, wenn er durch Regen oder über nasse Asphaltstraßen fuhr. Die Angstgefühle wurden schließlich so stark, daß er selbst vor einer kurzen Fahrstrecke in Panik geriet. Der Fernfahrer dachte bereits daran, seinen Beruf aufzugeben, als er von den hier erwähnten Teerezepten hörte. Schon nach wenigen Wochen blieb der Drehschwindel aus; seit nunmehr einem Jahr ist er gänzlich verschwunden.

Rezept 1

Melisse	15 g
Kamille	20 g
Lavendel	20 g
Aglaia odorata	10 g

Rezept 2

Benediktenwurz	20 g
Baldrian	20 g
Rosmarin	10 g
Abutilon indicum	15 g

Rezept 3

Silbermantel	15 g
Ehrenpreis	15 g
Gartenraute	15 g
Kamille	25 g
Alstonia scholaris	15 g

Rezept 4

Salbei	20 g
Schafgarbe	25 g
Wohlriechendes Veilchen	20 g
Benediktenwurzel	20 g
Achras sapota	15 g
Baldrian	15 g
Andropogon citratus	15 g

Rezept 5

Thymian	20 g
Engelwurz	15 g
Salbei	10 g
Benincasa hispida	15 g

Rezept 6

Gartenraute	45 g
Quendel	35 g
Melisse	55 g
Johanniskraut	35 g

Rezept 7

Pfingstrosenwurzel	35 g
Wohlriechendes Veilchen	35 g
Meisterwurz	25 g
Mistel	25 g
Kamille	35 g
Areca catechu	15 g

Rezept 8

Arnikablüten	25 g
Schafgarbe	35 g
Bergschafgarbe	25 g
Johanniskraut	35 g
Kamille	45 g

Rezept 9

Passionsblume	25 g
Weidenblätter	25 g
Herzgespann	25 g
Frauenmantel	30 g
Vitex trifolia	25 g

Rezept 10

Quendel	35 g
Melisse	45 g
Raute	20 g

Auf 1 Tasse Wasser 1 Teelöffel, 1 mal täglich 1 Tasse.

Rezept 11

Schafgarbe	30 g
Arnika	10 g
Johanniskraut	25 g

Zubereitung und Anwendung wie bei Rezept 10.

Rezept 12

Lavendel	15 g
Benediktenwurz	15 g
Melisse	10 g
Rosmarin	15 g
Wermut	10 g
Raute	10 g
Veilchen	15 g
Thymian	10 g
Silbermantel	15 g
Pfingstrose	15 g

Mit 1 Liter 94prozentigem Alkohol 2 Wochen lang ansetzen, abseihen, auspressen, 4–5mal täglich etwa 25 Tropfen.

Rezept 13

Meisterwurz	25 g
Knoblauch	25 g
Salbei	25 g
Veilchen	25 g
Mistel	20 g

Zubereitung und Anwendung wie bei Rezept 12.

Rezept 14

Salbei	25 g
Enzian	10 g
Beifuß	25 g
Schafgarbe	15 g
Engelwurz	15 g
Silbermantel	40 g

Zubereitung und Anwendung wie bei Rezept 12.

Rezept 15

Zitronenblätter	35 g

Mit 1 Liter Wasser aufkochen. 10 Minuten ziehen lassen, so heiß wie möglich tagsüber trinken.

Rezept 16

Melisse	15 g
Kamille	25 g
Lavendel	25 g
Aglaia odorata	10 g

2–3 mal täglich 1 Tasse.

Rezept 17

Benediktenwurz	25 g
Baldrian	25 g
Rosmarin	10 g
Abutilon indicum	15 g

Anwendung wie bei Rezept 16.

Rezept 18

Silbermantel	15 g
Ehrenpreis	15 g
Gartenraute	15 g
Kamille	25 g
Alstonia scholaris	15 g

Anwendung wie bei Rezept 16.

Rezept 19

Salbei	25 g
Schafgarbe	25 g
Veilchen	25 g
Benediktenwurzel	25 g
Achras sapota	15 g
Baldrian	15 g
Andropogon citratus	15 g

Anwendung wie bei Rezept 16.

Rezept 20

Thymian	25 g
Engelwurz	15 g
Salbei	10 g
Benincasa hispida	15 g

Anwendung wie bei Rezept 16.

ERICH KELLER

Ätherische Öle gegen Frauenbeschwerden

Prämenstruelles Syndrom

Die monatliche Menstruation ist für viele Frauen mit gewissen körperlichen und psychischen Schwierigkeiten verbunden, insbesondere, wenn sie noch kein Kind geboren haben. Bereits einige Tage vor Beginn der Blutungen stellt sich das sogenannte *prämenstruelle Syndrom* ein.

Was bedeutet, daß es zu einem Flüssigkeitsstau im Körper kommt, Unterleib und Brüste schwellen an, die Frau wird psychisch sehr empfindlich, die Konzentration läßt nach, begleitet von Depressionen und Weinen, aus oft bedeutungslosem Anlaß. Weinen ist aber eine Reaktion des Körpers, um Flüssigkeit loszuwerden. Am besten können Sie den Flüssigkeitsstau durch viel Bewegung (Schwimmen) und Saunabesuche (Schwitzen) abbauen. Dabei hilft Ihnen zusätzlich die beruhigende, heilende Kraft des Wassers.

Muskatellersalbei, Geranie, Majoran und Rose sind *die* Menstruationsöle. Muskatellersalbei hat eine so breite Wirkung in allen Phasen der Menstruation, daß Sie mit diesem Öl allein bereits viel lindern können. In jeder Phase hilft es durch seine krampflösende stimmungserhellende und menstruationsfördernde Wirkung, und auch bei unregelmäßiger Menstruation wird es empfohlen. Viele Frauen haben schon oft darüber berichtet, daß durch Bäder, Massagen, Kompressen oder die Einnahme von Muskatellersalbei und den anderen aufgeführten Ölen die Beschwerden der Tage deutlich gelindert wurden.

Gegen den Flüssigkeitsstau sollten Sie Massagen und Bäder mit flüssigkeitstreibenden Ölen wie Rosmarin, Wacholder und Geranie durchführen. Diese Behandlung sollten Sie bereits eine Woche vor der zu erwartenden Menstruation beginnen, also etwa mit Einsetzen des prämenstruellen Syndroms. Trinken Sie außerdem reichlich viel Fencheltee.

Diese Zeit ist oft auch mit Kopfschmerzen und Schwindelgefühlen verbunden. Dagegen eignen sich Melisse und Pfefferminze als Kompresse, Inhalation oder Bad. Auch eine »trockene« Inhalation können Sie mit diesen Ölen immer und überall machen. Es ist also gut, wenn Sie die Öle in dieser Zeit bei sich haben.

Gegen starke Gefühlsschwankungen, Depressionen und Agressivität hilft Bergamotte – die Wirkungen von Rose, Jasmin und Muskatellersalbei sind diesem ähnlich. Umgeben Sie sich in dieser Zeit mit diesen Düften in Ihrer Aromalampe, Ihrem Bad oder Ihrem Körperöl.

Menstruation

Während der Menstruation können Sie sich mit den folgenden Ölen in Bad, Massage, Aromalampe, Vaginaldusche oder als Einnahme mit Honigwasser (maximal 3 x 3 Tropfen täglich) helfen:

REZEPTUREN BEI MENSTRUATIONSBESCHWERDEN

Bei unregelmäßiger Menstruation
  Rose, Melisse und Muskatellersalbei

Bei schwacher oder ausbleibender Menstruation
  Basilikum, Fenchel, Römische Kamille, Majoran, Origano, Melisse, Kümmel, Lemongras, Muskat, Muskatellersalbei, Myrrhe, Rosmarin, Salbei, Thymian, Wacholder, Ysop, Zypresse.

Gegen Menstruationskrämpfe
  Bergamotte, Benzoe, Ingwer, Jasmin, Pfefferminze, Rose, Salbei, Ysop.

Gegen Menstruationsschmerzen
  Anis, Cajeput, Römische Kamille, Karotte, Lavendel, Melisse, Majoran, Muskatellersalbei, Pfefferminze, Rose, Wacholder, Salbei, Zypresse.

Bei starker überlanger Menstruation (starkem Blutverlust)
  Rose, Weihrauch, Zypresse, Zimt.

Stimmungserhellende Öle
  Bergamotte, Weihrauch, Geranie, Grapefruit, Jasmin, Lavendel, Melisse, Muskatellersalbei, Neroli, Orange, Rose, Rosenholz, Weihrauch, Ylang.

Besonders effektiv bei Menstruationsbeschwerden sind heiße Sitzbäder, heiße Kompressen, Vaginalduschen und aromatisierte Tampons.

Schwangerschaft

Während der Schwangerschaft sollen Sie folgende Öle *nicht* benutzen (kontraindiziert, da abortiv): Basilikum, Kampfer, Karotte, Majoran, Minze, Myrrhe, Origano, Pennyroyal, Salbei, Thymian, Ysop, Zeder, Zimt.
  Während der ersten vier Schwangerschaftsmonate sind nur in geringen Mengen zu verwenden (Gefahr einer Schädigung des Fötus!): Fenchel, Jasmin, Pfefferminze, Rose, Rosmarin.
  Die ersten Monate der Schwangerschaft sind häufig mit Übelkeit, Erbrechen und Schwindel verbunden, wogegen Pfefferminze (niedrig dosiert!) benutzt werden kann. Bei Sodbrennen nehmen Sie am besten Sandelholz. Allgemein gut für den Organismus und das seelische Wohlbefinden sind Bäder und Massagen mit Geranie, Lavendel, Weihrauch, Pfefferminze und Rose.
  Mit zunehmender Größe der Leibesfrucht muß sich die Bauchhaut dehnen, wobei eine sanfte Massage mit Lavendel mögliche

Schwangerschaftsstreifen in Grenzen halten kann. Auch die Beine
und Füße müssen mit zunehmendem Körpergewicht mehr tragen.
Sie sind oft geschwollen, werden schnell müde und schmerzen. Hier
hilft ein Massageöl mit Geranie und Rosmarin. Oft treten auch
Rückenschmerzen auf. Behandeln Sie Ihren Rücken in diesem Fall
mit einer Lavendel-Rosmarin-Massage. Bei der allgemeinen Hautpflege rate ich Ihnen zu einer Rosen-Lotion.

Geburt

Vier bis sechs Wochen vor der Geburt können Sie Bäder mit Muskatellersalbei und Nelke nehmen, die die Gebärmutter kräftigen.
Sollten Sie die Geburt zu Hause erleben wollen oder an einem Platz,
wo Sie Ihre Behandlung mit ätherischen Ölen fortsetzen können, so
benutzen Sie Jasmin und Salbei für die Förderung der Wehen und
Muskatellersalbei und Lavendel zur Linderung der Schmerzen,
wenn sich der Gebärmuttermund weiten muß, der den kleinen Menschen so lange in der Gebärmutter sicher »verschlossen« hielt. Diese
Öle können als Kompressen angewendet werden.

   Was für ein Willkommen für den neuen Menschen, wenn der Ge-
burtsraum mit feinen, guten Düften aromatisiert ist. Sie wissen ja
jetzt, wie wichtig der Geruchssinn ist!

Klimakterium

Diese Zeit ist mit einer gravierenden Umstellung des Hormonhaus-
haltes verbunden. Fenchel, Geranie, Römische Kamille und Zypresse wirken östrogenartig und helfen in dieser Umstellungsphase.
Salbei ist ebenfalls zu empfehlen, denn es enthält einen östro-
genähnlichen Wirkstoff. Trinken Sie viel Salbeitee und benutzen Sie
diesen Duft in der Aromalampe und beim Baden.

Erkrankungen der Gebärmutter

Bei Erkrankungen der Gebärmutter können lindernde und tonisie-
rende ätherische Öle angewendet werden. Zu diesen zählen Jasmin,
Muskatellersalbei, Myrrhe, Petersilie (auch im Essen!), Rose, Weihrauch und Zypresse. Benutzen Sie diese Öle bei Kompressen, als Bä-
derzusätze und bei lokalen Massagen.

REZEPTUREN ZUM PRÄMENSTRUELLEN SYNDROM

Bad (gegen Flüssigkeitsstau)
   6 Rosmarin, 4 Wacholder, 2 Geranie.

Massage (gegen Flüssigkeitsstau)
   10 Rosmarin, 10 Wacholder, 10 Geranie, 50 ml pflanzliches Öl.

Bad (menstruationsanregend/stimmungserhellend)
   4 Majoran, 4 Muskatellersalbei, 2 Rose.

Aromalampe (stimmungserhellend)
   2 Rose, 2 Bergamotte, 2 Jasmin oder 4 Muskatellersalbei, 2 Neroli.

Kalte Kompresse (gegen Kopfschmerz)
   3–4 Pfefferminze oder Melisse auf 1l Wasser oder 2 Melisse oder
Pfefferminze pur in Stirn und Schläfen einreiben.

Orale Einnahme (bei Übelkeit)
   2 Pfefferminze, Melisse oder Rose mit Honigwasser.

REZEPTUREN ZUR MENSTRUATION

Bei schmerzender oder ausbleibender Menstruation
Sitzbad: 6 Muskatellersalbei, 4 Majoran, 2 Pfefferminze oder 4 Rose, 4 Lavendel in heißem Wasser.

Vaginalspülung: 4 Muskatellersalbei, 2 Majoran und 2 Rose oder Jasmin mit 1l Wasser gut vermischen und in Klistier bzw. Vaginaldusche füllen.

Heiße Kompresse: 4 Muskatellersalbei, 4 Majoran, 2 Pfefferminze mit 2 l Wasser mischen, Kompresse bei Erkalten erneuern.

Unterleibsmassage–Öl: 15 Muskatellersalbei, 10 Majoran, 5 Rose, 50 ml pflanzliches Öl.

Bei überlanger Menstruation und hohem Blutverlust
Sitzbad: 5 Zypresse, 5 Weihrauch, 3 Rose.

Vaginalspülung: 3 Zypresse, 2 Weihrauch, 2 Rose, 1 l Wasser.

Heiße Kompresse: 4 Zypresse, 4 Weihrauch oder Rose.

Unterleibsmassage–Öl: 10 Weihrauch, 10 Zypresse, 50 ml pflanzliches Öl.

Gegen Depressionen und starke Stimmungsschwankungen
Bad: 4 Muskatellersalbei, 4 Bergamotte, 2 Rose oder Neroli.

Aromalampe: 4 Bergamotte, 2 Lavendel, 2 Rosenholz.

JULIA LAWLESS

Teebaumöl gegen Hauterkrankungen

Akne/Pickel

Diese unansehnlichen Hautveränderungen werden durch eine Überaktivität der Talgdrüsen hervorgerufen, die insbesondere im Verlauf der Pubertät, der Menopause und in Zeiten hormoneller Veränderungen wie zum Beispiel vor der Menstruation vorkommt.

Eine sehr fettige, verstopfte Haut führt zu einer rauhen Oberflächenstruktur, zu vergrößerten Poren, Pickeln und Mitessern. Dieser Zustand kann durch schlechte Ernährung, Bewegungsmangel, fehlende Hygiene, Streß oder andere emotionale Faktoren noch verschlimmert werden. Peinlich genaue Sauberkeit verhindert, daß sich die Hautunreinheiten noch weiter ausbreiten – waschen Sie Ihr Gesicht sorgsam mit einer parfümfreien pH-neutralen Seife oder mit einer Teebaumölseife.

Die Wirksamkeit von Teebaumöl im Zusammenhang mit Akne wurde durch jüngere Untersuchungen gründlich erforscht.

- Tragen Sie morgens und abends reines Teebaumöl mit einem Wattebausch auf die einzelnen Pickel auf.
- Bereiten Sie eine Lotion zu, für die Sie 100 ml destilliertes Wasser mit 25 Tropfen Teebaumöl mischen. Schütteln Sie sie gut, bevor Sie Ihr Gesicht oder andere betroffene Partien morgens und abends in der Lotion baden.
- Stellen Sie eine nichtfettende Creme oder ein Gel mit 5% Teebaumöl her oder bedienen Sie sich einer im Handel erhältlichen Teebaumsalbe und verwenden Sie sie zur Reinigung, oder um der Haut Feuchtigkeit zu spenden.

- Fügen Sie Ihrem Badewasser, das auch als Gesichtsdampfbad dient, 8–10 Tropfen Teebaumöl hinzu.
- Unterziehen Sie sich 3–4mal pro Woche einer Gesichtssauna, für die Sie jeweils 3–5 Tropfen Teebaumöl verwenden.
- Andere hilfreiche ätherische Öle: Lavendel, Bergamotte, Geranium.

Frostbeule

Frostbeulen sind kleine, schmerzhafte, rötlich-blaue Schwellungen, die manchmal auch stark jucken. Sie treten im allgemeinen an Zehen und Fingerspitzen auf, normalerweise als Resultat mangelnder Blutzirkulation oder großer Kälte. Vitamin- und Mineralmangel können das Problem verstärken. Bewegung und warme Bekleidung sind wichtige Präventivmaßnahmen.

- Tragen Sie reines Teebaumöl (oder Zitronensaft) auf die Frostbeulen auf.
- Eine regelmäßige, stimulierende Massagebehandlung ist hilfreich. Die lokale Blutzirkulation kann durch das Massieren der Füße und der übrigen betroffenen Bereiche mit jeweils 2 Tropfen Teebaumöl und schwarzem Pfeffer in 1 Teelöffel Basisöl verbessert werden.

Furunkel/Abszeß

Ein Furunkel oder Abszeß ist eine lokale schmerzhafte Geschwulst und Entzündung der Haut, die durch die Infektion einer Talgdrüse entsteht. Furunkel treten gerne dann zutage, wenn der Körper erschöpft oder gestreßt ist, zu Zeiten hormoneller Veränderungen oder als Resultat einer Blutstörung. Was auch immer die Ursache dafür ist, mit Furunkeln und Abszessen signalisiert der Körper, daß das System der Reinigung bedarf: Verzichten Sie auf Stimulanzien,

essen Sie viel frisches Obst und Gemüse, und trinken Sie viel Wasser
oder Kräutertee (vor allem Kräuter, die der Blutreinigung dienen).
Medizinische Untersuchungen haben gezeigt, daß Teebaumöl eine
hervorragende Behandlung für Furunkel und Abszesse gewährlei-
stet, da es durch die Haut eindringt, um die Infektion zu bekämpfen
und den Eiter aufzulösen, ohne daß ein Öffnen der Haut erforderlich ist.

- Warten Sie nie darauf, bis das Furunkel oder der Abszeß von allein aufplatzt – behandeln Sie beide von Anfang an, indem Sie sie
  mit reinem Teebaumöl abtupfen. Wiederholen Sie den Vorgang
  2–3mal täglich.
- Wenn sich das Furunkel/der Abszeß bereits gebildet hat, legen Sie
  eine Packung aus Tonerde auf, in die Sie 3 Tropfen Teebaumöl
  mischen. Lassen Sie sie eine halbe bis eine Stunde lang auf der
  betroffenen Stelle liegen, um die Flüssigkeiten/den Eiter herauszuziehen, dann baden Sie sie vorsichtig in Wasser. Alternativ
  können Sie auch einen warmen Waschlappen, der mit einer
  Teebaumöllösung getränkt ist, auflegen und das Furunkel/den
  Abszeß anschließend mit reinem Teebaumöl auf einem Wattebausch abtupfen. Wiederholen Sie den Vorgang 2–3mal täglich.
- Ist das Furunkel/der Abszeß besonders schwerwiegend, bedecken
  sie es/ihn 12 Stunden mit einer zuvor in reinem Teebaumöl eingeweichten Gaze. Erzielen Sie damit keine Besserung, so suchen Sie
  einen Arzt auf.
- Fügen Sie Ihrem Badewasser als generelle Desinfektionsmaß-
  nahme 8–10 Tropfen Teebaumöl hinzu.
- Andere hilfreiche ätherische Öle: Bergamotte, Kamille, Lavendel.

Hautpflege

Teebaumöl ist ein wertvolles Hautpflegemittel. Obwohl es ausgezeichnete antiseptische Eigenschaften besitzt, wirkt es mild auf der Haut und kann somit in einem weiten Spektrum von Hautzuständen eingesetzt werden, ebenso wie für mehr allgemein desinfizierende Zwecke.

Bei einem theoretischen Vergleich zwischen dem Teebaumöl und anderen antiseptischen Mitteln, die in der Hautpflege Verwendung finden, kam das Öl des Teebaums dem Ideal des Hautdesinfektionsmittels am nächsten. Aus folgenden Gründen:

1. Es ist von rascher antibakterieller Wirkung in einem weiten Spektrum von Organismen, verfügt über eine gute Beharrlichkeit und kann von der Haut außerdem hochgradig absorbiert werden.
2. Es besitzt bemerkenswerte reinigende Eigenschaften, die schon mehrfach in der klinischen Literatur hervorgehoben wurden.
3. Es bewirkt keine Hautirritationen, ist nicht giftig, beschädigt Gewebezellen nicht und hat keine erwähnenswerten Nebenwirkungen.
4. Es läßt sich nicht verunreinigen.
5. Es ist kosmetisch akzeptabel, weil es farblos und von einem angenehmen, klaren Geruch ist.
6. Es verfügt über einen fast neutralen pH–Wert.
7. Bei organischem Detritus (Schmutz, Blut und Eiter) ist es außerordentlich wirkungsvoll.
8. Es ist bei Pilzbefall höchst effizient und wird auch gegen virale Beschwerden mit Erfolg eingesetzt.

Darüber hinaus ist Teebaumöl nicht nur nützlich bei fettiger oder durch Pickel verunstalteter Gesichtshaut, sondern hilft auch bei trockener Haut. Mit anderen Worten: es eignet sich für alle Hauttypen.

- Wenn es sich um ein Reinigungsmittel, einen Toner für die tägliche Hautpflege, insbesondere aber um Problemfälle handelt, vermischen Sie 15 Tropfen Teebaumöl und 15 Tropfen Lavendel mit 25 ml Hamamelis und 75 ml destilliertem Wasser (oder einem anderen ›Blumenwasser‹) und tragen es morgens und abends auf, bevor Sie die Haut mit Feuchtigkeit versorgen.
- Um die Haut mit Feuchtigkeit zu versorgen, mischen Sie 3 Tropfen Teebaumöl mit 1 Teelöffel Weizenkeimöl (oder mit einer Feuchtigkeitscreme). Tragen Sie die Mischung 2 mal täglich auf.

Insektenbiß/-stich

Seit langer Zeit wird Teebaumöl in Australien als Mittel gegen unterschiedliche Insektenbisse und -stiche benutzt. Man hat festgestellt, daß es bei Bissen und Stichen von Stechmücken, Sandflöhen, Flöhen, Pferdebremsen, Wespen, Bienen und sogar mancher Spinnen und Quallen rasch Erleichterung verschafft. Direkt auf dem Biß oder dem Stich verrieben, beseitigt Teebaumöl nicht nur Juckreiz und Schmerz, sondern verhindert auch eine mögliche Entzündung, die sich – vor allem bei Kindern – bei übermäßigem Kratzen entwickeln kann.

Eine Frau machte sich Sorgen wegen ihres Sohnes, der von Moskitostichen übersät aus dem Ferienlager zurückkam.

Er kratzte an ihnen herum und machte die Sache nur noch schlimmer. Ich trug Teebaumöl auf, in nur 20 Minuten verschwand der Juckreiz, und am nächsten Morgen war alles gut.

Eine andere Frau berichtete, wie sie bei der Rückkehr von einer Reise nach Dubai unter mehreren Moskitostichen an den Beinen litt, die zu Entzündung und Eiterung geführt hatten.

Ich badete darin (in Teebaumöl), gab 10 Tropfen ins Badewasser, und wusch darüber hinaus auch die Wunden damit aus ...

Sofort stellte sich Erleichterung ein, und die Schwellung ging zurück.

Weil Teebaumöl ein wirkungsvolles Antiseptikum, doch gleichzeitig auch sanft zur Haut ist, kann es immer wieder aufgetragen werden, ohne daß man Angst vor Irritationen haben müßte. Außerdem stellt Teebaumöl ein ausgezeichnetes Mittel zur Insektenabwehr dar – eine Entdeckung, die schon die ersten Teebaumöl-Erntearbeiter gemacht hatten.

- Um Bisse und Stiche zu behandeln, verteilen Sie reines Teebaumöl auf den betroffenen Bereich und wiederholen diesen Vorgang, sofern erforderlich, alle 4 Stunden.
- Auch 5–10 Tropfen im Badewasser sind von Nutzen.
- Als vorbeugende Maßnahme kann Teebaumöl in reiner Form auf die unbedeckte Haut aufgetragen werden; auf Kleidungsstücke wie Strümpfe, Halstücher etc.; oder auf größere Körperflächen – in einem leichten pflanzlichen Öl verdünnt.
- Um Insekten vom Haus fernzuhalten, geben Sie Teebaumöl auf eine Fliegenstrippe oder in einen Luftbefeuchter.
- Weitere Maßnahmen: Verschiedene ätherische Öle halten Insekten fern, als am wirkungsvollsten erwiesen sich Lavendel, Zitronella, Lemongras, Eukalyptus und Zeder oder eine Kombination aus diesen Essenzen.

Rissige Haut

Trockene, rissige Haut an Füßen und Händen ist ein weitverbreitetes Problem, vor allem während der Wintermonate. In schweren Fällen kann dies schmerzhaft sein, vor allem wenn das Auftreten der Hautrisse mit Erfrierungen oder Hautbeschwerden wie Schuppenflechte in Verbindung steht.

- Mischen Sie 3 Tropfen Teebaumöl mit 1 Teelöffel Weizenkeimöl (oder mit einer dicken, feuchtigkeitsspendenden Creme), und massieren Sie die Mischung morgens und abends gut in die betroffenen Bereiche ein. Fahren Sie regelmäßig damit fort, bis eine Besserung eintritt.

- Weitere Maßnahmen: Benzoe, Lavendel, Myrrhe und Patschuli sind, wenn sie einzeln oder in Kombination miteinander benutzt und wie Teebaumöl eingesetzt werden, ebenfalls nützliche ätherische Öle gegen rissige Haut.

Schuppenflechte

Schuppenflechte ist eine nichtansteckende Hautkrankheit, die in bezug auf Schwere und Häufigkeit stark variieren kann. Zu den häufigsten Symptomen gehören Schorf, schuppige Haut, ringförmige Läsionen, glatte, gerötete Flecken und akute Pusteln.

Man meint, daß Schuppenflechte durch eine Funktionsstörung der Hautenzyme zusammen mit einer verstärkten Veränderung der Epidermiszellen und einer Ausdehnung der Hautkapillargefäße zustande kommt. Die Krankheit wird durch mentalen Streß verstärkt und oft mit irgendeiner tiefsitzenden emotionalen Störung in Zusammenhang gebracht. Die Behandlung der Symptome sollte daher am besten parallel zu einer psychologischen Beratung oder zu einer Erforschung möglicher Ursachen und unterstützender Faktoren durchgeführt werden. Nahrungsmittelallergien, Vitaminmangel und Umwelteinflüsse können ebenfalls das ihrige zu dieser qualvollen Erkrankung beitragen.

In Anbetracht der oben genannten Faktoren ist Schuppenflechte eine schwer zu behandelnde Krankheit und muß möglicherweise auf mehr als eine Art behandelt werden. Auf der symptomatischen Ebene werden jedoch Teebaumöl, Cajeput und Myrrhe recht erfolgreich eingesetzt.

- Vermischen Sie 50 ml Avokadoöl, 50 ml Borretschkeimöl (oder Primelöl) und ein wenig Weizenkeimöl zu einer dicken Lotion. Fügen Sie noch 30 Tropfen Teebaumöl, 10 Tropfen Cajeput und

Myrrhe hinzu. Tragen Sie die Lotion mindestens 2 mal täglich auf den betroffenen Bereich auf.

- Weitere Maßnahmen: Lösen Sie Meersalz in Ihrem Badewasser auf, und setzen Sie Ihre Haut der Sonne aus. Beides kann in manchen Fällen hilfreich sein.

Verbrennung

Verbrennungen können durch trockene oder feuchte Hitze (Verbrühungen) entstehen und sind oft sehr schmerzhaft. Geringfügige Verbrennungen reagieren außerordentlich gut auf die Behandlung mit ätherischen Ölen, da diese den Schmerz lindern, die Blasenbildung oder Infektion verhindern und die Heilung unterstützen.

Anmerkung: Schwere Verbrennungen, vor allem wenn sie von einem Schockzustand begleitet werden, bedürfen der sofortigen ärztlichen Behandlung.

Teebaumöl wird in Australien immer mehr zu einem festen Bestandteil von Mitteln gegen Verbrennungen:

Abgesehen von der schnelleren Heilung und dem Ausbleiben einer Entzündung, habe ich besonders die Schmerzlinderung gleich nach dem ersten Auftragen als hilfreich beobachtet.

- Halten Sie die betroffene Körperstelle unverzüglich mindestens 5 Minuten lang unter fließendes kaltes Wasser, und tragen Sie anschließend reines Teebaumöl auf die Verbrennung auf. Setzen Sie die Behandlung mindestens 3 mal am Tag fort, so lange bis die Haut geheilt ist.
- Alternativ können Sie die Stelle mit einem Gel auf Wasserbasis, in dem 5–10% Teebaumöl enthalten sind, einreiben.
- Weitere Maßnahmen: Lavendelöl ist bei Verbrennungen ebenfalls sehr hilfreich, wenn es auf die gleiche Weise wie Teebaumöl eingesetzt wird.

PETRA NEUMAYER

Die Heilkraft von Algen

Candida albicans

Candida albicans ist ein Hefepilz, der, im wahrsten Sinne des Wortes, in unser aller Munde und vor allem im Darm vorkommt. Im Normalfall leben die meisten Pilze, Viren und Bakterien, die Krankheiten verursachen, recht friedlich mit Menschen, Tieren und Pflanzen zusammen. Ein gesunder Organismus kann dank seines Immunsystems übermäßige Vermehrungstendenzen von Mikroorganismen im Zaum halten. Großer Streß, falsche Ernährung, Antibiotika oder Umweltgifte können einerseits den Zustand unseres Körpers zugunsten der Keime verändern und andererseits den Organismus so sehr schwächen, daß z. B. Candida albicans sich explosionsartig vermehren und zu mannigfachen Gesundheitsstörungen führen kann.

In der Regel legt den Grundstein für den Candida-Befall die Übersäuerung des Organismus durch eine Ernährung, die zu reich an Eiweiß und Kohlenhydraten ist. Candida besiedelt zunächst die Schleimhäute von Mund, Speiseröhre, Magen und Darm, später auch von Blase und Vagina. Symptome sind Blähungen, Durchfall, Verstopfung, Jucken und Brennen in Mund, Hals, Vagina und am After. Dazu kommen dann Müdigkeit, Leistungs- und Konzentrationsschwäche, Übelkeit, Schwindel und Kreislaufregulationsstörungen. Wird die Verbreitung des Pilzes nicht eingedämmt, treten auch Ekzeme, Akne und Schuppenflechte auf. Ist der Darm erst einmal geschädigt, können unvollständig verdaute Eiweißstoffe durch die Darmwand hindurch ins Blut gelangen und dort zu Unverträglichkeiten und Allergien führen.

Candida-Befall ist ein Chamäleon unter den Krankheiten: Jeder Mensch kann zunächst mit unterschiedlichen Symptomen reagieren. Auch Stuhluntersuchungen sind nicht immer zuverlässig, da sich die Pilze im Darm regelrecht einnisten und so gut von den Darmfalten geschützt sind, daß unter Umständen eine Laboruntersuchung im Stuhl nichts feststellen kann. Darum dauert es manchmal relativ lange, bis die Krankheit richtig erkannt und durch geeignete Diät und Behandlung bekämpft werden kann. Ohne streng eingehaltene, kohlenhydratarme Ernährung und den weitgehenden Verzicht auf tierisches Eiweiß ist die Candida-Bekämpfung aber von vornherein zum Scheitern verurteilt. Kohlenhydrate in jeder Form, besonders Zucker, sind die Leibspeise von Candida albicans. Also müssen die Betroffenen auch Honig, Fruchtzucker und süßes Obst vermeiden.

Bei dermaßen aggressiven Organismen wie entgleisten Hefepilzen dürfen von Algenpräparaten keine Wunder verlangt werden. Dennoch können sie einen wesentlichen Beitrag zur Heilung leisten, wenn sie sinnvoll in eine umfassende Therapie eingebaut werden. Spirulina enthält z. B. natürliche, antibiotisch wirkende Substanzen, die das Pilzwachstum eindämmen, ohne die natürliche Darmflora zu schädigen. Spirulina hilft bei regelmäßiger äußerlicher Anwendung als Packung sogar bei Pilzbefall der Haut. Besonders wertvoll sind bei der strengen Anti-Pilz-Diät natürlich die hochwertigen Eiweiß- und Mineralstoffe der Algen wie auch ihre Vitamine. Diätbedingte Mangelerscheinungen können damit praktisch ausgeschlossen werden. Darüber hinaus unterstützt das Chlorophyll die Heilung der angegriffenen Darmwände, und Mineralstoffe wie Magnesium und Zink fördern die Regenerierung der kaputten Schleimhäute. Der hohe Gehalt an Beta-Carotin schützt als Antioxidans die Körperzellen vor freien Radikalen. Das sind aggressive Molekularteilchen, die gesunde Zellen schädigen. Auch einem Mangel an B-Vitaminen, der bei Candida-Befall öfter auftritt, kann durch Algenpräparate vorgebeugt werden. Algen liefern also im Grunde alle nötigen Nährstoffe, die bei einer Pilz-Behandlung nötig sind. Allerdings ist es dann nicht ausreichend, gelegentlich eine Prise getrockneter Algen ins Gemüse oder über den Salat zu streuen, sondern es müssen Algenpräparate nach Vorschrift des Therapeuten oder des Herstellers täglich eingenommen werden. Besonders eignet sich hierzu Spirulina. Sehr wichtig im Zusammenhang mit einer Candida-Therapie ist die Entsäuerung des Organismus, da ein zu niedriger pH-Wert in der Regel die Voraussetzung für ein massives Candida-Wachstum ist. Algen sind – wie alle Gemüse – extrem basische Nahrungsmittel, die der Übersäuerung des Körpers entgegenwirken.

Rheumatismus, Gicht, Arthritis, Arthrose

Schmerzen in der Wirbelsäule und im Gelenkbereich (Hüften, Knien, Fingern etc.) bedeuten für viele Menschen eine qualvolle Einschränkung ihrer Bewegungsfähigkeit und ihrer Lebensqualität. Die Ursachen für die über 50 verschiedenen Formen von entzündlichen Gelenkerkrankungen sind vielfältig. Man spricht von erblicher Veranlagung, Störungen des Immunsystems, Intoxikation über die Nahrung oder einem schlecht funktionierenden Darm, Übersäuerung des Körpers durch Fehlernährung, Genußmittelmißbrauch und vielem mehr. Fest steht, daß Algen auch bei diesen Beschwerden lindernd und heilend wirken können. Packungen und Umschläge erleichtern die Schmerzen und regen die Durchblutung an; dadurch werden die schlecht durchbluteten Gelenke gereinigt und mit Nährstoffen versorgt. Die innere Anwendung von Algen hilft, den Cholesterin- und Harnsäurespiegel zu senken, der die Entzündungsprozesse fördert und verursacht; außerdem wird dadurch die Übersäuerung des Körpers neutralisiert. Algen schützen zudem die bei Rheumatikern oft angeschlagene und für Giftstoffe und Fremdeiweiße durchlässige Darmschleimhaut. Bei der rheumatoiden Arthritis führen nämlich Überreaktionen der Abwehrzellen auf Viren, Giftstoffe und Eiweißkörper, die z. B. über den Darm ins Blut gelangt sind, zu Gelenkentzündungen. Die übermäßig aktiven Abwehrzellen, wie die Makrophagen (Freßzellen), zerstören nämlich auch körpereigenes Gewebe, in diesem Fall den Gelenkknorpel. Die Knochenenden beginnen aneinanderzureiben, es entstehen die schmerzhaften Entzündungen und Gelenkverformungen.

Algen wirken regulierend auf das Immunsystem, wie wir bei dem Thema Allergien noch sehen werden, und schwächen diese Überreaktionen ab. Sie aktivieren zwar einerseits die Freßzellen, regulieren aber andererseits deren Tätigkeit durch die Stimulierung der körpereigenen Interferonbildung. Interferon ist ein wirkungsvoller Regulator des Immunsystems und bekämpft rheumatoide Arthritis. Seit einiger Zeit werden die Algenpackungen und -bäder und die Einnahme von Algen in der Rheumatherapie auch durch Infektionen mit Algenpräparaten ergänzt. Steril aufbereitete Algenextrakte werden, mit Procain kombiniert, direkt in den Bereich der kranken Gelenke gespritzt. Das Procain wirkt schmerzstillend und schaltet Störfelder im Injektionsbereich aus. Gekoppelt mit einer überwiegend pflanzlichen Vollwertkost und mit Algenpräparaten zum Einnehmen sowie mit pflanzlichen und homöopathischen Mitteln, kann man oft eine deutliche Besserung der Beschwerden erreichen. Manchmal läßt sich sogar eine prothetische Operation verhindern oder wenigstens hinauszögern. Wirkungsvoll bei rheumatisch–gichtischen Erkrankungen sind besonders die Braunalgen, außerdem Spirulina und die Süßwasseralgen Chlorella und Scenedesmus.

Arteriosklerose und Bluthochdruck

Die Hypercholesterinämie, also erhöhte Cholesterinwerte im Blut, ist eine der Hauptursachen für die in Industrieländern so weit verbreitete Arteriosklerose, die Verengung der Blutgefäße durch Cholesterinablagerungen. Cholesterin an sich ist kein gefährlicher Stoff: Jede Körperzelle braucht es, um ihre schützende Zellhülle aufbauen zu können. Nur wenn zuviel Cholesterin im Blut ist und die verschiedenen Cholesterinarten in einem ungünstigen Mengenverhältnis zueinander stehen, ergeben sich Probleme. Eine fettreiche und ballaststoffarme Ernährung sorgt für einen überproportionalen Anstieg des schädlichen LDL-Cholesterins im Verhältnis zum gesunden HDL-Cholesterin. Die Folge: verengte Blutgefäße werden starr und führen zu einer Mangeldurchblutung von Organen und Muskulatur. Um dies auszugleichen, erhöht sich dann meist der Blutdruck, damit mehr Blut in die schlecht versorgten Gebiete gebracht werden kann. Dies hilft aber nur vorübergehend, belastet die Blutgefäße noch zusätzlich und kann sogar einen Schlaganfall oder einen Herzinfarkt bewirken.

Untersuchungen mit Algen haben gezeigt, daß Spirulina, Chlorella, aber auch Hiziki, Nori und andere Speisealgen einen cholesterinsenkenden Einfluß haben. Auch scheinen sogenannte Porphyrine, die mit dem roten Blutfarbstoff Hämoglobin und mit Chlorophyll verwandt sind, einen heilenden Effekt auf das Gewebe zu haben. Zudem heften sie sich an die Plaques in den Gefäßen und können deren Wachstum stoppen. Porphyrine entstehen im Körper aus dem in den Algen reichlich vorhandenen Chlorophyll. Auch Phospho- und Glycolipide, das heißt in Öl lösliche Bestandteile von Mikroalgen, können den Cholesterinspiegel im Blutserum absenken. Chlorophyll fördert auch die Kraft des Herzmuskels. Vor allem von der Braunalge Kelp wird gesagt, daß sie imstande sei, leichte Herzschwäche zu bessern. Sie lindert Atemlosigkeit, Herzklopfen und Brustschmerzen. Das bedeutet selbstverständlich nicht, daß Algen in der Lage sind, Herzmedikamente zu ersetzen.

Immunstärkung

Am klinisch-morphologischen Institut der Universität Herdecke wurde eine Studie durchgeführt, die bewies, daß die regelmäßige Einnahme des Algen-Komplexes aus dem Laboratoire Physio-Estétique in Saarbrücken die sogenannte Paramunität des Menschen steigern kann. Es wurden 30 Tage lang je dreimal zwei Algen-Komplex-Kapseln verabreicht, in denen Wirkstoffe von zwölf verschiedenen Speisealgen enthalten waren. Dabei wurde festgestellt, daß die Zahl von Leukozyten, den weißen Abwehrzellen, deutlich anstieg. Erhöhte Paramunität bedeutet, daß nicht, wie bei einer Impfung, die Abwehr gegen ganz spezielle Erreger gesteigert wird, sondern allgemein eine Erhöhung der Widerstandskraft gegen eine

Vielzahl verschiedener Erreger und Giftstoffe vorliegt. Allerdings hält dieser algeninduzierte Effekt nach dem Ende der Einnahme nur etwa sieben Tage an. Trotzdem zeigt dies, daß Algen zur Vorbeugung von Infektionskrankheiten sehr geeignet sind und auch bei bestehenden Erkältungskrankheiten oder anderen Infekten die Abwehrkraft steigern können.

Allergien

Nahrungsmittelallergien, Heuschnupfen, allergisches Asthma, allergische Ekzeme und allergiebedingte Gelenkentzündungen sind ein Übel, von dem immer mehr Erwachsene und vor allem auch Kinder betroffen werden. Die Ursachen liegen sicher in der Fülle von Chemikalien in unserer Umwelt, den zahlreichen durch industrielle Herstellungstechniken verfremdeten Nahrungsstoffen und der Überlastung der Psyche durch Reizüberflutung und Lärm. Ein derart überlastetes Immunsystem reagiert schnell übertrieben auf eigentlich harmlose Reize, wie z. B. Blütenpollen oder Eiweiß. Wie wir schon bei der Krebstherapie und den rheumatischen Erkrankungen festgestellt haben, helfen bei Allergien Algen auch aufgrund ihrer immunmodulierenden, das heißt das Immunsystem regulierenden, Fähigkeiten.

Bei Allergien ist die Stimulation der Freßzellen besonders wichtig: Durch diese werden fremde Eiweißkörper, die eine allergische Reaktion auslösen könnten, schneller zerstört und ausgeschieden. Der hohe Gehalt an Beta-Carotin, das als Vorstufe von Vitamin A mit diesem zusammen für die Reparatur und Stärkung der Schleimhäute verantwortlich ist, wirkt direkt an den Schleimhäuten von Bronchien, Rachen und Nase und schützt die Darmschleimhaut gegen allergenisierende Fremdstoffe. Auch die Gamma–Linolsäure und andere mehrfach ungesättigte Fettsäuren helfen dem Organismus, allergische Reaktionen zu vermeiden. Algenpräparate, z. B. aus Spirulina oder Chlorella, müssen allerdings mindestens drei Monate lang eingenommen werden, bevor mit einer Besserung der

Beschwerden zu rechnen ist. Dies ist zwar eine lange Zeit und verlangt viel Geduld und Vertrauen in die Kräfte des Meeres, aber das Ergebnis ist dauerhaft und ohne Nebenwirkungen.

Schilddrüsenunterfunktion

Eine Unterfunktion der Schilddrüse kann zu Beschwerden wie Müdigkeit, Lustlosigkeit, Muskelschwäche, starker Kälteempfindlichkeit, Schwächung von Nägeln, Haaren und Haut sowie Gewichtszunahme führen. Für die optimale Funktion der Schilddrüse ist Jod unerläßlich. Dies war der Hauptgrund für die Einführung des künstlich jodierten Speisesalzes im lebensmittelverarbeitenden Gewerbe. Allerdings ist die Anreicherung von Lebensmitteln mit künstlich jodiertem Salz keineswegs unumstritten, was ihre Wirkung auf den Organismus betrifft. Auch scheint synthetisches Jodsalz bisher die Zahl der Schilddrüsenerkrankungen nicht verringert zu haben.

Viel effektiver wirkt hingegen das in Meeresalgen natürlich gebundene Jodit. Es stimuliert eindeutig die Funktion der Schilddrüse. In Apotheken werden heutzutage aus Blasentang und Kelp gewonnene Präparate angeboten, die den Körper mit einer ausreichend hohen Jodmenge versorgen können. Oft reicht aber die Verwendung von Meeresalgen in der täglichen Küche schon völlig zur Jodversorgung aus. Bevor man aber eine intensive Einnahme von Jodpräparaten beginnt, muß man immer einen Arzt aufsuchen, damit dieser eine Untersuchung der Schilddrüse vornimmt; auf diese Weise kann eine eventuell vorhandene Überfunktion derselben festgestellt werden. Sollte dies der Fall sein, müßte von einer Jodkur abgesehen werden.

Beschwerden im Verdauungstrakt

Chronische Verstopfung als Folge von Darmträgheit ist ein weitverbreitetes Übel in den industrialisierten Ländern. Abführmittel
gehören tatsächlich zu den meistverkauften Medikamenten überhaupt! Folgen unzureichender Darmentleerung sind Blähungen,
Unwohlsein, Völlegefühl und auch regelrechte Erkrankungen, die
durch Fäulnis- und Gärungsgifte entstehen. Diese wiederum bilden
sich, wenn der Nahrungsbrei zu lange im Darm bleibt. Dies kann
auch zur Zerstörung der Darmschleimhaut führen, die durchlässig
wird für Allergene und unfähig ist, die benötigten Nährstoffe aufzunehmen und ins Blut abzugeben. Pilze und Bakterien können den
Darm besiedeln und die Situation noch verschlimmern.

Algen geben durch ihren hohen Anteil an unverdaulichen Zellu-
losefasern dem Darm wieder einen Reiz zum Arbeiten, so daß die
konzentrierten Eiweiße, Fette und Kohlenhydrate verdaut werden,
bevor sie zu faulen anfangen. Diesen Effekt hat prinzipiell jede
Pflanzen- und Vollgetreidekost, aber die Algen schützen und pflegen
zusätzlich Magen und Darm mit ihren Schleimstoffen, sind entzündungshemmend und bieten dem Körper genug Mineralien an, um
sich wieder aufzubauen. Die Rotalgen Irisch Moos (Carragheen)
und Agar-Agar wirken besonders schützend auf den Darm. Auch
Nori ist durch seine stark antibakteriellen Wirkstoffe bei Darmin-
fektionen ein ausgezeichnetes Mittel. Das gilt ebenso für alle Braunalgen. Die Süßwasseralge Chlorella und auch die Spirulina erreichen sogar bei Entzündungen der Bauchspeicheldrüse gute Ergebnisse. Besonders Spirulina sollte in keiner Reiseapotheke fehlen: Sie
ist nämlich ein erstklassiges Erste-Hilfe-Mittel bei Durchfall!

Nährstoffmangel

Zeiten großer psychischer Belastung im Beruf oder im Privatleben bringen oft einen besonders hohen Verbrauch an Vitaminen und Mineralien mit sich. Auch in der Schwangerschaft, nach schweren Erkrankungen oder im Alter ist der Nährstoffbedarf besonders hoch. Algen bieten alle nötigen Stoffe in idealer, natürlicher Form und können so dazu beitragen, die Depots wieder aufzufüllen, die wir brauchen, um dem Streß gewachsen zu sein. Besonders Dulse eignet sich aufgrund des hohen Eisengehaltes auch bei Blutarmut (Anämie), die auf Eisenmangel zurückzuführen ist. Hier nützen auch Nori, Wakame, Kombu, Spirulina und Chlorella. Die Vitamine B_1 und B_{12} sowie Zink und Magnesium sind gute Aufbaustoffe bei Schwäche und Hinfälligkeit. Und die essentiellen Aminosäuren bilden die reinste Kraftnahrung für gute Konzentrationsfähigkeit und Gedächtnis.

PETRA NEUMAYER

Einsatzmöglichkeiten des Grapefruitkern-Extrakts

Jakob Harich hatte den Startschuß zu einer großangelegten klinischen Studie über den Grapefruitkern-Extrakt gegeben. Es stellte sich heraus, daß der Grapefruitkern-Extrakt eine Vielzahl von Kriterien erfüllt, die man sich von einem idealen biologischen Antibiotikum erwarten würde:

1. Grapefruitkern-Extrakt ist ein reines Naturprodukt.
2. Grapefruitkern-Extrakt hat ein breites Wirkungsspektrum und ist somit gegen eine Vielzahl von Bakterien, Viren, Pilzen und Parasiten einsetzbar.
3. Das körpereigene Immunsystem wird durch die Einnahme von Grapefruitkern-Extrakt nicht geschwächt, sondern im Gegenteil noch gestärkt.
4. Der Grapefruitkern-Extrakt ist auch noch in einer Verdünnung von 1:1000 wirksam.
5. In keiner der klinischen Testreihen zur Untersuchung von Grapefruitkern-Extrakt konnten negative Nebenwirkungen festgestellt werden.
6. Durch die Einnahme von Grapefruitkern-Extrakt bleibt die natürliche Bakterienflora im Mund- und Rachenraum, im Darm und in der Scheide unangetastet.
7. Grapefruitkern-Extrakt hat eine antioxydative Wirkung und vermindert somit die Bildung der gefährlichen Freien Radikalen im Körper.
8. Grapefruitkern-Extrakt hat eine synergetische Wirkung zu Vitaminen.

Die Liste der Einsatzmöglichkeiten von Grapefruitkern-Extrakt ist beeindruckend – und sie wächst stetig an. Es hat sich gezeigt, daß Grapefruitkern-Extrakt ein sehr breites Wirkungsspektrum abdeckt, wie man es bislang nur von den mit starken Nebenwirkungen einhergehenden antibiotischen Präparaten kannte. So entfaltet der Grapefruitkern-Extrakt seine antibakterielle und antiseptische Wirkung bei Bakterien-, Viren- oder Pilzbefall, insbesondere auch bei Candida albicans. Eine kurze Aufzählung soll zeigen, wie vielfältig die Einsatzmöglichkeiten von Grapefruitkern-Extrakt sind:

- Parasitenbefall
- Verdauungsstörungen
- Zahnfleischentzündung
- Streptokokkenangina
- Halsentzündung
- Ohrenentzündung
- Nagelpilz
- Schuppenflechte
- Warzenbildung
- Schnupfen
- Saures Aufstoßen
- Irritationen der natürlichen Scheidenflora und alle Hautkrankheiten

Außerdem eignet sich der Grapefruitkern-Extrakt zum Desinfizieren von mit Pestiziden behandeltem oder von Mikroben befallenem Obst und Gemüse. Dabei wird das Obst oder Gemüse einfach in reichlich Wasser mit ein paar Tropfen Grapefruitkern-Extrakt ausgeschwenkt.

Grapefruitkern-Extrakt und seine Anwendungsformen

Der Grapefruitkern-Extrakt ist eine stark konzentrierte zähe Flüssigkeit, mit der sehr sparsam umgegangen werden muß. Bei richtiger und fachgerechter Anwendung zieht der Grapefruitkern-Extrakt keine Nebenwirkungen nach sich. Allerdings muß man beim Umgang mit Grapefruitkern-Extrakt höchste Vorsicht walten lassen. Er darf niemals unverdünnt eingenommen werden und auf gar keinen Fall auf die Schleimhäute oder in die Augen gelangen. Sollte dies doch einmal vorkommen, müssen Sie die betreffenden Stellen sofort mit reichlich lauwarmem Wasser abwaschen beziehungsweise ausspülen.

Für den therapeutischen und alltäglichen Einsatz von Grapefruitkern-Extrakt gibt es jeweils unterschiedliche Konzentrationen, Aufbereitungsmöglichkeiten und Anwendungsformen.

Handelsformen von Grapefruitkern-Extrakt

- Konzentrat
- Kapseln
- Waschlotion
- Ohrentropfen
- Deospray
- Fußspray
- Desinfektionsspray
- Puder

Bekannte Nebenwirkungen des Grapefruitkern-Extrakts

Darm

Die regelmäßige Einnahme von Grapefruitkern-Extrakt verursacht ab und an leichte Darmirritationen. Da Grapefruitkern-Extrakt eine starke antibakterielle Wirkung sowohl außerhalb als auch innerhalb des Körpers entfaltet, kann es so zunächst zu einem gesteigerten Stoffwechsel kommen. Dieser erhöhte Stoffwechsel geht mit dem vermehrten Ausscheiden von Schlacken einher, so daß sich insbesondere die Verdauungsaktivität kurzfristig verstärkt. Setzen Sie in diesem Fall die Einnahme von Grapefruitkern-Extrakt nicht fort, sondern warten Sie ab, bis sich die Darmaktivität wieder normalisiert hat.

Augen und Schleimhäute

Beim Grapefruitkern-Extrakt handelt es sich in der unverdünnten Form um eine stark ätzende Flüssigkeit. Es ist daher beim Umgang mit Grapefruitkern-Extrakt besonders darauf zu achten, daß der reine Extrakt beim Zubereiten der benötigten Lösungen auf keinen Fall in die Augen oder auf die Schleimhäute kommt. Sollte dies doch einmal der Fall sein, müssen Sie umgehend die betroffenen Körperregionen sorgfältig mit reichlich lauwarmem Wasser spülen.

Haut

Normalerweise richtet der Grapefruitkern-Extrakt keine gesundheitlichen Schäden an, wenn er unverdünnt auf die Haut – nicht aber auf die Schleimhäute! – gelangt. So wird beispielsweise bei der Behandlung von Warzen der Grapefruitkern-Extrakt auch unverdünnt direkt auf die betroffenen Stellen aufgetragen. Allerdings kann es bei besonders empfindlicher Haut gerade an normalerweise unbedeckten Körperstellen zu Hautreizungen und Rötungen kommen. Die Behandlung von Warzen stellt jedoch einen Sonderfall dar, und bei sachgemäßem Umgang mit dem Grapefruitkern-Extrakt sollte lediglich der weitere Hautkontakt mit der unverdünnten Lösung vermieden werden. Sollten Sie daher aus Versehen einmal mit dem reinen Grapefruitkern-Extrakt in Berührung kommen, waschen Sie ihn am besten sofort mit warmem bis lauwarmem Wasser ab.

Toxizität

Unter Toxizität versteht man die Giftigkeit eines Stoffs oder eines Medikaments. Sie wird für jeden Stoff (ob Kosmetika oder Nahrungsmittelergänzung) und jedes medizinische Präparat zunächst im Tierversuch ermittelt. Hierfür wurde eine spezielle Bezeichnung, nämlich die LD (Letal Dose: eine sehr hohe Dosierung, die beispielsweise bei Ratten zum Tode führt) geprägt.

Beim Grapefruitkern-Extrakt ist es nahezu unmöglich, so viel zu sich zu nehmen, daß diese LD-Dosierung erreicht wird. In der unverdünnten Form ist er viel zu ätzend, so daß jeder bereits nach wenigen Tropfen (die für den Gesamtorganismus keine toxische Belastung darstellen) von einer weiteren Einnahme sofort absehen würde. Bei einer in Wasser gelösten Verabreichung kann wiederum keine Konzentration von Grapefruitkern-Extrakt eingenommen werden, die hoch genug wäre, um gesundheitliche Schäden zu bewirken. In Amerika vorgenommene Studien haben diesbezüglich herausgearbeitet, daß eine 75 Kilogramm schwere Person 375 Gramm eines 50prozentigen Grapefruitkern-Extrakts zu sich nehmen müßte, um Vergiftungserscheinungen zu entwickeln. Anders ausgedrückt: Es müßte eine Menge von mindestens fünf Gramm Grapefruitkern-Extrakt pro Kilogramm Körpergewicht geschluckt werden.

Dosierung

Da der im Handel verkaufte Grapefruitkern-Extrakt meist keine 100prozentige Essenz darstellt (zumeist 60 Prozent Glyzerin und 40 Prozent Grapefruitkern-Extrakt), läßt sich eine ernsthafte Gefährdung der Gesundheit durch einen Mißbrauch von zu hohen Dosen nahezu ausschließen. Bei der Anwendung für den Menschen hat sich das Mischverhältnis mit einem 20prozentigen Grapefruitkern-Extrakt bewährt. Alle Dosierungsangaben in diesem Buch basieren auf diesem Mischverhältnis. Wenn Sie Produkte von Firmen benutzen, vergewissern Sie sich immer über deren Mischverhältnisse des

Grapefruitkern-Extrakts. Sind mehr als 20 Prozent Grundextrakt enthalten, sollten Sie bei der Dosierung etwas sparsamer im Gebrauch mit dem Grapefruitkern-Extrakt umgehen.

Warnhinweis

Wie bei allen anderen Medikamenten gilt auch hier: Grapefruitkern-Extrakt außerhalb der Reichweite von Kindern sicher aufbewahren!

Stärkung des Immunsystems

Obwohl der Grapefruitkern-Extrakt ein breites Wirkungsspektrum bei gesundheitlichen Problemen abdeckt, ist sein Haupteinsatzgebiet doch in der Unterstützung der körpereigenen Immunsteigerung zu sehen. Er eignet sich deshalb hervorragend zur Stärkung eines geschwächten Immunsystems besonders bei Personen, die unter chronischer Müdigkeit leiden oder bei AIDS-Kranken, bei denen er wie ein natürliches und sanftes Antibiotikum den verschiedensten Infektionen Einhalt gebieten kann. Die Liste der Einsatzmöglichkeiten ließe sich noch beliebig fortführen.

Beispiele von Fallstudien

Im Jahre 1990 testete die amerikanische Food and Drug Administration den Grapefruitkern-Extrakt an 200 Patienten, die unter parasitären Infektionen litten. Das Ergebnis war verblüffend. Der Grapefruitkern-Extrakt entwickelte ein so breites Wirkungsspektrum, wie es noch von keinem anderen Arzneimittel bekannt war. An der Universität in Sao Paulo, Brasilien, konnten Wissenschaftler eine 100prozentige Effektivität bei der Hautdesinfektion nachweisen. Im Vergleich: Die Wirksamkeit von Alkohol, dem Standarddesinfektionsmittel, liegt lediglich bei 72 Prozent.

In Monterrey, Mexiko, kamen Ärzte zu einem verblüffenden Ergebnis: 15 von 20 Patientinnen, die unter vaginalem Parasitenbefall litten, wiesen nach drei Tagen keinerlei Symptome mehr auf. Sie hatten alle zwölf Stunden eine Spülung mit Grapefruitkern-Extrakt-Lösung durchgeführt. Die Ärzte berichteten auch, daß die Anwendung des Grapefruitkern-Extrakts die Erscheinungsformen des Herpes-Simplex-Virus bereits zehn Minuten nach der Anwendung inaktiviert.

Europäische Studien, geleitet von Dr. F. Feine-Haake vom Horphag Institut, zeigten die Wirksamkeit des Grapefruitkern-Extrakts bei der Behandlung von Krampfadern. Von 100 Personen, die täglich 90 Milligramm Grapefruitkern-Extrakt einnahmen, zeigte sich bei 80 Patienten bereits nach wenigen Tagen eine deutliche Besserung. Immerhin 90 Prozent derjenigen Versuchspersonen, die vorher unter nächtlichen Muskelkrämpfen gelitten hatten, berichteten, daß diese in der Folge ausblieben.

In Italien zeigte eine Studie an Patienten mit Beinödemen eine gute Wirkung. Die Gruppe bestand aus 40 Patienten, 13 Männern und 27 Frauen. Die Versuchspersonen nahmen täglich 300 Milligramm Grapefruitkern-Extrakt ein. Nach 30 Tagen gingen bei 26 Prozent der Patienten die Beinödeme zurück, nach weiteren 30 Tagen waren die Ödeme bei 63 Prozent der Testpersonen vollkommen verschwunden.

Die positive Wirkung, die der Grapefruitkern-Extrakt auf den menschlichen Körper hat, wird nicht nur in klinischen Untersuchungen belegt, sondern auch von vielen Anwendern weltweit bestätigt. Einige Wissenschaftler glauben in ihm gar eine Art Jungbrunnen entdeckt zu haben. Sie gehen nämlich davon aus, daß die Einnahme von Grapefruitkern-Extrakt den Vitaminen sozusagen eine Brücke direkt in die Zelle baut und so für eine stabilere Zellmembran sorgt. Dies führt letztlich dazu, daß die Zellen vor oxydativer Schädigung, wie sie beispielsweise von Freien Radikalen hervorgerufen wird, besser geschützt sind.

Ernährung und Grapefruitkern-Extrakt

Die richtige Ernährung spielt beim Alterungsprozeß eine wichtige Rolle. Sie kann nämlich dazu beitragen, das Leben um rund fünf bis zehn Jahre zu verlängern. So schreitet der Alterungsprozeß schneller voran, wenn die entsprechenden Bausteine für die Gesunderhaltung der Zellen in der Nahrung fehlen. Der übermäßige Konsum von giftigen Substanzen fördert eine vorzeitige Erkrankung – davon sind insbesondere die Menschen in den sogenannten Industrienationen betroffen. Daher ist es besonders wichtig, entsprechende Nahrungsmittelzusätze wie Rutin oder Bioflavonoide, die im Grapefruitkern-Extrakt enthalten sind, einzunehmen.

Aber nicht nur der Grapefruitkern-Extrakt weist spezifische Heileigenschaften auf. Auch die Frucht der Grapefruit wird schon seit langem bei Beschwerden eingesetzt. Sie besitzt in der Volksmedizin zwar nicht den hohen Stellenwert anderer Hausmittel, wie zum Beispiel der Zitrone, aber die Erfahrung beweist, daß auch der Einsatz der ganzen Frucht beziehungsweise des Saftes eine große Bandbreite an Heilmöglichkeiten entfaltet.

Die Grapefruit und ihre Wirkung

- Die Grapefruit unterstützt die Elimination der alten roten Blutkörperchen.
- Sie wirkt positiv auf das Verdauungssystem.
- Sie regt den Appetit an.
- Sie stärkt das Immunsystem.
- Sie beugt gegen Krebs vor.
- Sie wirkt gegen Stoffwechselstörungen.
- Sie senkt den Cholesterinspiegel.
- Sie wirkt auf das Nervensystem.
- Sie wirkt positiv auf die Atmungsorgane.
- Sie hilft bei Erkältungen.
- Grapefruitsaft fördert die Verdauung durch Anregung der Gallentätigkeit.
- Grapefruitsaft, nachts getrunken, wirkt schlaffördernd.

WALLY & JENNY RICHARDSON

Die Heilenergie des Kristallquarz

Der Gruppenbegriff »Quarz« umfaßt eine ganze Anzahl von Steinen, wie den Amethyst, Zitrin, Rauchquarz, Aventurin und andere. Ist er rein, fehlt ihm jegliche Farbe, und er ist wasserklar. Solche Steine werden auch als »Felskristall« bezeichnet. Er schmückt Häuser und Wohnungen in der ganzen Welt durch seine kunstvollen Kristallobjekte; sehr häufig werden auch »Kristallkugeln« zur Dekoration verwandt. Der Quarzkristall verfügt über die bemerkenswerte Eigenschaft, die Polarisationsebene eines Lichtstrahles, der parallel zur optischen Achse übertragen wird, zu drehen. Durch diese Eigenschaft entsteht die Prismawirkung des Steines, an der wir uns schon lange erfreuen.

Wie würden Sie die vielen Facetten dieses Steines definieren?

Die Qualität der Kristallstruktur (trigon) ist für die Menschheit und das Universum außerordentlich wichtig. Sie werden feststellen, daß diese Form häufig in der Natur vorkommt. Aus dieser Struktur entstehen alle anderen und trotzdem ist sie die Basisstruktur, die vollkommen in sich selbst ist. Die Kristallstruktur als solche ist klar und deutlich, von Reinheit und Tiefe. Es handelt sich um eine Struktur, die die Menschheit vieles lehrt. Indem wir uns mit ihr befassen und über sie meditieren, erkennt der Mensch sein eigenes Sein. Blickt er in den Kristall hinein, erkennt er die Reflexion vieler Farben, die Reflexionen vieler Menschen, die Reflexionen seiner eigenen Gedanken. Der Mensch erkennt auch seine eigene Zerbrechlichkeit, Sprödigkeit, denn so wie der Kristall, den bestimmte Energien treffen, in viele Stücke zerbricht, die die gleichen Merkmale besitzen wie der ursprüngliche Kristall, so bemerkt der Mensch, dessen Sein erschüttert wird, daß Fragmente seines Selbst abfallen, die von der gleichen kristallinen Kraft sind wie er selbst.

Die einzelnen Bereiche im Menschen wechseln beständig, so wie die Farben des Kristalls. Folglich sind sie schwer zu erfassen, muß es schwierig sein, ihrer Herr zu werden, da der Mensch sie nur kurz erblickt und sie sich blitzartig wieder entziehen, so wie das auch für die prismatische Wirkung des Kristalls gilt. Es wäre gut, würde der Mensch in sich hineinschauen, um diese wechselnden Haltungen zu erfassen und gleichzeitig zu erkennen, daß sie nur Blitze dessen sind, was sein kann und Teile dessen, was sein wird.

Spirituelle Eigenschaften

Klarheit ist die vorrangige Qualität dieses Steines. Er ist im entsprechenden Augenblick Teil des Auges des Betrachters und wirkt insbesondere auf das dritte Auge. Der Mensch sollte um sich blicken, auf die Welt, die nördliche und südliche Halbkugel, das Universum. Er sollte auch die geringeren Lebensformen um sich beachten, er sollte in seine Gedanken und sein eigenes Sein hineinblicken, denn daraus ergibt sich ein blasses Bild dessen, was IST.

Der Mensch wäre überfordert, das Gesamtbild zu erfassen, es sei denn, es erschiene ihm als »Nichtigkeit«, als »Lappalie«. Er sollte die Einheit allen Seins erkennen und dadurch fähig werden, sein tägliches Leben zu bewältigen, wissend, daß er bei der Meisterung eines Bereiches sein gesamtes Sein entwickelt bzw. erhöht. Ist er fähig, in bescheidenem Maße zum Wohl seiner Stadt oder seines Ortes beizutragen, tut er dies für alle Orte und Städte. Dieses Wissen sollte er annehmen und damit arbeiten, denn alles Erreichte ist nie verloren, und es nimmt an Umfang zu, wenn man es vermehrt.

Heilkräfte

Die Heilungseigenschaften des Kristalls bewirken hauptsächlich die Erweiterung und Ausdehnung der Energien des Menschen, der mit dem Stein arbeitet. Er verstärkt die Fähigkeiten seines Benutzers, wobei er sich dabei auf jeden einzelnen Menschen einstellt; er vermag bei jeder Krankheit angewandt zu werden, da er lediglich die Energien jenes Menschen verstärkt, der mit ihm arbeitet.

Hält der Patient einen Kristall in beiden Händen, so verstärkt dies die Heilkräfte, die durch ihn fließen. Am günstigsten wäre es, einen pyramidenförmigen Kristall zu verwenden, wobei das spitze Ende gegen die Handfläche gehalten wird und die flache Seite nach außen deutet.

Energie

Die Energie der Kristalle ist unterschiedlicher Natur und hängt sowohl von ihrer Größe als auch von ihrer Form ab. Sie vermag verändert zu werden, was eine Kunst für sich darstellt. Der Kristall ist imstande, Energien unmittelbar aus dem Universum aufzunehmen, unabhängig davon, ob gerade jemand mit ihm arbeitet oder nicht, wobei jene Energie Veränderung durch die menschliche Aura oder Berührung erfährt.

Wird der Kristall aus diesem Grund so häufig als Kristallkugel benutzt?

Die Energie ist bedeutsam. Sie führt den Menschen vor allem dazu, von einem Punkt der Unendlichkeit alle Dinge klar zu erkennen, da sein eigener Geist oft das projiziert, was er in der Kugel erkennt. Der Kristall selbst bewirkt gar nichts, es liegt allein am Menschen, der »eins« mit allen Dingen zu werden vermag. Der Kristall wirkt über das dritte Auge im Ätherkörper des Menschen.

Der Kristall kann sowohl von Laien als auch von Fachleuten verwandt werden. Man nimmt ihn nicht einfach, um ihn sofort zu benutzen, sofort mit ihm zu arbeiten, und er bedeutet für jeden persönlich etwas anderes, was auch vom Bedarf abhängig sein kann. Wenn man das weiß, kann man mit ihm auf vielerlei Art experimentieren. Finden Sie heraus, worin Ihre besondere Gabe liegt und setzen Sie sich deren Verwirklichung als Ihr höchstes Ziel. Es sei gesagt, daß der Kristall in vielfältiger Weise vielerlei Zwecken dient, und es hängt vom Menschen ab, diese zu definieren. Wir sollten uns auch dessen bewußt sein, daß eine bestimmte Größe, die sich zu einem bestimmten Zeitpunkt als geeignet erwies, zu einem späteren Zeitpunkt möglicherweise wirkungslos sein kann.

Benutzt man den Kristall in seiner natürlichen Form, eignet er sich gut zur Meditation. Der Bergkristall hat einen Bezug zum Herz–Chakra, doch vor allem zum dritten Auge des Ätherkörpers. Jene, die in der Lage sind, sich darauf einzustimmen, arbeiten besser mit ihm; ihr Geist funktioniert klarer, wenn sie sich entsprechend konzentrieren. In diesem Zusammenhang befreit der Bergkristall den Geist oder das dritte Auge von der Konzentration auf eine Form, einen Gedanken, eine Farbe oder einen Bereich. Er *ist* vollkommene Leere und doch reflektiert er deutlich und vergrößert alles. Solches geschieht, da der Stein »Ganzheit« ist. Der Kristall beeinflußt ebenfalls das Scheitel-Chakra. Er ist hier sehr wirksam, und es sollte Vorsicht angewandt werden, arbeitet man in diesem Bereich. Vom Kristall gehen mächtige Energieschwingungen aus, und sie könnten zerstörerisch wirken, wenn man seinen Willen nicht unter Kontrolle hat. Haben die Kräfte des Steines das Chakra geöffnet, sollte es für Geschehenes bereit sein und keine Blockade bilden. Kommt es im Scheitel-Chakra zu einer Blockade, trifft diese auf den Widerstand des Kristalls, was zu einer qualvollen Erfahrung führt.

Der Kristall ist kein Stein, den man im Alltag trägt. Falls Sie ihn zu Heilzwecken benutzen, befestigen Sie ihn an Ihrer Hand und richten Sie Ihre Handfläche nach unten.

Der Mensch wird entdecken, daß der Bergkristall in engem Bezug zu seinem eigenen Leben steht. Er ist zwar nicht so vollkommen wie der Diamant und auch nicht so kostbar (wenigstens in seinen Augen), doch er vermag zu ihm eine enge Verbindung herzustellen, da er von großem Wert und segensreich in seinem Wirken ist, nicht nur auf Verstand und Körper, sondern auch auf Geist und Seele. Er wird feststellen, daß der Stein in ihm die Erinnerung wachruft, daß auch er Teil aller Kristalle ist, die auf gleiche Weise in ähnlicher Struktur vorhanden sind, obgleich sie in vielen Größen existieren und viele Farben reflektieren. Da der Kristall nicht den gleichen Härtegrad wie der Diamant aufweist, steht er in vergleichbarer Beziehung zum Menschen, obgleich der Mensch der Zukunft jene Charakterstärke entwickeln wird, die der Diamant symbolisiert. Auf der gegenwärtigen Evolutionsstufe steht er eher in Bezug zur Kraft der Bergkristalle, was er schätzen sollte, da sich anderenfalls sein Denken trüben würde, und er in seinen Ansichten zur Einseitigkeit neigen könnte. Der Bergkristall veranlaßt ihn, sich zu öffnen und führt ihn zu größerer Klarheit, nach beidem sollte er in Zukunft streben.

Der Kristall verfügt über große Kraft und machtvolle Schwingungen, und seine Energiemuster ähneln denen des Menschen. Der Mensch trägt die Energie des Universums in sich und tut gut daran, sie zu wertvollen Zwecken einzusetzen, anstatt auf zerstörerische Weise, wie es vorwiegend in der Vergangenheit geschah.

MARIA SZABÓ

Johanniskraut und Depression

Über Depressionen

A *lle begabten Persönlichkeiten seien schwarzgallig* – behauptete Aristoteles im fünften Jahrhundert v. Chr. Auch nach der »Vier-Säfte-Lehre« von Hippokrates wurden melancholische Menschen in der Antike »schwarzgallig« genannt, weil in ihnen der für die Trübseligkeit, Traurigkeit und Verzweiflung verantwortliche »schwarze Gallensaft überwog«. Aus der Vier-Säfte-Lehre entstand die Typentheorie der Temperamentenlehre (Sanguiniker, Choleriker, Melancholiker und Phlegmatiker), die auch heute noch auf verschiedene Arten der Neurosen hinweist.

Der »schwarzgallige Melancholiker«, den wir heute als Depressiven bezeichnen, weckte die Aufmerksamkeit der großen Philosophen nicht nur in der Antike (Empedokles, Sokrates, Platon), sondern auch im Mittelalter (Meister Eckhart, Paracelsus) sowie auch in der Neuzeit (Schopenhauer, Kierkegaard, Nietzsche).

In der Antike wurde erkannt, daß die qualvolle Verzweiflung – ein typisches Symptom der Depressionen – der größte Ansporn zur Persönlichkeitsentwicklung sein kann. Im Mittelalter dagegen verurteilte man psychisch Kranke als vom Teufel Besessene. Giordano Bruno beispielsweise endete in jener Zeit genauso auf dem Scheiterhaufen wie zahlreiche psychisch erkrankte Menschen und auch viele kräuterkundige Hexen. Die Ärzte der Antike sowie auch Paracelsus machten eine klare Unterscheidung zwischen leichteren und schweren Melancholien. Auch die seelische Behandlung depressiver Menschen, die wir heute Psychotherapie nennen, wurde bereits von Paracelsus praktiziert: Er empfahl depressiven Patienten Gespräche und das Beisammensein mit anderen.

Unsere heutige Zeit läßt keine »Krankheiten« zu, die nicht einge-
stuft, analysiert und dadurch gelöst werden können. Die Schulmedizin stellt Diagnosen und behandelt Symptome, ohne sich mit deren Ursachen und Zusammenhängen zu beschäftigen. Lediglich einige »ganzheitliche Heiler« und Psychoanalytiker beschäftigen sich
mit dem symbolischen Inhalt einer Krankheit und versuchen, den
Menschen bzw. Patienten in seiner Ganzheit zu verstehen.

Die depressiven Menschen werden nur allzu gern behandelt, und
die unterschiedlichsten Therapieformen (die Literatur zählt mehr
als 30) sollen gegen folgende Symptome helfen: gedrückte Stimmungslage, Antriebsmangel und Interesselosigkeit, Leeregefühl,
Hoffnungslosigkeit, Verzweiflung und Angst sowie pessimistische
Gedanken. Alles Negative wird kollektiv unterdrückt und alles Un-
sichere und Bedrohliche vermieden. Wahrscheinlich hängt die ständig wachsende Popularität der Pharmakotherapie in allen Bereichen
der Medizin mit dieser Einstellung ebenso zusammen wie auch der
wachsende Einsatz synthetischer Antidepressiva.

Ärzte und Psychiater, die depressive Menschen ausschließlich
oder für sehr lange Zeit medikamentös behandeln, führen »Repara-
tionsarbeit« an den Patienten durch, damit diese in der Gesellschaft
wieder erfolgreich funktionieren können. Psychopharmaka sollten
jedoch lediglich als Mittel zum Überwinden depressiver Tiefpunkte
verwendet werden und nur bis zu dem Zeitpunkt, an dem der Patient eine Psychotherapie anfangen kann oder in der Lage ist, allein
mit seinen Depressionen umzugehen.

In den letzten 20 Jahren wurde ein breites Spektrum synthetischer
Antidepressiva eingesetzt, die depressive Beschwerden schnell beseitigen. Mit dem Fortschritt in der Gehirnforschung in den letzten 30
bis 40 Jahren erkannte man wichtige biochemische Vorgänge, die
an der Entstehung von Depressionen beteiligt sind, und konnte deshalb wirksame Antidepressiva entwickeln.

Psychologen jedoch, die die Neurosen in ihrer Ganzheit betrachten, schreiben besonders Depressionen eine wichtige Funktion in
bezug auf die Persönlichkeitsentwicklung zu. Depressionen, wie
auch andere Neurosen und psychosomatische Erkrankungen, sind

»Leiden der Seele, die ihren Sinn nicht gefunden hat«, schrieb schon C. G. Jung. Depressive Menschen sollten sich die Frage nach dem Sinn ihres Leidens stellen, um dadurch dem inneren Kern ihrer Persönlichkeit näher zu kommen.

Werden depressive Symptome nicht durch Medikamente unterdrückt, entsteht die Möglichkeit, den depressiven Zustand zur Selbstentwicklung und Änderung der frustrierenden Lebenslage zu nutzen. Synthetische Antidepressiva und andere Therapiemaßnahmen bei depressiven Zuständen sind jedoch so weit verbreitet, daß dem Depressiven kaum mehr eine Chance gelassen wird, seine »Trübse(e)ligkeit« zu persönlichen Zwecken zu nutzen.

Wenn wir uns nicht in einem Notzustand befinden und keine Leiden verspüren, ist eine Änderung an uns und unserem Leben nur schwer möglich. Aus diesem Grund sollte ein Weg gefunden werden, auf dem der Depressive mit seinem Leiden konstruktiv arbeiten kann. Ein Mittelweg könnte am besten durch Phytopharmaka (pflanzliche Antidepressiva) erreicht werden. Pflanzliche Arzneien sind in ihrem Wirkungsmechanismus viel schwächer als chemische. Sie betäuben uns nicht und nehmen uns nicht den Ansporn, der zur Änderung unserer Lebenslage notwendig ist.

Johanniskrautpräparate machen depressive Menschen psychisch und auch körperlich stärker, indem sie die Antriebslosigkeit beseitigen. Wenn wir genügend Energie und Kraft haben und unsere Lage nicht mehr für ganz aussichtslos halten (euphorisierende Wirkung), können wir mit den Problemen viel besser fertig werden. Johanniskrautpräparate helfen, schwere Tiefpunkte im Leben zu überwinden. Andererseits eignen sie sich ausgezeichnet dafür, die allgemeine psychische und körperliche Belastungsfähigkeit besonders in streßvollen Zeiten zu erhöhen.

Das synthetische Antidepressivum nimmt uns dagegen den klaren Blick für unsere Probleme und betäubt uns so, daß wir unser Leben plötzlich als sehr positiv empfinden. Es macht uns zwar nicht müde, dafür aber stumpf genug, um an unserem Leben nichts mehr verändern zu wollen. Johanniskrautpräparate haben zwar eine ähnliche Wirkung, indem sie uns »wachhalten« und euphorisieren, sie beein-

flussen aber nicht unser klares Denken und Wahrnehmungsvermö-
gen. Zudem ermöglichen sie es uns, daß wir uns mit den Problemen
konfrontieren, indem sie unsere Leiden erträglicher machen. Durch
das Stärken unseres psychischen und körperlichen Zustands sind
wir fähig, auch anstrengende Aufgaben zu erfüllen und uns jegli-
chen Herausforderungen zu stellen.

Umgang mit Depressionen

Die Weltgesundheitsorganisation WHO berichtet, daß Depressionen bereits jetzt zu den häufigsten Krankheiten zählen und daß sie
in Zukunft eher noch zunehmen werden.

Der Zuwachs an psychischen und vor allem an psychosomatischen
Erkrankungen in den letzten Jahrzehnten ist ein Hinweis darauf, daß
wir mit uns und unserem Leben immer unzufriedener werden und
beim Bewältigen unseres Alltags weder Halt noch Hilfe finden.

Wir haben unsere Naturverbundenheit längst verloren. Jahrtausendelang war sie unsere stärkste Verbündete gegen innere und
äußere Probleme. Die Menschen der vergangenen Jahrhunderte, die
in der Natur lebten und sich mit ihr eins fühlten, konnten viel Kraft
und Energie aus diesem Gefühl der Einheit schöpfen. Die Eingebun-
denheit in eine größere Ordnung gibt den Menschen Sicherheit und
verhilft ihnen dazu, mehr Einblick in das Ganze zu gewinnen, so
daß die Suche nach individuellen Lebenszielen unsinnig erscheint.

Wer mit dem Rhythmus der Natur lebt, braucht kein eigenes Le-
bensziel, denn die Jahreszeiten mit ihrem periodischen Wechsel bestimmen unser Gefühl für Sinn und Ordnung.

Die Menschen früherer Zeiten, die ihre »Dämonen« (Unsicher-
heiten, Ängste und Zweifel) wahrnahmen bzw. psychisch erlebten
und kollektiv benennen durften, waren diesen viel weniger ausgelie-
fert. Der Naturmensch personifizierte seine Dämonen und hat sie
dadurch aus seinem Unterbewußtsein ins Bewußtsein befördert. So
erlangte er Heilung. Wenn der Mensch seine innere Mitte findet,
kann er mit den Problemen des Alltags besser fertig werden.

Im Kampf gegen Ängste, Verzweiflung und Depressionen spielten die Naturfeste, in denen durch symbolische Handlungen das Bedrohliche bekämpft und das Positiv-Bejahende geehrt wurde, eine große Rolle. Die vorchristlichen, heidnischen Feste, die vom Christentum weiterhin geduldet wurden und teilweise sogar mit ihm verschmolzen, hängen meist mit dem Wechsel der Jahreszeiten (Wintersonnenwende, Sommersonnenwende, Frühlingsanfang usw.) zusammen.

Leider haben alle diese Feste ihre ursprüngliche Bedeutung für die Menschen von heute verloren und können uns daher keine befreiende und heilende Erfahrung mehr bringen. In den letzten zwei Jahrhunderten wurden alle magisch-rituellen Handlungen und Vorstellungen als Aberglaube abgetan, und damit beraubte man sich auch deren befreiender und euphorisierender Wirkung auf die Psyche.

Jahrtausendelang warteten die Menschen in den Wintermonaten zusammen auf die wiederkehrende Sonne und bereiteten sich mit kultisch-symbolischen Handlungen darauf vor. Alle Menschen lebten in dem Bewußtsein, daß in den »sonnenarmen Monaten« seelisch alles anders erlebt wird als im Sommer. Aus diesem Grund hatten die Feste, die meist mit dem Sonnenkult eng verknüpft waren, für die kollektive Psyche eine ungeheuer große und befreiende Bedeutung. Winterdepressionen waren diesen Menschen wohl bekannt, sonst hätten sie die wiederkehrende Sonne nicht so euphorisch gefeiert. Außerdem war ihnen bewußt, daß die Sonne ihre allerwichtigste, lebensspendende Kraft ist.

In den Hochgebirgen, wo in Wintermonaten wochenlang kein Sonnenschein zu sehen war, feierten die Menschen am Tag der Heiligen Drei Könige und zur Lichtmeß die Rückkehr der Sonne damit, daß sie auf die Hausdächer kletterten, um die Sonne zu begrüßen. Daß Depressionen mit den Sonnenstrahlen in engem Zusammenhang stehen, zeigen nicht nur alte Überlieferungen, sondern auch neue medizinische Studien.

Daß die Sonnenstrahlen den Serotonin- und den Melatoninspiegel, die für Depressionen verantwortlich sind, beeinflussen, konnte

in den letzten Jahrzehnten bewiesen werden. Die heilsam wirkende
Eigenschaft der Sonne auf das Gemüt und das Wohlbefinden war
den Menschen allerdings schon lange bekannt.

Nicht nur die Sonne selbst, sondern auch die Farben der Sonne,
das leuchtende Rot und Gelb, wurden von alters her mit vitalisie-
renden und anregenden Kräften in Verbindung gebracht und bei der
Heilung von Depressionen verwendet.

Die rote Farbe soll sowohl nach alten Überlieferungen als auch
nach der heutigen Farbentherapie bei der Überwindung von Müdigkeit, Depressionen und Ängsten helfen. Auch unterstützt sie uns
dabei, Kraft und Motivation zu gewinnen, wenn wir erschöpft und
deprimiert sind.

In den »sonnenlosen Wintermonaten« helfen alle feuer- und son-
nenfarbigen Gegenstände bei depressiven Verstimmungen, vor allem, wenn sie Wärme und Licht ausstrahlen. Natürliche und künstliche Lichtquellen, die Helligkeit und Wärme verbreiten, können als
Stimmungsaufheller verwendet werden.

Depressionen mit Johanniskraut behandeln

Ungefähr 16 Millionen Deutsche leiden unter depressiven Verstimmungen. Die Mehrheit davon sind Frauen zwischen 20 und 60 Jahren. Erschöpfungszustände, Niedergeschlagenheit und Schuldgefühle sowie Angst, Minderwertigkeitsempfinden werden begleitet
von Herzklopfen, Kopfschmerzen und Schlafstörungen. Diese Beschwerden können mit einer Johanniskrauttherapie ungefähr innerhalb von zwei bis vier Wochen wesentlich reduziert werden. Die Betroffenen sind dann in der Lage, ihren Alltag viel besser zu bewältigen, und ihre Leistungsfähigkeit im Berufsleben steigert sich.

Pflanzliche Stoffe, die sich auf das zentrale Nervensystem entweder stimulierend oder dämpfend auswirken, werden in der Pharmakologie seit langem verwendet. Es gibt ein breites Spektrum von An-
wendungsgebieten, bei denen Psycho-Phytopharmaka verordnet
werden. Die Differenzierung dieser Anwendungsgebiete (Angst,

Unruhe, Nervosität, Schlaflosigkeit, psychosomatische Beschwerden etc.) wurde erst in den letzten zehn Jahren durchgeführt, nachdem von 1984 bis 1994 das Erkenntnismaterial von insgesamt 363 Drogen ausgewertet wurde und daraus Monographien erstellt wurden.

Johanniskraut ist das bewährteste pflanzliche Heilmittel gegen Depressionen, da es keine beruhigende, sondern eher eine aufheiternde, vitalisierende (antidepressive) Wirkung hat. Es stellt die beste Alternative zu den synthetischen Psychopharmaka dar.

Seit 1997 liegen insgesamt 28 bekannte Therapiestudien mit 2120 Patienten – in der Mehrzahl litten sie unter leichten bis mittelschweren Depressionen – vor, in denen Hypericum-Extrakte eingesetzt wurden. Geprüft wurden:

1. *Indikationsbereiche* des Pflanzen-Extraktes,
2. dessen *Wirksamkeit* aufgrund placebokontrollierter Therapiestudien und der Hamilton-Depressionsskala (HAMD),
3. dessen *Leistungsgrad* im Vergleich zu den klassischen synthetischen Antidepressiva.

Die Ergebnisse zeigten die Depressionen als Kernindikation und psychovegetative Störungen und Angst als weitere Indikationsbereiche an.

Die Wirkungsweise von Johanniskraut-Extrakten ist so kompliziert, daß in den letzten Jahren zahlreiche widersprüchliche, wissenschaftliche Berichte darüber erschienen sind. Einerseits konnte nicht mit Sicherheit festgestellt werden, welche Inhaltsstoffe der Pflanzendroge mit welcher therapeutischen Wirkung zusammenhängen. Andererseits konnte der genaue biochemische Wirkungsmechanismus auf das zentrale Nervensystem lange Zeit nicht mit ausreichender Sicherheit ermittelt werden. Untersuchungen aus den Jahren 1996 und 1997 wiesen jedoch einen starken Hemmeffekt auf die neuronale Noradrenalin- und Serotonin-Wiederaufnahme nach. Auch die meisten synthetischen Antidepressiva blockieren die neuronale Wiederaufnahme von synaptisch freigesetztem Noradrenalin und Serotonin. Die antidepressive Wirkung des Johanniskrauts stellt sich, ebenso wie beim klassischen Antidepressivum, erst nach ca. zwei Wochen ein. So lange dauert es, bis in beiden Neurotransmitter-Systemen eine antidepressive Veränderung vor sich geht. Der Vergleich der Johanniskraut-Extrakte mit einem klassischen synthetischen Antidepressivum zeigte keine signifikanten Unterschiede, sondern vielmehr eine vergleichbare Wirkung.

Eine weitere interessante Untersuchung wurde in der Universitätsklinik für Psychiatrie in Wien durchgeführt. Man prüfte den Wirkungsgrad der Lichttherapie bei Winterdepressionen – ohne und mit gleichzeitiger Einnahme des Hypericum-Extrakts. Die Ergebnisse haben bestätigt, daß die tägliche Einnahme von 900 Milligramm des Hypericum-Extrakts die antidepressive Wirkung der täglich zweistündigen Lichttherapie (3000 Lux) beträchtlich verstärkte.

In jüngster Zeit wurde eine Studie veröffentlicht, bei der die Wirksamkeit von Hypericum-Extrakten bei Patienten mit schweren Depressionen geprüft wurde und zwar bei einer Tagesdosis von dreimal 600 Milligramm des Hypericum-Extrakts. Die Ergebnisse zeigten, daß die antidepressive Wirkung ebenso eintrat wie bei Patienten, die 150 Milligramm Imipramin (trizyklisches Antidepressivum) pro Tag erhielten. Die Autoren der Studie fordern deshalb weitere Untersuchungen bei Patienten mit schweren Formen depressiver Erkrankungen. (Die Beurteilung der Zustandsveränderung wurde bei den Untersuchungen gewöhnlich nach sechs Wochen regelmäßiger Einnahme vorgenommen.)

5. Teil

Ernährung, Fasten, Entgiften

MARILYN DIAMOND & DONALD B. SCHNELL

Natürliche Ernährung

Halten Sie Ihren Dickdarm mit frischem Obst, Gemüse und hochwertigem Getreide und Hülsenfrüchten sauber.

Dies erreichen Sie am leichtesten, indem Sie täglich eine Mahlzeit aus rohem Obst oder Gemüse zu sich nehmen. Dann werden Sie stets vor Energie sprühen und Ihr Gewicht niedrig halten. Wählen Sie aus einer Vielfalt von frischen Früchten, Gemüsesäften und den gesunden Tonika-Mixgetränken, die wir Ihnen hauptsächlich zum Frühstück empfehlen. Bevorzugen Sie etwas Festeres zum Frühstück, dann essen Sie Obst oder einen Salat als Mittag- oder Abendessen. Wir haben einige bekömmliche Alternativen zur morgendlichen Obstmahlzeit beigefügt.

Machen Sie vor allem im Frühjahr und Sommer »Hausputz«, indem Sie einen oder mehrere Rohkosttage einlegen. Ein Rohkosttag ist ein Tag, an dem Sie lediglich frische, ungekochte, natürliche Nahrung zu sich nehmen wie Obst, Gemüse, Sprossen, Trockenfrüchte und frische Säfte.

Zu Beginn unseres Weges zu einer natürlichen Gesundheit ernährten wir uns zehn Tage lang nur von frischem Obst, Gemüse und Säften. Als unsere Körper sich wieder regeneriert hatten, aßen wir wieder eine normal ausgewogene Kost aus gekochter und lebendiger Nahrung, immer wieder legen wir aber einen Rohkosttag ein. Jedesmal, wenn wir etwas Schwereres gegessen haben oder wenn wir spüren, wie unsere Energie nachläßt, essen wir hauptsächlich lebendige Nahrung und einfache Gemüsegerichte. Vor allem entschlacken wir jedes Jahr unseren Körper, indem wir eine Woche oder einen Monat lang nur Obst und Gemüse zu uns nehmen.

Der Tag mit lebendiger Nahrung, an dem Sie nur Säfte und Tonika trinken oder nur rohes Obst und Gemüse essen, eignet sich gut für eine Frühjahrskur. Er ist auch dann zu empfehlen, wenn Sie zu schwer gegessen haben oder sich nach einem Fest oder einem Urlaub wieder einstimmen wollen. Wenn Sie in den Sommermonaten wenig Appetit auf gekochte Speisen haben, ist ein solcher Rohkosttag ebenfalls sehr sinnvoll. Bei extrem heißer Witterung wollen Sie vielleicht eine ganze Woche nur von lebendiger Nahrung leben.

Wir empfehlen Ihnen in diesem Programm zwar nur gelegentlich einen Obst- und Gemüsetag, aber Sie sollten doch wissen, daß Sie Ihr Ziel um so schneller erreichen werden, je öfter Sie das tun. Sie können einen Tag lang nur Säfte trinken, einen Tag lang nur Orangen essen und am Abend einen großen, gemischten Salat. Oder essen Sie morgens Obst, dann warme Gerichte aus gedünstetem Gemüse oder Gemüsesuppe zu Mittag und Abend. Stellen Sie Ihren Tag mit lebendiger Nahrung so zusammen, daß Sie sich dabei wohlfühlen.

Nehmen Sie täglich Enzymzusätze zu jeder gekochten Mahlzeit ein, um Ihre Verdauung zu verbessern und die Mahlzeiten optimal zu nutzen.

Die regelmäßige Einnahme von Enzymzusätzen kann eine wesentliche Veränderung Ihrer Gesundheit und Ihres Wohlbefindens bewirken, und Sie werden deutlich Gewicht verlieren. Mit dieser Möglichkeit füllen Sie Ihren Enzymvorrat wieder auf und erleichtern die Verdauung. Dies ist keine unabdingbare Vorschrift in unserem Programm, nur ein weiteres Mittel, das Sie nutzen können.

Wollen Sie abnehmen und Energie gewinnen, so meiden Sie die Kombination von Eiweiß und Kohlenhydraten. Essen Sie Proteine mit Salat und Gemüse zu Mittag (das Kraftessen) und Kohlenhydrate mit Gemüse und/oder Salat zu Abend (das Schlummermahl).

Mit Ihrem *Kraftessen* nehmen Sie die anregendsten Nahrungsmittel tagsüber zu sich, wenn Sie all Ihre geistige Kraft und Klarheit brauchen. Das beruhigende *Schlummermahl* bereitet Sie auf die Entspannung vor, auf Hypno-Meditation und tiefen Schlaf.

Beschränken Sie die Aufnahme tierischer Proteine wie Fleisch, Huhn, Eier oder Fisch auf einmal täglich. Am besten essen Sie Fleisch nur drei- oder viermal in der Woche. Mit anderen Worten, ernähren Sie sich an einigen Tagen vegetarisch.

Bitte machen Sie die richtige Lebensmittelkombination nicht zum unumstößlichen Gesetz. Tausende befolgten die Regeln der richtigen Lebensmittelkombination aus *Fit fürs Leben* mit religiösem Eifer und beklagten sich bei mir, sie würden sich nach einer Pizza sehnen. Sie versagten sich alle die Speisen, die sie liebten, und am Ende gaben sie diese hilfreiche Ernährungsweise wieder auf, nachdem sie zur starren Regel geworden war. Wenn Sie sich nach einer Pizza sehnen, dann gönnen Sie sich eine. *Wir* essen Pizza!

Sie müssen sich darüber klar werden, daß Sie manchmal Kohlenhydrate und Proteine kombinieren und manchmal nicht. *Es liegt ganz bei Ihnen.* Mit *Fitonics* können Sie sich ein für allemal von der Vorstellung verabschieden, daß Ihnen jedesmal jemand über die Schulter sieht, wenn Sie eine Gabel in die Hand nehmen. Vergessen Sie die »Essenspolizei«!

Nehmen Sie mehr basenbildende Lebensmittel in Ihren Speiseplan auf; vor allem Obst und Gemüse, damit Ihr Körper basisch bleibt.

Im Winter befriedigt eine warme Gemüsebrühe oder gekochtes Gemüse das Bedürfnis nach einem warmen Essen und spült die Säuren aus Ihrem Körper. Gönnen Sie sich im Sommer die Wohltat einer Rohkostmahlzeit oder eines Rohkosttages. Weitere basische Lebensmittel sind Sojamilch, Tofu, Tempeh, Lima- und Azuki-Bohnen, Mandeln sowie alle Kräutertees, um nur einige zu nennen.

Meiden Sie nach Möglichkeit Zucker und künstliche Süßstoffe.

Es gibt viele alternative Süßstoffe in den Naturkostläden: zum Beispiel Sucanat, Ahornsirup und Dattelzucker. Diese Süßungsmittel liefern Nährstoffe und Süße und können für Müslis und zum Kochen und Backen verwendet werden. Süßen Sie Ihren Tee mit Honig.

Sie sollten sich unbedingt die Angabe der Zutaten auf den Produkten genau durchlesen. Auf alle Fälle sollten Sie Warnhinweise bei künstlichen Zutaten wie Aspartam oder Olestra beachten. Denken Sie an die Nebenwirkungen, die diese Zusätze auslösen können.

Bemühen Sie sich regelmäßig gleich nach dem Aufstehen darum, die Stimmung für den Tag vorzugeben.

Wenn Sie sich nicht selbst auf eine positive Haltung und Ruhe »programmieren«, können Sie davon ausgehen, daß ein anderer Sie programmieren wird – nicht unbedingt zu Ihrem Vorteil.

Entspannen Sie Ihren Körper und Ihren Geist jeden Tag 5 bis 20 Minuten lang, und Sie werden Frieden und Harmonie in Ihrem Leben finden.

Es ist wissenschaftlich nachgewiesen, daß Menschen, die sich regelmäßig tief entspannen, seltener erkranken, psychisch wie physisch. Die Wohltat für den Geist kann gar nicht hoch genug eingeschätzt werden.

Entschlacken und kräftigen Sie die Muskeln Ihres Körpers jeden Tag mit 12 bis 20 Minuten gymnastischer Übungen zur Stärkung der Wirbelsäule.

Diese aktiven Übungen machen Sie bereit für die Anforderungen des Tages. Langsamere, meditative Übungen zur Kräftigung der Wirbelsäule wie Yoga oder Tai-chi lassen den Tag sanft ausklingen.

Die neun Grundsätze für natürliche Gesundheit und gesundes Abnehmen von *Fitonics* werden Sie auf einer überaus bedeutenden und angenehmen Reise durch Ihr Leben geleiten.

Kauen Sie Ihr Essen gut.

Ende des 19. Jahrhunderts schrieb Dr. Horace Fletcher den ersten Bestseller unter den Diätbüchern. Er empfahl, zur Gewichtsabnahme und zur Verbesserung des Gesundheitszustandes jeden Bissen Nahrung hundertmal zu kauen, bis die Nahrung zur Flüssigkeit geworden ist. Es leuchtet ein, daß wir, je besser wir unsere Nahrung kauen, desto mehr Arbeit dem Magen abnehmen. Sie sparen nicht nur Energie, sondern auch Verdauungsenzyme. Wir verlangen nicht, daß Sie Ihr Essen hundertmal kauen, aber wir hoffen, Sie schlingen es nicht einfach hinunter, sondern kauen möglichst gründlich.

Essen Sie regelmäßig.

Wenn Sie Ihr normales Eßverhalten verbessern wollen, geben wir Ihnen einen guten Rat: Essen Sie regelmäßig. Warten Sie nicht, bis Sie halb verhungert sind. Halten Sie sich an einen Zeitplan. Sie müssen wissen, wann ungefähr es Frühstück gibt, wann das Mittagessen und das Abendessen. Nehmen Sie kleine Mahlzeiten zu sich. Frauen essen etwa die Hälfte bis zwei Drittel der Menge, die Männer zu sich nehmen können.

Servieren Sie Ihrem Mann einen großen Teller Suppe, und nehmen Sie sich einen kleinen. Geben Sie ihm ein ganzes Sandwich (großzügig belegt), und essen Sie selbst nur ein halbes. Bei Salaten und Gemüse können Frauen durchaus doppelt so viel essen wie Männer, aber ein Mann wird immer mehr Fleisch und Kartoffeln benötigen als eine Frau.

Frauen sollten sich als Faustregel an die »Handflächen-Regel« halten: Ihre Proteinportion sollte nicht größer sein als ihre Handfläche (ohne die Finger).

Die meisten Männer werden größere Portionen verlangen. Sie brauchen Proteine und kleine Mengen Fett, um das Hormon Testosteron zu bilden. Frauen benötigen Proteine für glänzendes Haar und strahlend reine Haut, Fett benötigen sie für die Bildung von Östrogen.

Nehmen Sie einen kleinen Imbiß zwischen den Mahlzeiten. Wenn Sie zum Beispiel am Morgen ein Tonikum getrunken haben, essen Sie eine Orange am Vormittag. Wenn Sie zum Mittagessen Salat und eine Portion Fisch gegessen haben, können Sie nach drei Stunden wieder Obst essen. Oder Sie essen einen naturbelassenen Joghurt oder ein oder zwei ballaststofffreiche Cracker mit Avocadoaufstrich oder trinken frisch gepreßten Gemüsesaft als Zwischenmahlzeit. Abends können Sie drei Stunden nach einem Abendessen mit Kohlenhydraten und Gemüse eine Banane essen, ehe Sie zu Bett gehen, dann schlafen Sie besser.

Ein durchschnittlicher Magen hat ein Fassungsvermögen von etwa einem Liter. Füllen Sie ihn zu zwei Dritteln oder drei Vierteln und lassen Sie etwas Raum für *prana* oder die Lebensenergie, die die Nahrung bewegt, damit sie verdaut werden kann. Wenn Sie sich den Magen volladen, ist das, als ob Sie eine Waschmaschine oder einen Trockner überladen. Sie haben das Gefühl, das Essen steckt fest. Da Ihre ganze Energie in die Verdauung fließt, sind Sie möglicherweise gereizt und mürrisch.

Essen Sie leicht.

Wenn Sie nicht hungrig sind, essen Sie nur so viel, wie Sie unbedingt brauchen. *Beginnen Sie aber mit dem Salat* oder dem Gemüse und gehen Sie dann zu schwereren Speisen über. Wenn Sie zuerst die schwereren Nahrungsmittel essen und den Salat auslassen, verschenken Sie eine Chance abzunehmen.

Essen Sie schlicht.

Nehmen Sie einfache Mahlzeiten zu sich, um die Verdauung zu fördern. Wer einfach ißt, hat weniger Probleme mit dem Gewicht und mit Krankheiten und lebt länger. Deshalb raten wir Ihnen: einen Proteinlieferanten und Salat, ein kohlenhydrathaltiges Lebensmittel und Gemüse.

Stellen Sie ruhig um.

Je nach Bedarf können Sie auch das Mittag- und das Abendessen vertauschen. Wenn Sie für eine ganze Familie kochen, bereiten Sie mittags reichlich eiweißhaltiges Essen zu, damit für diejenigen, die abends etwas Eiweißhaltiges essen wollen, noch genug übrig bleibt. Wer keinen Wert auf ein richtig zusammengestelltes Essen legt (Kinder), empfindet das Eiweiß als Bereicherung für das einfache Mahl aus Getreide und Gemüse, das Sie als Abendessen zubereitet haben.

Variieren Sie.

Sie können bei jeder Mahlzeit den Menüvorschlag durch Obst, eine Schüssel Salat oder eine Suppe ersetzen. Die Menüs sollen Sie mit den gesunden Rezepten aus einer Vielzahl von Zutaten vertraut machen. Wir meinen, eine große Auswahl aus vielerlei Lebensmitteln bietet die beste Möglichkeit, gut mit Nährstoffen versorgt zu werden.

Wiederholen Sie.

Wenn Ihnen ein Salat oder ein bestimmtes Gericht besonders gut geschmeckt hat, essen Sie es ruhig öfter.

Essen Sie Vollkorn.

Nutzen Sie den Vorteil eines Vollkornmüslis zu Mittag oder zu Abend, so oft Sie wollen. Wir essen alle gern eine Schale Müsli und nach mehreren Tagen mit Obstfrühstück sehnen wir uns oft nach einer Mahlzeit aus Getreideflocken. Wir gönnen uns dann ein Müsli zum Mittag- oder zum Abendessen! Eine Mischung aus verschiedenen Getreideprodukten, Flocken und Weizenschrot, übergossen mit sahniger Sojamilch mit Vanillegeschmack, ist ein himmlischer Genuß. Wenn Sie lieber Kuhmilch trinken, wählen Sie wegen der besseren Verdaulichkeit Rohmilch. Zu der Müslimahlzeit können Sie nach Belieben einen Vollkorntoast, eine Vollkornbrezel oder einen Vollkornpudding essen.

LINDA LAZARIDES

Ernährungsbedingte Mangelerscheinungen

Orthodoxe Ernährungswissenschaftler und Ärzte halten die Behauptung aufrecht, daß ernährungsbedingte Mangelerscheinungen in der westlichen Welt nur sehr selten vorkommen, obgleich sie einräumen, daß bestimmte Personengruppen gefährdet sein können: schwangere Frauen, Personen, die eine Diät machen, ältere Menschen und Kinder. Außerdem würden die meisten der Behauptung nicht widersprechen, daß Vegetarier, die keine Ahnung von gesunder Ernährung haben, ebenfalls als Risikogruppe zu betrachten sind. Manche z. B. essen nur die Pommes frites und verzichten auf den Hamburger, wissen jedoch nicht, daß Fleisch durch Hülsenfrüchte und andere pflanzliche Eiweiße ersetzt werden muß.

Ernährungstherapeuten vertreten nicht die Auffassung, daß ernährungsbedingte Mangelerscheinungen selten sind. Unserer Meinung nach kommen sie sogar außerordentlich häufig vor. Die Grundlage für diese Behauptung ist unsere Erfahrung, daß Personen, die mit Gesundheitsbeschwerden zu uns kommen, diese häufig los sind, nachdem wir sie behandelt haben. Da unsere Behandlung meist daraus besteht, daß wir den Patienten entweder auffordern, nährstoffreichere Kost zu sich zu nehmen, oder seine Nahrungsassimilation verbessern und ihm Vitamin- und Mineralstoffpräparate empfehlen, halten wir es für vernünftig anzunehmen, daß die ursprünglichen Gesundheitsbeschwerden zum Teil oder gänzlich auf ernährungsbedingte Mangelerscheinungen zurückzuführen sind.

Heutzutage könnte man diese diagnostische Methode zur Feststellung ernährungsbedingter Mangelerscheinungen als ungewöhnlich und »unwissenschaftlich« empfinden. Sollte dies der Fall sein, dann hat die Wissenschaft offenbar tatsächlich einen Rückschritt in

Kauf genommen. Wie Dr. Abram Hoffer feststellt, war diese Methode in den 40er Jahren, nachdem sich gezeigt hatte, daß Vitamin-B$_3$ Pellagra heilen konnte, ein anerkanntes diagnostisches Testverfahren. Wenn die Patienten auf die Vitamine, die ihnen verabreicht wurden, reagierten, dann wurde Pellagra diagnostiziert. Stellte sich keine Besserung ein, dann lautete die Diagnose Schizophrenie.

Nun suchen Wissenschaftler das, was sie »unumstößliche« Beweise nennen. Beispielsweise wird in Studien der Nährstoffgehalt des Blutes bei 100 Personen mit den gleichen Symptomen gemessen und festgestellt, daß er ungewöhnlich niedrig ist.

Doch hier bleibt man bei der Bedeutung des Wortes »ungewöhnlich« stecken. Das Blut ist der Kontrolle durch die Homöostase unterworfen, was besagt, daß sein Nährstoffgehalt immer mehr oder weniger stabil gehalten werden muß, da starke Abweichungen sich als gefährlich erweisen könnten. Fiele z. B. der Kalziumgehalt des Blutes stark ab, dann würde der Körper einen gefährlichen Zustand namens »Tetanie« entwickeln, der zu Krämpfen führt. Folglich holt sich das Blut Kalzium aus den Knochen in der Hoffnung, es später zurückgeben zu können. Hält der Kalziummangel jedoch an, wird sich das Blut mehr und mehr Kalzium von den Knochen »leihen«. Dabei wird der Kalziumgehalt des Blutes bei Messungen normale Werte ergeben, während die Knochendichte abnimmt, was schließlich zu einer Osteoporose führt.

Gleiches gilt für die meisten Nährstoffe, wobei jedoch andere Organe und Strukturen als die Knochen betroffen sein können. Hierzu bemerkte Adelle Davis, eine Ernährungswissenschaftlerin, die dies in den 60er Jahren schrieb:

Die erste Stufe einer ernährungsbedingten Mangelerscheinung tritt auf, wenn der Bedarf nicht gedeckt werden kann – entweder weil Nahrungsmittel falsch behandelt, Speisepläne falsch zusammengestellt werden oder weil das Individuum aus einem von vielen Gründen ... seinen Bedarf gesteigert hat. Die Unfähigkeit, den Bedarf zu decken, kann auch durch Schwierigkeiten bei der Verdauung, der Absorption oder beim Transport von Nährstoffen innerhalb des

Körpers ausgelöst oder verschlimmert werden. Weitere Probleme gehen möglicherweise auf einen Zusammenbruch im Enzymsystem zurück. Sobald der Bedarf erst einmal aus einem dieser Gründe nicht mehr gedeckt werden kann, kommt es zu einem Sinken des Nährstoffgehalts im Blut. Das Blut stützt sich nun zunächst auf die Gewebe, und sobald die Reserven hier erschöpft sind, bedient es sich bei den Organen. Anmerkung: Obgleich man in diesem Stadium bereits auf dem besten Wege ist, Probleme zu bekommen, offenbart der Nährstoffgehalt des Bluts nichts Abnormales, denn durch den Leihvorgang versucht der Körper, die unangemessene Versorgung auszugleichen.

Dann setzen Funktionsstörungen ein – Verdauungsstörungen, Nervosität, Reizbarkeit, eine Tendenz, ohne ersichtlichen Grund in Tränen auszubrechen, Minderung der Gedächtnisleistung und Aufmerksamkeit, Konzentrationsschwierigkeiten, Schlaflosigkeit und schlechte Träume –, für die der Arzt mit seinem Röntgengerät, seinen Blutproben, Harnanalysen, seinem Stethoskop und Blutdruckmeßgerät keine physische Rechtfertigung finden wird ... (Adelle Davis, *Eating Right for You, 1967).*

Erst wenn die Reserven der Gewebe und Organe so erschöpft sind, daß sich die Mangelerscheinung auch im Blut zeigt, wird Skorbut oder Beriberi diagnostiziert. Einer Regierungserhebung aus dem Jahr 1991 zufolge sterben in Großbritannien jedes Jahr 30 Menschen an diesen Krankheiten.

Wie aber verhält es sich bei Personen, die nie dieses drastische Endstadium erreichen, weil sie nur unter einer leichteren ernährungsbedingten Mangelerscheinung leiden? Welcher Schaden wird ihrer Fähigkeit zugefügt, Hormone, Blutkörperchen, Enzyme und all die anderen Substanzen zu produzieren, die für eine gute Gesundheit Voraussetzung sind? Da ihnen das Rohmaterial fehlt, das sie benötigen, um diese Stoffe herzustellen, wie kann da ihr Organismus effektiv funktionieren?

Organbiopsien (Gewebeproben) würden eine Mangelerscheinung deutlicher sichtbar machen als jede Blutprobe, doch ist ihre Durchführung unpraktisch.

Beweise?

Werden wir jemals die medizinischen Entscheidungsträger davon überzeugen können, daß ernährungsbedingte Mangelerscheinungen durchaus häufig vorkommen? Hat es überhaupt irgendeinen Sinn, dies zu versuchen, solange die wissenschaftlich akzeptablen Kriterien so unvereinbar mit den unseren sind? Patienten brauchen nicht die gleichen Beweise wie Wissenschaftler. Das Beispiel eines Menschen, der zuvor unter ähnlichen Gesundheitsbeschwerden litt, dann aber genas, nachdem er einen Ernährungstherapeuten aufsuchte, mag für einen anderen, der viel zu verlieren hat, wenn er seine Gesundheit nicht zurückerlangt, Beweis genug sein. Die Tatsache, daß wissenschaftlich akzeptable Beweise der Wirksamkeit fehlen und daß dies als Hinweis auf die Wirkungslosigkeit der Komplementärmedizin verstanden werden könnte, wird von diesen Menschen ebenso zur Kenntnis genommen, wie die Unfähigkeit der orthodoxen Medizin (trotz ihrer vom wissenschaftlichen Standpunkt aus gesehenen korrekten Versuche), zu helfen. Wenn Schulmedizin Wirkung gezeigt hätte, dann wäre die Suche nach einer Alternative gar nicht erst erforderlich geworden.

Bis sich die wissenschaftlichen Kriterien ändern, müssen wir den Menschen weiterhin so gut wir können unter dem Banner der alternativen oder Komplementärmedizin helfen. Manche private Labors entwickeln eigene neue Testmethoden zur Feststellung niedriger Nährstoffspiegel. Beispielsweise messen sie den Zinkgehalt im Schweiß oder den Magnesiumgehalt in den roten Blutkörperchen. Doch die Schulmedizin zeigt sehr wenig Bereitschaft, solche Tests oder auch nur die Ansicht zu übernehmen, daß Beschwerden wie das prämenstruelle Syndrom oder Ekzeme auf Mangelernährung zurückgeführt werden können. Sie haben bereits lindernd wirkende Medikamente für diese Krankheiten entwickelt und sehen keinen Grund dafür, ihre Behandlungsweise zu überarbeiten.

Man darf den Ärzten deshalb jedoch keine Vorwürfe machen. Es ist ein mutiger Schritt für jeden in einem medizinischen Beruf, die akzeptierten Vorstellungen und Behandlungsmethoden hinter sich zu lassen, da sie schließlich nur dann gegen Verfahren wegen ärztlicher Kunstfehler geschützt sind, wenn sie im Rahmen medizinischer Übereinstimmung (also indem sie so entscheiden, wie es ein Kollege in einer vergleichbaren Situation ebenfalls tun würde) handeln.

Was verursacht ernährungsbedingte Mangelerscheinungen?

Es gibt noch immer Länder, in denen ernährungsbedingte Mangelerscheinungen aufgrund von Hunger und Unterernährung ein ernstes Problem darstellen. Ich verbrachte einen Teil meiner Kindheit in den 60er Jahren in Nigeria, und dort konnte man überall auf dem Land Kinder mit spindeldürren Armen und Beinen und aufgedunsenen Bäuchen sehen, ein typisches Erscheinungsbild eiweißbedingter Unterernährung.

Im Vergleich dazu erscheint der Stand der Unterernährung in der industrialisierten Welt bedeutungslos. Es ist verständlich, daß sich konservative Ernährungsexperten, deren Ausbildung in Sachen Mangelerscheinungen vor allem an den Problemen der dritten Welt orientiert war, wenig für die Vermutung interessieren, daß solche Krankheiten auch in entwickelten Ländern, die materiell aus dem vollen schöpfen können, weitverbreitet sind.

Die Ursache für ernährungsbedingte Mangelerscheinungen in der industrialisierten Welt ist jedoch nicht das Fehlen von Nahrungsmitteln, sondern die schlechte ernährungsbezogene Ausbildung. Als ich als Ernährungstherapeutin in der Praxis eines Allgemeinarztes in London arbeitete, traf ich dort auf eine große Zahl Patienten, die nicht die geringste Vorstellung von den ernährungsbezogenen Bedürfnissen ihres Körpers hatten. Eine Frau lebte von Auszugsmehlkeksen, die sie in ihren Tee tauchte, und einer Kantinenmahlzeit einmal pro Woche. Eine andere nahm während der Schwangerschaft nur Käsekuchen und wertlose Getreideprodukte zu sich. Diesen Menschen mangelte es nicht am Geld, um sich gute Nahrungsmittel zu leisten; ihnen fehlte das Wissen. Sie *wußten* nicht, was sie essen mußten, um gesund zu bleiben. Nach meiner Auffassung ist es ein nahezu kriminelles Versäumnis, wenn eine Schule ihren Schülern nicht von Anfang an etwas über gesunde Eßgewohnheiten beibringt. Dennoch spielt Ernährung und Hauswirtschaft, zumindest in Großbritannien, eine immer kleinere Rolle in den nationalen Lehrplänen.

Obgleich ich das Glück hatte, in der Praxis eines Allgemeinarztes mitarbeiten zu dürfen, steht dieser Weg den meisten Ernährungstherapeuten in England nicht offen, und sie müssen auf privater Basis wirken. Aus diesem Grund treffen sie auf eine vollkommen andere Art Patienten. Jene, die ihren Besuch bei einem Ernährungstherapeuten aus der eigenen Tasche finanzieren müssen, interessieren sich in der Regel sehr stark für Nahrungsmittel und Ernährung. Sie haben bereits an ihrer Gesundheit gearbeitet und versuchen, sich gesund zu ernähren. Manche von ihnen nehmen sogar Vitaminpräparate zu sich. Solche Menschen suchen einen Ernährungstherapeuten auf, weil sie zu der sicheren Überzeugung gekommen sind, daß die Ernährung der Schlüssel zu ihrem Wohlbefinden ist, und sie hoffen, daß ihnen jemand dabei helfen kann, diesen Schlüssel zu finden.

Wieder und wieder stoßen wir selbst bei Patienten, die sich jahrelang ausgezeichnet ernährt hatten, auf Symptome ernährungsbedingter Mangelerscheinungen wie prämenstruelles Syndrom, chronische Ermüdung und Hautbeschwerden. Eine Schule innerhalb der Ernährungstherapie vertritt die Auffassung, daß dies an der modernen intensiven Landwirtschaft liegt, welche Nahrungsmittel wichtiger Bestandteile beraubt. Beispielsweise nehmen Pflanzen, die auf zinkreichen Böden wachsen, Zink auf und geben es durch die Nahrungsaufnahme an den menschlichen Körper weiter. Doch chemische Düngeprodukte, die dafür sorgen sollen, daß Böden, die durch zu viele Ernten erschöpft sind, wieder mit Nährstoffen angereichert werden, beinhalten in der Regel kein Zink, weil dies für das Pflanzenwachstum nicht erforderlich ist.

Viele Früchte kommen möglicherweise nicht direkt vom Baum zum Verbraucher, sondern werden monatelang kalt zwischengelagert, um den Augenblick abzuwarten, wenn die Preise wieder in die Höhe gehen. All dies verlangt seinen Tribut von unseren Nahrungsmitteln. Spermauntersuchungen bei biodynamisch arbeitenden Landwirten, die also keine Pestizide und chemischen Düngeprodukte bei ihren Feldfrüchten zum Einsatz bringen, haben ergeben, daß ihre Spermienzahl doppelt so hoch liegt wie bei normalen Männern. Dies legt den Schluß nahe, daß unsere Nahrungsmittel nicht mehr von der gleichen Qualität sind wie jene vor der Zeit, als sich die weitverbreitete Anwendung von künstlichen Düngemitteln nach dem Zweiten Weltkrieg durchsetzte. Unser allgemeiner Gesundheitszustand ist ebenfalls betroffen.

Ohne Zweifel spricht einiges für diese Auffassung. Darüber hinaus ist bekannt, daß die Umweltverschmutzung den menschlichen Bedarf an einigen Nährstoffen, insbesondere an oxidationshemmenden Vitaminen und Mineralstoffen (den Vitaminen A, C und E und dem Mineralstoff Selen), in die Höhe getrieben hat. Diese oxidationshemmenden Nährstoffe verbinden sich mit Toxinen und leiten sie aus dem Körper. Außerdem neutralisieren sie freie Radikale – schädliche Sauerstoffverbindungen wie Ozon, welches unter anderem durch Umweltverschmutzung, Zigarettenrauch und Radioaktivität vermehrt hervorgebracht wird. In diesem Prozeß der Neutralisierung werden die Nährstoffe rasch verbraucht. Beispielsweise liegt der Vitamin-C-Gehalt des Blutes bei Rauchern erheblich niedriger als bei Nichtrauchern.

Bei Personen, deren Ernährungsqualität grenzwertig ist und gerade noch die Waage zwischen Angemessenheit und Unangemessenheit hält, kann die Aufnahme von entwerteten, mit Hilfe chemischer Mittel aufgezogenen Nahrungsmitteln in Kombination mit einem erhöhten, auf Umweltverschmutzung zurückzuführenden Bedarf zu einem Umkippen in die Mangelernährung führen. Dennoch bin ich persönlich noch nicht gänzlich davon überzeugt, daß all die vielen Symptome mangelhafter Ernährung, auf die ich bei Patienten stoße, die sich »gut« ernähren, auf diese Faktoren zurückzuführen sind. Jedenfalls nicht auf direktem Wege. Und mit guter Ernährung meine ich eine abwechslungsreiche Aufnahme von schonend zube-

reitetem Gemüse, in dem die Nährstoffe erhalten bleiben, von Voll-
kornbrot, Milchprodukten, Fisch, Geflügel, Hülsenfrüchten, Nüssen
und Körnern, ungeschältem Reis, Obst oder Obstsäften (täglich!)
und den reduzierten Genuß von gebratenen oder fetten Speisen,
Zucker, Salz und Alkohol.

Ebenso wenig bin ich davon überzeugt, daß »biochemische Individualität« im Sinne von Schwankungen des Nahrungsmittelbe-
darfs aufgrund von normaler genetischer Vielfalt die Erklärung ist.
Dies mag kleinere Schwankungen dieses Bedarfs erklären, aber es
gibt keinen Grund, warum es nicht durch gute Ernährung sollte aus-
geglichen werden können. Ich persönlich bin davon überzeugt, daß
die überwiegende Zahl ernährungsbedingter Mangelerscheinungen
auf eine reduzierte Fähigkeit, Nährstoffe zu absorbieren und zu as-
similieren, zurückzuführen ist. In den folgenden Kapiteln werde ich
auf diese Frage noch weiter eingehen.

Vitaminabhängigkeit

Mitunter scheinen einzelne Individuen einen vergrößerten Vitamin-
bedarf zu haben. Beispielsweise gibt es eine bestimmte Gruppe von
Schizophreniekranken, die einen extrem erhöhten Vitamin-B_6- und
Zinkbedarf haben und unter Halluzinationen und anderen Symptomen leiden, wenn dieser nicht gedeckt ist. Doch diese Art Mangelerscheinung ist eher als Hinweis auf eine Fehlfunktion zu verstehen,
denn als natürliche Schwankung im Bereich des Bedarfs an Mi-
kronährstoffen (Vitaminen und Mineralstoffen), und ist als »Vit-
aminabhängigkeit« geläufig. Was das Entstehen einer Vitaminab-
hängigkeit betrifft (sofern sie nicht angeboren ist), so wird es als
Tatsache akzeptiert, daß eine Phase gravierender Unterernährung
einen extrem erhöhten Bedarf an einzelnen Nährstoffen zur Folge
haben kann, wie dies nach dem Zweiten Weltkrieg an aus japa-
nischen Lagern entlassenen Kriegsgefangenen zu beobachten war.
Einigen von denen, die unter neurologischen Symptomen litten, gab
man für einen kurz konzipierten Behandlungszeitraum täglich meh-

rere Hundert Milligramm Vitamine aus der B-Gruppe (tatsächlich in außerordentlich großer Dosierung). Dies erwies sich als wirkungsvoll, doch wann immer man die Dosierung reduzierte, kehrten die Symptome zurück, und es dauerte bis zu 10 Jahre, bis die neurologischen Schäden, verursacht durch Unterernährung, soweit behoben waren, daß die Veteranen, wenn sie keine Nahrungszusätze einnahmen, frei von Symptomen waren.

Zu der Zeit, als Pellagra in den Vereinigten Staaten häufig vorkam, beobachtete man, daß jene, die seit langem unter der Krankheit litten, bis zu 600 Milligramm Vitamin-B$_3$ pro Tag benötigten, um gesund zu sein. Dies ist das 50fache der Menge, die erforderlich ist, um gegen Pellagra vorzubeugen.

Aus diesen Beispielen wissen wir, daß es, historisch betrachtet, durchaus möglich ist, unter Symptomen der Unterernährung zu leiden, ohne daß zwangsläufig eine minderwertige Ernährung die Ursache hierfür ist. Heutzutage kommen ernährungsbedingte *Krankheiten* nur selten vor, aber was ist mit jenen Menschen, die in ihrem Leben Phasen relativer Unterernährung durchgemacht haben, möglicherweise sogar vor ihrer Geburt? Nationale Untersuchungen zur Ernährung zeigen, daß viele Kinder entsetzlich schlecht ernährt werden. Personen, die sich einer Diät unterwerfen, hungern phasenweise, um ihr Gewicht unter Kontrolle zu halten. Was ist mit den Menschen, die unter Magen-Darm-Beschwerden wie chronischen Allergien leiden, die sie daran hindern, die Nährstoffe aus ihren Mahlzeiten richtig zu absorbieren? Ist es nicht mehr als wahrscheinlich, daß diese Leute einen höheren als den normalen Bedarf an bestimmten Nährstoffen entwickeln? Ist es nicht ebenfalls wahrscheinlich, daß Ernährungstherapie mit ihren Vitamin-, Mineralstoff- und Spurenelementpräparaten deshalb so vielen Menschen mit Hautproblemen, Stimmungsschwankungen, hormonellen Beschwerden, Erschöpfungszuständen und Unfruchtbarkeit hilft, weil eben dieser höhere Bedarf berücksichtigt wird?

STEPHEN T. CHANG

Acht Ursachen von Gewichtsproblemen

Selbstvergiftung

Wenn die Nahrung, die Sie zu sich nehmen, nicht den richtigen pH-Wert hat – man nennt das auch Säure-Basen-Gleichgewicht –, entstehen bereits im Magen Fäulnisprozesse, bevor der anschließende Verdauungstrakt die Chance bekommt, die Nahrung zu verdauen und die Nährstoffe zu absorbieren. Mit anderen Worten: Bevor Ihr Organismus gefüttert wird, können sich zuerst im Magen vorhandene schädliche Mikroorganismen an Ihrem Essen laben. Sie verdauen es und hinterlassen Ihnen den Abfall. Zu diesem Abfall gehören Gase, die Ihnen in Form von Mundgeruch, Aufstoßen, Blähungen oder Magenschmerzen Unannehmlichkeiten bereiten, ferner feste, in bezug auf den Nährwert für den Körper wertlose Nahrungsbestandteile. Das bedeutet, daß Sie die Nährstoffe, auf die Ihre Zellen angewiesen sind, nicht erhalten, daß die Zellen in der Folge geschwächt werden, diese Abfallprodukte – Gifte im wörtlichen Sinn – nicht abtransportiert und so schließlich alle Zellen des Körpers vergiftet werden. Die einzige Möglichkeit, dieser Art von Selbstvergiftung vorzubeugen, besteht darin, sich ausgewogen zu ernähren, denn der richtige pH-Wert wirkt wie ein natürliches Konservierungsmittel und verhindert, daß die Nahrung in Ihrem Magen sich zersetzt, fault und verdirbt.

Wasserretention

Die Nieren sind komplizierte Organe, die in Wasser gelöste Stoffwechselprodukte aus dem Blut filtern. Wieviel Wasser die Nieren filtern können, hängt unter anderem davon ab, wie funktionstüchtig
sie sind. Gesunde Nieren produzieren täglich einen bis eineinhalb
Liter Urin. (Wenn viel getrunken wird, bilden sie mehr Urin; dafür
müssen sie entsprechend mehr arbeiten, was vorgeschädigte Nieren
weiter schwächen kann.)

Wenn Ihre Nieren normal funktionieren, hat Ihr Flüssigkeitsbe-
darf etwa die gleiche Größenordnung, denn Sie müssen auffüllen
was ausgeschieden wurde. Wenn Sie mehr trinken, als Ihre Nieren
verkraften können – beim Durchschnittserwachsenen sind das 20 bis
45 Milliliter Flüssigkeit pro Kilogramm Körpergewicht und Tag –,
bleibt das Wasser in Ihrem Körper. Es gelangt wieder ins Blut und
wird beispielsweise bei körperlicher Anstrengung über die Haut aus-
geschwitzt. Falls Sie jedoch wenig Gelegenheit zum Schwitzen haben
(kalte Witterung, Mangel an Bewegung und dergleichen), wird das
Wasser im Unterhautgewebe festgehalten. Während sich immer
mehr »Abwasser« an bevorzugten Stellen ansammelt, dehnt sich
dort das Gewebe, um noch mehr Wasser einlagern zu können. Und
dort konzentrieren sich natürlich auch Stoffwechselprodukte und
die entsprechenden Toxine. Diese Ansammlung von Abwasser kann
einen Tag, einen Monat oder gar länger als ein Jahr an Ort und Stelle
verbleiben. Nach einiger Zeit verdickt es sich zu schleimartiger Konsistenz. Nach wie vor handelt es sich um Abwasser, allerdings eingedickt. Die meisten werden glauben, sie hätten Fett angesetzt. Doch es
handelt sich nur um Schleim, der zwischen den Gewebezellen einge-
lagert ist. Ist die schleimige Substanz einigermaßen hart geworden,
zählen wir diese Erscheinung zur *Zellulitis*. Auch tierische Fette, wie
Butter und Speck, sind an der Entwicklung einer Zellulitis beteiligt.
Allein durch körperliches Training und kräftiges Schwitzen werden
Sie eine Zellulitis nicht los – nur »frisches« Wasser läßt sich aus-
schwitzen. Ein erfolgversprechender Weg hingegen ist:

- Nicht zuviel trinken – bleiben Sie innerhalb des oben genannten Tagesbedarfs. Im Zweifelsfall fragen Sie Ihren Arzt um Rat.
- Die Zellulitis an Ort und Stelle gezielt behandeln, vorzugsweise in der Sauna oder im heißen Bad.

Das Geheimnis der erfolgreichen Zellulitisbehandlung ist »kräftiges Aufwärmen und Abbauen« der Zellulitisdepots. Je tiefer Sie die betroffenen Stellen massieren, desto mehr Ablagerungen werden mobilisiert und eliminiert. Durch Erwärmen werden außerdem die Poren der Haut geöffnet, so daß verstärkt geschwitzt wird.

Übrigens meine ich mit zulässiger beziehungsweise empfohlener Flüssigkeitszufuhr alle Getränke, also auch Bier, Wein, Tee, Kaffee, Milch, Säfte, »flüssige« Suppen. Wenn Sie beispielsweise zwei Suppentassen Bouillon zu sich nehmen, können Sie natürlich nicht behaupten, Sie hätten nichts getrunken. Auch aus einer Brühe kann Wasser im Körper zurückgehalten werden.

Hier das Beispiel eines meiner übergewichtigen Patienten: Er aß nur eine richtige Mahlzeit am Tag. Ansonsten trank er riesige Mengen Limonade und Fruchtsaft. Er hatte keine Ahnung, wieviel Liter Flüssigkeit er tatsächlich in sich hineinschüttete. Da er fast ausschließlich von Säften lebte, war er schlecht ernährt, sehr geschwächt, fühlte sich ständig schwindlig, litt unter Herzjagen und Atemnot und hatte Gicht! (Die chinesische Medizin lehrt, daß Gicht die Manifestation einer Nierenerkrankung ist.) Mein Patient litt auch unter erhöhtem Blutdruck. Jahrelang hatte er diese Beschwerden gehabt, ohne je auf den Gedanken gekommen zu sein, daß seine Symptomatik mit der »gesunden« Saftdiät zusammenhängen könnte.

Manche Leute gehen in ein Restaurant, bestellen sich einen großen Salatteller und ein Glas Wasser und beglückwünschen sich zu ihrer Selbstdisziplin. Sie glauben, davon würden sie abnehmen. Doch das ist Selbstbetrug. Es besteht die Möglichkeit, daß ihre Nieren nicht hundertprozentig funktionieren, und dann wird im Körper um so mehr Wasser zurückgehalten, je mehr sie trinken. Je mehr Flüssigkeit sie also, auch durch den Salat, zu sich nehmen, desto größer ist die Gewichtszunahme.

Wie gut Ihre Nieren funktionieren, können Sie nach der folgenden Anleitung herausfinden:

- Falls Sie Zellulitis haben, steht für die taoistische Medizin außer Frage, daß Ihre Nieren nicht hundertprozentig funktionstüchtig sind, denn sie halten ja Flüssigkeit zurück. Eine Zellulitis stellen Sie fest, indem Sie untersuchen, ob sich in der Region um das Gesäß, die Hüften, den Bauch und die Oberarme die typische »Orangenhaut« gebildet hat (Kneifversuch).

- Wenn Sie rasch zunehmen oder abnehmen – das heißt, wenn Sie innerhalb von ein bis zwei Tagen bis zu zwei Kilogramm zulegen oder loswerden –, handelt es sich bei diesen Gewichtsschwankungen bestimmt nicht um Fett, sondern um Wasser. So schnell kann kein Fettgewebe sich bilden oder schmelzen.

- Wenn Sie einen Finger kurz und fest gegen den Arm oder das Bein drücken und anschließend eine weiße Delle sehen, die nicht sofort verschwindet, zeugt das von einer Wasserretention. Falls sich kein Wasser im Unterhautgewebe angesammelt hat, entsteht entweder keine weiße Delle, oder eine etwaige Delle verschwindet sofort. Je länger aber eine solche Delle sichtbar bleibt, desto massiver ist die Wassereinlagerung.

- Wenn ein Arzt Gewichtsprobleme auf eine Wasserretention zurückführt, wird er auch heute leider immer noch gern ein Diuretikum verordnen, ein harntreibendes Mittel. Ich nenne das »einen müden Gaul antreiben«! Warum? Weil Ihre Nieren (der Gaul) bereits »müde« sind, deswegen halten sie nämlich Wasser zurück. Und wenn Sie harntreibende Pillen einnehmen, werden die erschöpften Nieren nur noch mehr angetrieben. Von einem Tag zum anderen können Sie dann zwar zehn Pfund verlieren. Das Problem ist aber, daß Sie mehr trinken müssen, um diese Pillen wieder auszuschwemmen. Daher wird der Arzt Ihnen raten, reichlich zu trinken, um die Nieren zu aktivieren und zu spülen. Das Ergebnis ist, daß Sie mehr Wasser aufnehmen (und schließlich speichern), als Sie ausscheiden. Und dabei müssen Ihre Nieren noch schwerer arbeiten; das schwächt sie und läßt sie funktionsuntüchtig werden. Schließlich wird die Überlastung zu einer Erkrankung der Nieren bis hin zum Nierenversagen führen. In den westlichen Ländern wird relativ viel getrunken. Mich wundert daher nicht, daß Nierenkrankheiten entsprechend häufig vorkommen. Da Sie nun aber die Zusammenhänge kennen, können Sie aus diesem Muster ausbrechen und gesund bleiben, indem Sie vernünftige Trinkgewohnheiten praktizieren.

Fettspeicher

Fette stehen in einem Zusammenhang mit den Funktionen der Bauchspeicheldrüse und der Leber sowie der Gallenblase. Die Leber ist das wichtigste Organ zum Filtern fester Stoffwechselprodukte. Da die Gifte und Toxine in unserem Körper in fester Form vorhanden sind, müssen sie gleitfähig werden, um sich abtransportieren zu lassen. Für diese Gleitfähigkeit sorgen die Fette, deshalb benötigen wir auch Fett in unserer Ernährung.

Problematisch wird es erst, nachdem die Fette in die Blutbahn absorbiert wurden und zur Leber gelangen. Handelt es sich um große Fettmengen oder um Fette, die nicht leicht abbaubar sind, so verstopfen diese das Lebergewebe und beeinträchtigen die speziellen Funktionen der Leber. Da die Leberfunktion teilweise blockiert ist, werden weniger Stoffwechselprodukte herausgefiltert. Dies führt letzten Endes zu einer Vergiftung des Gehirns und der Nervenzellen durch Toxine, die das Blut mit sich führt, und hat Störungen der nervösen und geistigen Funktionen zur Folge – und das sind nur einige der Auswirkungen einer schlechten Leberfunktion.

Fett kann außerdem an bestimmten, wenig bewegten Stellen des Körpers deponiert werden, so am Bauch und an den Hüften. Ist dieser Prozeß erst einmal in Gang gekommen, wird immer mehr Fett gespeichert. In der Folge wird der Betroffene kurzatmig, er schnauft und atmet flach. Die Fettansammlung stört auch die Herzfunktion: Es kommt zu schnellen und unregelmäßigen Herzschlägen oder Herzflimmern, der Puls setzt aus. Der Puls kann aussetzen, wenn der Herzmuskel verfettet oder das Blut zu dick ist, um gleichmäßig zu fließen. Alle diese Probleme entstehen durch Ansammlung von Fett.

Da Fette in der Ernährung für uns aber unentbehrlich sind, stellt sich die Frage: Welche Fette sollen wir essen? Tierische Fette verarbeitet die Leber am schwersten. Dies gilt vor allem für Fett vom Rind, einschließlich der Butter, weil unser Körper es nicht richtig metabolisiert. Wenigen Menschen ist bewußt, daß Margarine noch schlimmer ist. Bei deren Herstellung werden die Fette stark erhitzt, so daß in einem chemischen Umwandlungsprozeß gesättigte (= gehärtete) Fette entstehen, deren Struktur bei normaler Körpertemperatur nicht aufgebrochen werden kann.

Pflanzenöle sind wegen ihres Gehaltes an ungesättigten Fettsäuren am besten geeignet, den Bedarf an Fett zu decken. Besonders günstig sind Walnußöl, Sojaöl, Sesamöl, Weizenkeimöl, Olivenöl und Leinöl. Öle sollten beim Kochen nicht zu stark erhitzt werden, weil die ungesättigten gesunden dadurch zu gesättigten ungesunden Fetten werden.

Falls Sie keine Wahl haben und mehr (tierisches und pflanzliches) Fett verzehren müssen, als nötig ist, können Sie das Problem etwas entschärfen, indem Sie starken schwarzen Tee trinken. Es sollte ein kräftiger Tee sein, der das überflüssige Fett durch seine Inhaltsstoffe (Gerbsäure) ausschwemmt. Vor einigen hundert Jahren komponierten taoistische Gelehrte für diesen Zweck einen speziellen Tee aus Blütenblättern einer bestimmten Chrysanthemum-Art (fettlösende Wirkung) und Blüten einer Geißblattart (antibiotische Wirkung). Diesen Tee genießen taoistische Gelehrte noch heute regelmäßig zu den Mahlzeiten.

Nerven

Nahrungsmittelallergien entstehen, wenn das Immunsystem des Körpers auf ein bestimmtes Nahrungsmittel oder den Bestandteil eines Nahrungsmittels übermäßig stark antwortet. Falls Sie auf irgendeine Art von Nahrungsmittel allergisch reagieren, können Sie es nicht verdauen. Wenn Sie es nicht verdauen können, wird es »giftig« für Sie. Dieses (für Sie) giftige Nahrungsmittel trägt mit zu Ihrem Gewichtsproblem bei (siehe vorher unter Selbstvergiftung). Auch Nahrungsmittel, die Sie besonders gerne essen, können für Sie unverträglich sein, deswegen ist besondere Vorsicht angebracht.

Eine weitere nervlich bedingte Ursache von Fettsucht sind Eßgewohnheiten aufgrund innerer Unruhe. Beispielsweise kennt man den Typ des Phlegmatikers, der sich zu nichts aufraffen kann. Er oder sie sitzt einfach da und denkt an die Dinge, die erledigt werden müßten. Natürlich wird gar nichts erledigt. Die Betreffenden bekommen Schuldgefühle wegen ihrer Unterlassungssünden und werden nervös. Sie rühren sich nicht, stopfen aber ständig Essen in sich hinein, um die Schuldgefühle über ihre Trägheit zu verdrängen. Es ist ein Teufelskreis. Je elender sie sich fühlen, desto mehr futtern sie, desto schwerer fällt es ihnen, irgend etwas zu tun, und desto elender fühlen sie sich. Die einzige Lösung besteht darin, etwas zu tun. Irgend etwas; irgendeine Beschäftigung aufzunehmen, die sie in Gang hält. Zuerst aber müssen sie all die geistigen Hürden überwinden, die Ausreden, warum sie dieses und jenes nicht erledigen können. Es ist nicht leicht, wenn man in einer solchen Situation steckt, und ebensowenig, wieder aus ihr herauszufinden.

Sexuelle Frustration

Für Frauen hängt die sexuelle Befriedigung vom Mann ab. Trotz aller Theorien und des unbestrittenen Wertes der Frauenemanzipation ist die echte sexuelle Befriedigung der Frau physiologisch an den Mann gebunden. Nach taoistischer Lehre muß die Frau neun Stufen durchlaufen, bis sie einen wirklichen Höhepunkt erreicht. Ist der Mann außerstande, die Frau durch diese Stadien zu begleiten, wird sie nicht befriedigt. (Auch allein gelingt ihr dies nicht.) Und je unbefriedigter sie ist, desto nervöser wird sie. Und je nervöser sie wird, desto mehr ißt sie.

Die folgende Übersicht beschreibt die einzelnen Stadien, die für vollkommene sexuelle Befriedigung zu durchlaufen sind.

Stadium	Affinität	Physiologische Reaktion
eins	Lunge	Die Frau seufzt, atmet schwer und bildet mehr Speichel.
zwei	Herz	Die Frau küßt den Mann und liebkost ihn mit ihrer Zunge. Nach *Su Wen,* dem klassischen medizinischen Lehrbuch des Gelben Kaisers, entspricht die Zunge dem Herzen.
drei	Milz, Pankreas, Magen	Die Muskeln der Frau werden aktiviert, sie umarmt den Mann fest.
vier	Nieren, Harnblase	Die Frau spürt leichte Kontraktionen der Scheide und wird feucht.
fünf	Skelett	Die Gelenke werden locker, die Frau beginnt den Mann zu beißen.
sechs	Leber, Nerven	Die Frau schlängelt und windet sich und versucht, den Mann mit Armen und Beinen ganz zu umschlingen.
sieben	Blut	Das Blut der Frau »kocht«. Ekstatisch versucht sie, den Mann ganz zu umklammern.
acht	Muskeln	Völlige Muskelerschlaffung. Die Frau beißt noch mehr, saugt an den Brustwarzen des Mannes.
neun	der ganze Körper	Die Frau kollabiert, ihr Bewußtsein ist getrübt. Sie unterwirft sich und ergibt sich dem Mann völlig.

Um eine Frau vollkommen zu befriedigen, muß der Mann sie durch alle neun Stadien führen. Die meisten Männer gehen aber nur bis zum vierten Stadium, dann rollen sie sich auf die Seite und schlafen ein. Viele Männer und sogar viele Frauen halten die Scheidenkontraktionen der vierten Stufe fälschlich für einen Orgasmus. Doch wie Sie jetzt wissen, ist das allenfalls der Beginn. Leider vertreten die meisten Aufklärungsbücher über Sexualität die erste Auffassung und verwechseln die deutliche Reaktion auf der vierten Stufe mit einem totalen Orgasmus. So bleibt die Frau auf halber Strecke gefangen. Sie kann weder »zum Himmel schweben« noch »zur Erde zurückkehren«. Auch die Masturbation kann ihr nicht das umfassende seelische Erlebnis der letzten fünf Stufen vermitteln. Sie wird also eine unruhige Nacht verbringen. Morgens weckt ihr Mann sie und bittet sie, das Frühstück zuzubereiten. Sie fordert ihn auf, das selbst zu tun, sie habe Kopfschmerzen. So sind beide schon morgens verärgert und bleiben den ganzen Tag über gereizt. Schließlich trennen sie sich. Inzwischen leidet sie unter nervösen Spannungen und ißt ständig zuviel. Und am Ende hat sie außerdem noch Gewichtsprobleme.

Zuviel essen, zuviel trinken

Diese neurotischen Reaktionen können auf einer seelischen Programmierung in der Kindheit beruhen. Die meisten Erwachsenen wurden als Kinder zum Essen und Trinken ermuntert oder gar gezwungen: »Iß, iß!« und »Trink noch was!« sagten die Eltern, die ja ihre Kinder liebten und wollten, daß sie »groß und stark« würden. Überzeugungen und Meinungen der Eltern sickern in das Unterbewußtsein des Kindes ein. Als es heranwächst, fühlt es sich schuldig, wenn es nicht genug ißt oder konsumiert. Und so entwickelt es die unbewußte Gewohnheit, mehr und immer noch mehr zu essen und zu trinken. Die Folge: Fettsucht.

Physiognomischer Typ

Nach taoistischer Lehre entsprechen den fünf Elementen – Metall, Erde, Holz, Wasser und Feuer – fünf physiognomische Menschentypen, die sich durch folgende Merkmale auszeichnen:

Abb. 2: Die physiognomischen Typen und ihre Merkmale

Physiognomischer Typ   Merkmale

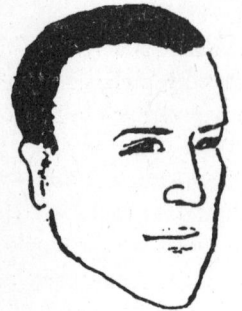

Metall

charismatisch, intelligent, anmutig, prägnante Gesichtszüge, selbstsicher, nachsichtig mit sich selbst, egoistisch, oberflächlich

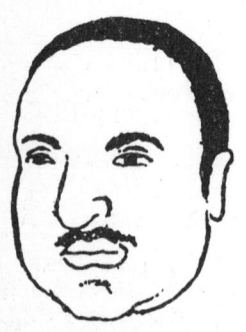

Erde

praktisch, genügsam, dickfellig, geschäftstüchtig, kräftige und straffe Muskulatur

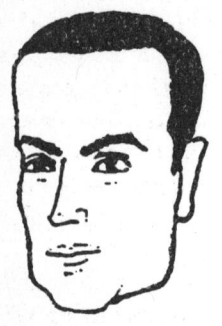

Holz

eigensinnig, dünn und knochig, tiefsinnig, anspruchsvoll, gemächlich, berechenbar

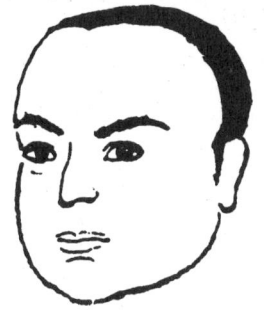

Wasser

flexibel, unbeständig, gewitzt, kritisch, scheinbar leichtlebig, weiches Gewebe mit Neigung zu Wasserretention

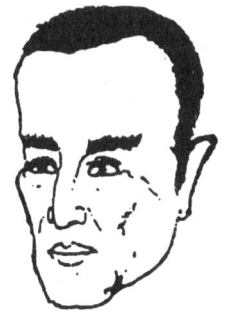

Feuer

temperamentvoll, nervös, vorwärtsstürmend, sehr gescheit, kreativ, begabt.

Die beiden physiognomischen Typen Erde und Wasser wirken am ehesten übergewichtig. Für diese Personen ist das aber der Normalzustand. Wenn sie sich durch Diät und Sport eine andere Figur anquälen, sind sie weder glücklich noch mit sich zufrieden, da sie seelisch und körperlich aus dem Gleichgewicht geraten sind. Neuere Untersuchungen haben bestätigt, daß für manche übergewichtige Individuen das Übergewicht »normal« ist und ein Gewicht unterhalb dieser persönlichen Norm sie seelisch und körperlich beeinträchtigen kann. Für einige andere Menschen wiederum ist es »normal«, wenn sie sehr mager sind. Das ist der physiognomische Typ Holz. Unabhängig vom physiognomischen Typ kommt es darauf an, sich einen Zustand individueller Normalität oder Ausgeglichenheit zu erhalten, denn das ist die Grundlage von Gesundheit, Glück,

Zufriedenheit und Langlebigkeit. Und diesem Ziel sollen die Theorien über eine ausgewogene Ernährung Sie entgegenführen.

Herzleiden, Funktionsstörungen der Schilddrüse, Erkrankungen der Bauchspeicheldrüse, der Nebennieren und der Thymusdrüse – alle diese Zustände können Fettsucht zur Folge haben. Bevor man das Gewicht reduziert, müssen die Ursachen der genannten Krankheiten und Beschwerden beseitigt werden.

Zu Übergewicht können auch Arzneimittel wie Kortison, Aspirin(R) und andere Substanzen beitragen, die zur Schmerzlinderung bei rheumatischen Erkrankungen, bei Bronchitis oder bei Asthma eingesetzt werden. Tatsächlich ist die Gewichtszunahme eine häufige Nebenwirkung derartiger Medikamente. Zunächst einmal sind Präparate wie etwa Aspirin(R) selbst sauer. Außerdem bewirken sie, daß der Magen mehr Säure produziert. Da Hungergefühl auftritt, nachdem die Magensäfte die Nahrung im Magen zersetzt haben, ist man um so hungriger, je mehr Magensäure produziert wird. Je größer der Hunger, desto mehr ißt man, um ihn zu stillen. Und allmählich wird das Essen zur Sucht.

Anmerkung: Kortison und andere Medikamente, die zur Behandlung der oben genannten Krankheiten verwendet werden, können die Nieren und andere Organe schädigen, indem sie zu funktionellen Störungen dieser Organe führen. Ist die Nierenfunktion unzureichend, lagert sich Wasser im Körper ab, und der Prozeß, der zu Übergewicht führt, beginnt erneut.

RUEDIGER DAHLKE

Wer sollte fasten?

Nehmen wir die Aussagen der Religionsgründer und Kirchenvä-
ter ernst, so muß die Antwort eindeutig heißen: Jeder! Um so
kränker er ist, desto eher. Tatsächlich kann unter religiösen Ge-
sichtspunkten jeder fasten. Nur sollten wir dabei niemals vergessen,
daß es dabei immer um Fasten auf dem Boden eines tief verwurzel-
ten Glaubens geht. Wo uns dieser Glaube, der Berge versetzen kann,
wie die Bibel weiß, fehlt, sollten wir etwas vorsichtig sein.

Aus einem esoterischen Blickwinkel betrachtet, kann natürlich
erst recht jeder den Weg des Fastens gehen, denn er kann uns nur
das bescheren, was schon längst in uns verborgen ruht. Das aber gilt
es, auf dem esoterischen Weg ja gerade kennen und ertragen zu lernen. Wenn wir von der Lehre »Wie oben – so unten; wie außen, so
innen« ausgehen, begegnen wir uns sogar in allen äußeren Erscheinungsformen letztlich immer selbst. Wie sollten da die Erlebnisse,
die beim Fasten aus Leib und Seele aufsteigen, etwas Fremdes, zu
Vermeidendes sein?

Wohl war es diese Wirkung des Fastens, uns die eigene Tiefe mit
ihren hellen und dunklen Seiten (in körperlicher und seelischer Hinsicht) zu Bewußtsein zu bringen, die es den Religionsstiftern aller
Zeiten wertvoll machte. So können wir ruhig feststellen, daß Fasten
viel zu schade ist, um lediglich als Therapie für Symptome zu dienen. Es ist ebenso und auch heute eine religiöse und esoterische
Übung auf dem Weg zu größerer Bewußtheit. Trotzdem gilt es unserer, dem funktionalen Zweckdenken verhafteten Zeit zuerst als
Therapieform der sogenannten »Außenseiter«. In der naturheilkundlichen Medizin haben sich im Laufe der Zeiten Indikationen
und auch einige Gegenindikationen herauskristallisiert. Wobei man
allerdings feststellen muß, daß es auch hier nichts gibt, was nicht

schon empfohlen und auch nichts, was nicht schon verteufelt wurde, wie sich an der Geschichte des Fastens in den letzten 2000 Jahren zeigen läßt. Wie überhaupt, ist es auch in diesem Fall so, daß wir immer nur relative Wahrheiten finden, die für einen bestimmten Bereich gültig sind. Das Bewußtsein dieser Tatsache ist vielleicht der beste Schutz vor entwicklungsfeindlichem Dogmatismus.

Einige der wichtigen Indikationen möchte ich nun hier etwas näher ausführen. Im Vordergrund stehen natürlich erst einmal jene Patienten, die ihre »gewichtigen« Argumente fürs Fasten selbst mit sich herumschleppen. Nach Zimmermann sollte jeder fasten, der über seinem individuellen Normalgewicht liegt – damit kommt er in seinen Forderungen den großen Religionsstiftern schon wieder recht nahe, denn das wäre sicherlich fast die halbe Bevölkerung in unserem Land. Daß Übergewichtige von dieser Kur profitieren, ist ja weiter nicht erstaunlich, um so mehr verwundert es, daß Buchinger, der über 30 000 Fastenkuren leitete, kurzfristiges Fasten (bis zu 6 Tagen) auch bei untergewichtigen Patienten mit Erfolg durchführte. Die Patienten wogen nach einem längeren Zeitraum regelmäßig mehr als vor der Kur. Einen wichtigen Platz nehmen verständlicherweise all jene KRANKHEITEN ein, die auf eine Verschlackung und Blockierung des Bindegewebes zurückzuführen sind, wie etwa der ganze rheumatische Formenkreis – die Rheumaknötchen verdeutlichen diese Ablagerungen im Bindegewebe sogar auf makroskopischer Ebene sehr eindrucksvoll. Hierzu sei noch einmal ein Absatz aus dem Essener-Evangelium zitiert, aus dem hervorgeht, daß bereits in jenen Zeiten solche Krankheiten, die wir wohl heute als Gicht und Poly-Arthritis bezeichnen würden, auftraten und daß sie mit Fasten und einer eigentlich homöopathisch begründeten und durchgeführten Zusatztherapie erfolgreich behandelt wurden: »Und es gab viele Kranke unter ihnen, von qualvollen Schmerzen gefoltert, die konnten kaum bis zu Jesu Füßen kriechen, denn sie konnten nicht mehr auf ihren Füßen gehen. Sie sagten: ›Meister, wir werden grausam von Schmerzen geplagt, sag uns, was wir tun sollen.‹ Und sie zeigten Jesus ihre Füße, in denen die Knochen verdreht und verknotet waren und sagten: ›Weder die Engel der Luft noch des Wassers, noch des Sonnenscheins konnten unsere Schmerzen lindern, obwohl wir uns tauften, fasteten, beteten und deinen Worten in allen Dingen folgten.‹ ›Wahrlich, ich sage euch, eure Knochen werden geheilt werden! Seid nicht entmutigt, sondern sucht zur Heilung den Heiler der Knochen, den Engel der Erde. Denn von dort stammen eure Knochen und dahin werden sie zurückkehren.‹ Und Er zeigte mit Seiner Hand dorthin, wo das fließende Wasser und die Sonnenhitze die Erde am Rande des Wassers zu lehmigem Schlamm erweicht hatten. ›Senkt eure Füße in den Schlamm, damit die Umarmung des Engels der Erde aus euren Knochen alle Unreinheit und Krankheit herauszieht. Und ihr werdet den Satan und eure Schmerzen aus der Umarmung des Engels der Erde fliehen sehen. Und die Knoten eurer Knochen werden verschwinden und sie werden sich wieder strecken und all eure Schmerzen werden vergehen.‹«

Auch Stoffwechselkrankheiten wie eben Gicht und Diabetes lassen sich oft mit gutem Erfolg befasten, bei allerdings strenger Überwachung. Bei den häufigsten Alltagssymptomen, den grippalen Infekten und Magenverstimmungen, ist Fasten die schnellste und wirksamste Therapie. Hier ist es darüber hinaus sehr einfach, da es dem natürlichen Bedürfnis des Körpers ohnehin entspricht, nun nichts zu essen, sondern nur noch zu trinken, und sich in Ruhe und warme Geborgenheit zurückzuziehen. Sehr umstritten ist Fasten heute dagegen bei Krebs und Praecancerosen, d. h. im Vorstadium des Krebses. Während einige Ärzte, wie z. B. der Holländer Toussaint[1], es durchaus für sinnvoll halten, lehnt die Schulmedizin und auch das Gros der Fastenärzte es entschieden ab. Buchinger, der auch von der Theorie der Krebsentstehung auf dem Boden eines überlasteten und vergifteten Grundsystems (Bindegewebes) ausgeht, führt es bei Praecancerosen durch und glaubt, hier auch viele Besserungen erreicht und Krebsentstehung verhindert zu haben. Bei manifesten Tumoren lehnt er es aber auch ab, da durch den schnellen Zerfall des Tumorgewebes beim Fasten und der damit verbundenen Toxinausschwemmung der Körper zu sehr vergiftet würde. Sicherlich liegt die Chance hier in der rechtzeitigen Entgiftung und

Förderung der Ausscheidung. Das beginnt schon bei der energischen Therapie der chronischen Verstopfung, die auch durch Fasten sehr gut zu behandeln ist. Überhaupt lassen sich verständlicherweise Darmstörungen mit großem Vorteil durch Fasten behandeln – zu einer gründlichen Entgiftung kommt hier dann noch die weitgehende Entlastung des erkrankten Organes hinzu. Auch die Erkrankungen der mit der Verdauung eng verknüpften Organe Leber (vor allem ernährungs- oder alkoholbedingter Fettleber) und Bauchspeicheldrüse sprechen meist gut auf Fastenkuren an. Große Vorsicht ist allerdings bei Magen- und Zwölffingerdarmgeschwüren geboten.

Auch Erkrankungen der Niere lassen sich meist gut mit Fasten angehen und sollten auch frühzeitig behandelt werden, da ja Minderleistungen der Ausscheidungsorgane nicht nur das Organ selbst gefährden, sondern den ganzen Organismus mit Abfall belasten. Man achte also, ähnlich wie auf guten Stuhlgang, auf gute Durchspülung der Nieren.

Die Krankheiten des nächsten wichtigen Ausscheidungsorganes, der Haut, sprechen ähnlich gut an, doch sind hier oft längere und wiederholte Kuren nötig. Manchmal gelingt es auch nur, Krankheiten wie die Schuppenflechte oder Ekzeme bis auf geringe Reste auszukurieren. Möglicherweise benötigt der Organismus die letzten Öffnungen sozusagen als Notausgang für anfallende Gifte.

Herzkrankheiten, wie etwa die Angina pectoris, lassen sich wohl allein schon durch die bereits zu Beginn der Kuren einsetzende Kreislaufentlastung bessern. Ähnliches gilt für hohen Blutdruck, der meist im Verlauf der Kur verschwindet, vor allem in dem Maße, wie der Druck der ganzen Situation nachläßt.

Das Heer der sogar schon von der Schulmedizin als psychosomatisch eingestuften Krankheiten wie Asthma, Migräne und die vielen funktionellen Beschwerden lassen sich vielfach erheblich bessern oder sogar ganz auskurieren. Der Erfolg hängt hier besonders deutlich, wie im Prinzip auch bei allen anderen Erkrankungen, davon ab, inwieweit die durch das Fasten erreichte Umstimmung nicht nur auf den Körper beschränkt bleibt, sondern auch zu einer seelischen Umorientierung führt.

Bei den Geisteskrankheiten der Schulmedizin – aus esoterischer Sicht verbirgt sich ja hinter jeder körperlichen Erkrankung eine seelische – gehen die Meinungen wieder weit auseinander. Während Zimmermann hier keine Erfolge sah, berichtet Buchinger doch von einzelnen Heilungen, was vielleicht daran liegt, daß er den psychischen Umschwung auch stärker zum Ziel macht. Im Essener–Evangelium wird beschrieben, wie Jesus einen Kranken durch Fasten und Beten von einer Art Besessenheit heilt.

Bei allen bereits manifesten Symptomen ist zu bedenken, daß das Fasten schwieriger verlaufen kann als bei Gesunden und oft auch mit Schmerzen und Erstverschlimmerungen verbunden sein wird, weshalb in solchen Fällen immer eine Unterstützung, wenigstens von einem Arzt, nötig ist. Letztlich ist wohl eine Unterstützung nötig, wie sie einst die Essener hatten und wie wir sie wohl auch heute haben könnten – wenn wir wirklich wollen. Aus dem Essener-Evangelium: »Und es gab noch andere Kranke, die viel an ihren Schmerzen litten, die aber trotzdem weiter fasteten. Und ihre Kraft war verbraucht, und große Hitze kam über sie. Und als sie aus ihrem Bett aufgestanden waren, um zu Jesus zu gehen, begannen ihre Köpfe sich zu drehen, als ob ein stürmischer Wind sie schüttelte. Und sooft sie versuchten, auf ihren Füßen zu stehen, fielen sie wieder zu Boden. Da ging Jesus zu ihnen und sagte: ›Ihr leidet, denn Satan und seine Krankheiten martern euren Körper. Aber fürchtet euch nicht, denn ihre Macht über euch wird schnell enden.‹ … ›Wahrlich, ich sage euch, genauso betrat der Satan eure Körper, welche die Wohnungen Gottes sind. Und er nahm alles in Besitz, was er stehlen wollte: euren Atem, euer Blut, eure Knochen, euer Fleisch, eure Eingeweide, eure Augen und eure Ohren. Aber mit eurem Fasten und Beten habt ihr den Herrn eures Körpers und seine Engel zurückgerufen. Nun sieht Satan, daß der wahre Herr eures Körpers zurückkehrt und daß dies das Ende seiner Macht ist. Deshalb sammelt er in seinem Zorn seine Stärke noch einmal, damit er den Körper zerstört, bevor der Herr kommt. Darum martert euch Satan so qualvoll, denn er fühlt, daß das Ende gekommen ist. Aber laßt eure Herzen nicht zittern, denn bald werden die Engel Gottes erscheinen, um wieder ihre Wohnstät-

ten zu belagern und sie wieder als Tempel Gottes zu weihen. Und sie
werden Satan packen und ihn aus eurem Körper hinauswerfen mit
all seinen Krankheiten und all seinen Unreinheiten. Und glücklich
werdet ihr sein, denn ihr werdet die Belohnung für eure Standhaftigkeit erhalten, und ihr werdet keine Krankheiten mehr sehen.‹«

Der Erfolg jeder Kur hängt ganz vom einzelnen ab, seinem Glauben, seinem Vertrauen und seiner Mitarbeit, und so kommt es, daß
man generelle Indikationen für das Heilfasten ebensowenig geben
kann wie generelle Gegenanzeigen. Nach der heutigen naturheilkundlichen Sicht gibt es aber doch einige Krankheiten, bei denen
Fastenkuren, wie ich meine ganz zu Recht, nicht durchgeführt werden, wie etwa alle zehrenden Krankheiten (TBC, Basedow, Carcinome). Möglicherweise mangelt es uns aber hier nur an Vertrauen.
Sicherlich liegt in dem Wissen, das aus dem Essener-Evangelium
spricht, eine tiefere Wahrheit als in unserem heutigen medizinischen
Wissen und unseren Prinzipien. Jeder soll aber trotzdem nur so weit
gehen, wie er in jedem Moment verantworten kann, und ein Vertrauen, wie es für solche Heilungen nötig ist, kann die Medizin, und
schon gar die heutige, sicherlich nicht vermitteln. Hier beginnt der
Bereich des religiösen Glaubens, ist die »religio«, die Rückverbindung des Menschen zu seinem innersten Wesen, von ausschlaggebender Bedeutung. Eine eindeutige und einleuchtende Gegenindikation, die allerdings gar nichts mit Krankheit zu tun hat, ist die
Schwangerschaft. Hier geht es ja um den Aufbau eines neuen Körpers aus möglichst hochwertigen Stoffen und Energien. Beim Fasten
gelangen aber gerade Schlacken und Abfallstoffe ins mütterliche
Blut, der einzigen physischen Lebensgrundlage des Embryos. Außerdem käme der Körper der Mutter in eine zwiespältige und unlösbare Situation, einerseits soll er aufbauen und andererseits abbauen.
Diesen Zwiespalt sollte jede Mutter ihrem Körper und vor allem
ihrem Kind ersparen. Dasselbe gilt sinngemäß für die Zeit des Stillens. Dagegen ist Fasten für Körper und Seele eine ausgezeichnete
Schwangerschaftsvorbereitung und hat sich auch danach bewährt,
um dem Körper die Umstellung und den Abbau der Schwangerschaftsveränderungen zu erleichtern.

Auf alle Fälle hat das Fasten im Verständnis der naturheilkundlichen Medizin heute wieder eine große Indikationsbreite. Jeder Gesunde kann es auf eigene Faust zur Reinigung, Vorbeugung und vertieften Selbsterfahrung durchführen, sofern er sich vorher ausreichend informiert. Falls Ängste oder Zweifel bestehen, empfiehlt es sich, einen möglichst mit Fasten und naturheilkundlicher Medizin vertrauten Arzt um Rat zu fragen. Wer an einer schwereren Krankheit leidet, sollte auf alle Fälle ärztlichen Rat in Anspruch nehmen und in enger Zusammenarbeit mit seinem Arzt fasten oder aber sich in ein Fastensanatorium begeben. Bei leichteren Erkrankungen, wie grippalen Infekten, kann man auch gleich auf den eigenen, inneren Arzt hören und so herausfinden, daß bei Fieber zwar viel Durst besteht, aber keinerlei Hunger – dem nachgeben heißt fasten. Und man wird seine »Grippe« schneller und gründlicher auskurieren als mit jeder chemischen Medizin. Ein kranker Organismus verlangt aus sich heraus Geborgenheit und Ruhe. Das Fasten erhöht die Ruhe beträchtlich, da es ca. 30% des Gesamtenergieumsatzes – jenen Teil nämlich, der für die Verdauungsarbeit nötig ist – einspart. Es zeigt sich, daß Fieber und Fasten beides hervorragende natürliche Maßnahmen sind, dem Körper zur Gesundheit zurückzuhelfen. Beide erhöhen die Abwehrkraft gegen eingedrungene Bakterien und Viren und steigern die Ausscheidung von Schlacken und Giftstoffen.

Obwohl die Hilfe eines Arztes in vielen Fällen nicht nötig ist – ja, man ist während des Fastens an sich gesünder und sogar geschützter als sonst –, kann es beruhigend sein, einen, am besten den eigenen Arzt, im Hintergrund zu wissen – zumindest beim ersten Mal. Allerdings kann es leider sehr gut sein, daß Sie nach der Lektüre dieses Buches bereits wesentlich mehr über Fasten wissen als Ihr Arzt. Selbst dann kann es sinnvoll sein, ihn einzuweihen – sinnvoll und heilsam für Sie selbst und für alle seine anderen Patienten. Eine Erleichterung ist auch das Fasten in Gruppen, mit der Familie, mit Freunden. Das regelmäßige Treffen und Austauschen von Erfahrungen unter Gleichgesinnten kann viel zum Erfolg beitragen und über kleinere Fastenkrisen hinweghelfen. Darüber hinaus führt es zu einem vertieften Verständnis innerhalb der Gruppe, einem neuen Gefühl der Solidarität und Verbundenheit, das sich innerhalb der Familie oder Partnerschaft nur günstig auswirken kann. Falls in einer Partnerschaft nur einer fastet, kommt auch dem anderen Partner eine wichtige Rolle zu. Am besten sollte auch er sich über das Fasten informieren, um gewisse Veränderungen im körperlichen und seelischen Befinden seines Partners besser verstehen und akzeptieren zu können.

[1] Toussaint, *Krankheit, Hoffnung, Heilung.*

RAINER WELLBAUM

Die freiwerdenden Kräfte beim Heilfasten

Reinigung als zentrales Geschehen

Im Heilfasten wird uns dieser Zusammenhang nun deutlich vor Augen geführt, unübersehbar. Reinigung ist im Heilfasten ja das zentrale Geschehen. Es beginnt – genaugenommen – im Bewußtsein des Fastenden, indem er verzichtet: auf das Essen, auf Ablenkung, auf Befriedigung von Gelüsten und so fort. Fortgeführt wird die Reinigung dann vom rigorosen Selbstreinigungsprozeß des Organismus. Der wiederum zwingt uns durch vermehrte Ausscheidung über Haut, Schleimhäute und Atem auch die äußerliche Reinigung des Körpers bewußter und ausgiebiger zu betreiben als sonst. Nimmt man die Reinigungsvorgänge im seelischen Bereich und die damit zusammenhängende Bereinigung im Feld der sozialen Beziehungen hinzu, kann man sich des Eindrucks kaum erwehren, daß sich eigentlich alles um diesen einen Punkt dreht: *Reinigung.*

Es ist tatsächlich der Dreh- und Angelpunkt oder springende Punkt, auch in bezug auf den Zugang zur spirituellen Ebene. Denn diese – wie besessene, rauschhafte – Reinigung der ganzen Person entfaltet auch als Symbol eine gewaltige Kraft, wahrscheinlich die entscheidende überhaupt.

Zunächst aber steht eine andere, psychische Kraft im Vordergrund des Erlebens: das Gefühl der Befreiung.

Befreiung durch Reinigung

Die Reinigungsvorgänge in Physis und Psyche bedeuten ja auch
ganz konkret eine Befreiung. Schlacken, Schadstoffe und überflüssige Fettdepots behindern den Organismus in seinen Funktionsab-
läufen, engen ihn ein, fesseln ihn in gewisser Weise. Wenn das alles
abgebaut und ausgeschieden ist, bedeutet das unbehindertes Funktionieren, Wegfall der Einengung: Befreiung. In der Schärfung der
Sinnesorgane ist das auch praktisch erfahrbar. Im seelischen Bereich
besteht der Reinigungsprozeß zum Großteil im Abbau von Blockaden und im Lösen von Verkrampfungen, das heißt in einem Öffnen
der Kanäle, in denen die psychischen Energien fließen. Man fühlt –
und kann es beobachten –, wie diese Energien Probleme und Konflikte bereinigen, die bislang nur mühsam unter Kontrolle gehalten
wurden, wie sie Verletzungen heilen und Lasten abtragen, die
schwer auf der Seele lagen.

Der Fastende fühlt sich im Verlauf dieses Prozesses innerlich immer mehr entlastet, befreiter, freier und – stärker.

Hinzu kommt ein weiterer, sehr wesentlicher Punkt: das Gefühl
der Befreiung von der Notwendigkeit zu essen. Natürlich weiß man
auch als Heilfastender, daß man irgendwann wieder essen muß, daß
man also keineswegs frei vom Zwang zur Nahrungsaufnahme ist,
aber so vernünftig sind die Gefühle nicht. Sobald der Organismus
vollständig auf das Leben aus den Vorräten umgeschaltet hat,
taucht dieses Gefühl der Unabhängigkeit auf und wird im weiteren
Verlauf des Fastens immer stärker.

Es erstreckt sich bald auch nicht mehr nur auf das Essen, sondern
geht allmählich in ein Gefühl genereller Unabhängigkeit über. Unterstützt wird es dadurch, daß man sich ja auch faktisch aus dem
Alltagsgeschehen und seinen Bindungen und Verpflichtungen her-
ausgenommen hat, sich weitgehend auf sich selbst konzentriert und
feststellt, daß das durchaus nicht langweilig ist. Das Geschehen an
und in einem selbst ist mindestens genauso aufregend, vielgestaltig,
anregend und beglückend wie das draußen, dem man soviel Auf-

merksamkeit geschenkt hat und wo man glaubte, nichts versäumen zu dürfen. Vor allem aber: Dieses innere Geschehen gibt Kraft, anstatt Kraft zu kosten.

Man fühlt sich also auch unabhängig vom sozialen Umfeld und – man fühlt sich überlegen.

Überlegenheitsgefühle

Das Überlegenheitsgefühl, in das man während des Heilfastens gleichsam hineinrutscht, auch wenn man sich immer wieder klarmacht, daß es keiner objektiven Überprüfung hinsichtlich seiner Berechtigung standhalten würde, hat im wesentlichen zwei Quellen. Die eine ist das eben skizzierte Empfinden der Unabhängigkeit von den materiellen (»niederen«) Bedürfnissen, die für den Normalsterblichen – also den Nichtfastenden – weitgehend lebensbestimmend sind: Bedürfnis nach Nahrung, Geselligkeit, Bestätigung, Ablenkung, künstlichem Sinnesreiz usw. In einer bestimmten Phase des Fastenprozesses glaubt man (und weiß natürlich, daß es nicht stimmt), endgültig von diesen Abhängigkeiten, »Verstrickungen« befreit zu sein oder sich doch zumindest bald ganz davon freimachen zu können. – Aber das ist nicht einmal die ergiebigste Quelle des (allmählich in schwindelnde Höhen wachsenden) Überlegenheitsgefühls.

Die wichtigere ist die immer klarer im Bewußtsein auftauchende spirituelle Dimension der Welt. Dieser Vorgang ist natürlich kaum adäquat beschreibbar. Eine Folge des sich eröffnenden Zugangs zur geistigen Ebene ist die Verschiebung der Wertigkeiten im Bewußtsein des Fastenden. Der eigene Blick richtet sich immer ausschließlicher auf die »wesentlichen Dinge«. Das sind all jene Sinn- und Existenzfragen, auf die es keine intellektuelle Antwort gibt, die man nur erfahren kann. Und er wird dabei auch immer klarsichtiger. Meist spürt man sogar sehr deutlich, woher die neue Klarsichtigkeit rührt; man erkennt und erfährt die Symbolkraft der Reinigung und entdeckt das Geheimnis der *Reinheit*.

Rein werden, um immer mehr spirituelle Energie einzulassen, letztlich ganz von ihr erfüllt zu sein, das erscheint als das Wichtigste überhaupt, als die eigentliche Erfüllung.

Daß man in dieser Phase für all die anderen, die Nichtfastenden, die mit einer in unseren Augen geradezu lächerlichen Betriebsamkeit lauter nichtigen Dingen nachjagen und sich obendrein mit riesigen Mengen von Nahrung vollstopfen, sich also immer weiter verunreinigen – daß man für sie und ihre offensichtliche Unwissenheit, Blindheit, Dummheit nur noch Verachtung übrig hat und sich ihnen haushoch überlegen fühlt, ist nur folgerichtig.

Fasteneuphorie

Natürlich widerspricht dieses maßlose Überlegenheitsgefühl der angestrebten Reinheit zutiefst. Es ist die pure Überheblichkeit, die einen da ergreift, die Hybris – und sie hält eine ganze Weile an. Beim längeren Fasten erfährt sie meist noch eine Steigerung zu Machtgefühlen bis hin zum Machtrausch.

Unterstützend wirkt hier die spätestens am fünften reinen Fastentag einsetzende Fasteneuphorie. Sie wird unter anderem, also nicht ausschließlich, von einem physiologischen Vorgang ausgelöst: vom verstärkten Auftreten der Endorphine. Das sind spezielle, noch wenig erforschte Hormone, die im Gehirn gebildet werden und an der Entstehung von freudiger Erregung und Glücksgefühlen beteiligt sind.

Die Fasteneuphorie ist das Gefühl einer ungeheuren Freude über die eigene, auch innere Kraft, das Gefühl, alles zu vermögen, sich nichts und niemandem beugen zu müssen, gleichsam die Zügel des Kosmos selbst in Händen zu halten. Es fehlt nicht viel, und man fühlt sich in einem wahren Machtrausch als Herrscher der Welt.

Aber es ist nicht nur das. Schließlich hat man keine Drogen geschluckt, die ähnlich rauschhafte Wirkungen erzeugen können, sondern man fastet. Man hat sich der Symbolkraft der Reinigung anvertraut, und was mit zunehmendem Reinerwerden, auch der Gefühle, tatsächlich wächst, ist die Kraft des *Verstehens,* nicht der Macht.

Sensibilisierung für die spirituelle Ebene

Es muß auch nicht unbedingt zu einem solchen Machtrausch kommen. Zwar führen das Gefühl innerer Kraft, der Unabhängigkeit und Überlegenheit, die Euphorie und die bewußt wahrgenommene Präsenz der spirituellen Ebene meist tatsächlich zu Machtphantasien, aber wie weit man sich in sie hineinsteigert, das ist einerseits von der eigenen Persönlichkeitsstruktur abhängig und andererseits davon, wie man mit diesen Phantasien (der Machtversuchung?) konkret umgeht. Daran wird sich entscheiden, was letztlich im Vordergrund steht: das Kraftgefühl, der Machtgedanke oder die fortschreitende Sensibilisierung für die spirituelle Ebene.

Buchinger berichtet von länger Fastenden, bei denen sich diese Sensibilität bis zur Medialität steigerte, bis zur Fähigkeit, selbst Medium (Mittler) zwischen spiritueller und materieller, sinnlich wahrnehmbarer Ebene zu sein. Das sind natürlich Sonderfälle, die jedoch die prinzipiellen Möglichkeiten deutlich machen.

Die Erfahrungen des normalen Heilfastenden mit der spirituellen Ebene sind bescheidener, aber dennoch faszinierend. Sie vermögen uns die Augen zu öffnen und sind weit ungefährlicher.

Was von nahezu allen längere Zeit Fastenden erlebt wird, ist die wachsende Empfänglichkeit für spirituelle Energie. Man erfährt diese Energie zunächst als immer wiederkehrende klarsichtige Augenblicke. Man hat plötzlich das fast körperlich spürbare Empfinden, zu verstehen, was eigentlich vor sich geht in der Welt. Man sieht, daß alles ganz anders ist und im Grunde ganz einfach. Es ereignet sich so etwas wie ein Aha-Erlebnis, das allerdings nicht im Gehirn, im logischen Begreifen, stattfindet, sondern die ganze Person ergreift.

Dieses Verstehen betrifft anfangs meist das eigene Leben, bestimmte Zusammenhänge in ihm, oder auch den eigenen Organismus, zum Beispiel die untrennbare Verbindung von Körper und Seele oder das deutlich fühlbare Vorhandensein und Mitwirken der spirituellen Dimension.

Man spürt auch sehr deutlich, daß die Klarsichtigkeit solcher Augenblicke nicht dem eigenen Denkvermögen entspringt. Man erfährt sie als von einer Kraft bewirkt, für die man nur Durchgangsstation ist. Sie fließt in das eigene Bewußtsein (oder die Seele) ein und auch wieder hinaus, tritt nach außen. Und diese Kraft klärt sowohl den Blick auf sich selbst als auch auf die Welt. Es kommt immer wieder zu einer überraschenden Änderung der Perspektive, zu plötzlichen intuitiven Erkenntnissen, als ob sich ein inneres Muster enthüllte.

Solche Erkenntnisse sind zum einen äußerst beglückend (sie schenken eine nicht näher benennbare Gewißheit, Sicherheit, Aufgehobenheit), und zum anderen erhöhen sie die Empfänglichkeit, die Sensibilität für die spirituelle Ebene. Es schärft sich der Blick für Entsprechungen zwischen innerer und äußerer Welt und für die seltsame Synchronizität (das bedeutet zur selben Zeit und nach demselben Muster) ihrer Abläufe wie für die Allgegenwart der Symbole und ihrer Kraft und die energiespendende Macht der Rituale.

Daß die Fähigkeit, mit der spirituellen Ebene und ihren Kräften in Kontakt zu treten, eng mit der Reinigung zusammenhängt, der sich Organismus und Psyche durch das Fasten unterziehen, spürt man deutlich. Man erfährt es ja auch hautnah: Reinigung ist nicht nur der Vorgang des Entschlackens und Aufarbeitens; sie erweist sich darüber hinaus als Symbol für das In-Verbindung-Treten mit höheren, spirituellen Kräften. Sie ist also gleichzeitig das In-Verbindung-Treten, sie *ist* bereits die Brücke.

Aufgrund dieser Erfahrung betonen die meisten Heilfastenden schon von sich aus die äußerliche Reinigung des Körpers immer nachdrücklicher, und sie *ritualisieren* sie sogar, um die kraftgebende Verbindung zur spirituellen Ebene zu verstärken.

In Demut zur spirituellen Kraft

Die Energie der spirituellen Ebene, deren Wirkungsweise man ebenso wie sie selbst so schwer beschreiben kann, richtet sich, wenn die Verbindung zu ihr gelungen ist, natürlich auch nach außen.

Während des Fastens, wenn alle Vorgänge der Reinigung dienen, alles nach Reinheit strebt, zeigt sie sich in der berühmten Ausstrahlung, was ja fast ein Synonym für Glanz ist, eines der Symbole für spirituelle Energie. Sie wird also von den anderen wahrgenommen und verleiht dem Träger dieser Ausstrahlung ein gewisses Maß an Unwiderstehlichkeit. (Gewiß wirken an dieser Ausstrahlung auch psychische Energie und Vitalität mit, das Ausschlaggebende ist nach meiner Überzeugung aber das Vorhandensein spiritueller Kräfte.) Das birgt die Versuchung in sich, sie weiterzuentwickeln und zum eigenen Nutzen gezielt einzusetzen, das heißt Macht auszuüben. Diese Versuchung kann sehr groß sein, denn der Machtgedanke taucht ja bereits aus anderen Gründen auf.

Davor möchte ich warnen! Spirituelle Energie läßt sich nur sehr schwer manipulieren.

Die Gefahr ist groß, durch Versuche, die gewonnene Kraft als Macht einzusetzen, den innerlichen Zugang zur spirituellen Dimension wieder zu verlieren. Denn die innere Haltung, in der der Wille zur Machtausübung wurzelt, das Machen-Wollen und Erzwingen-Wollen, widerspricht dem Offensein, der Empfänglichkeit.

Um den Kontakt zu den spirituellen Kräften zu festigen und sich überhaupt die Empfänglichkeit für sie zu bewahren, ist eine ganz andere Haltung erforderlich: Demut.

Dieses Wort hört man heutzutage nicht so gern, wo wir doch alle nach dem Gegenteil streben: nach dem Aufsteigen, Sich-Behaupten, Herrschen und der Macht. Wieder wird etwas von uns verlangt, das sich gegen die Ziele unseres alltäglichen Lebens richtet und tiefsitzende Muster aufbricht.

Wer sich ernsthaft den Zugang zur geistigen Ebene erhalten will, kommt darum allerdings nicht herum. Priesterinnen und Priester aller Zeiten, deren Handeln ja dem Zweck dient, den Kontakt zur spirituellen Dimension herzustellen und zu pflegen, also offenzuhalten, haben uns diese innere Haltung der Demut praktisch vorgeführt. Ihre Handlungen sind Rituale (zu denen immer auch solche der Reinigung und das Fasten als umfassendstes Reinigungsritual gehören), die Gerätschaften und Zeichen, die sie verwenden, sind Symbole,

und ihr Handeln ist Unterwerfung: sich verneigen, niederknien, den
Nacken beugen – also wehrlos darbieten –, sich in den Staub werfen. Das alles sind Bekundungen von Unterwerfung, äußerer Ausdruck von Demut; gleichzeitig aber sind es Symbole für Empfänglichkeit. Der Lohn für die Unterwerfung ist der Empfang der spirituellen Kraft. Immer und in allen Religionen kommt nach der
Unterwerfung das Sich–Aufrichten, Sich–Erheben und meist sogar
das Aufrecht–Dastehen mit ausgebreiteten Armen: Sinnbild der nun
nach außen strahlenden spirituellen Kraft.

ELSON M. HAAS

Das Entgiftungsprogramm

Bevor wir uns dem Entgiftungsprogramm zuwenden, möchte ich gerne etwas über Präventivmedizin sagen – damit man idealerweise nicht in die Lage kommt, unser Entgiftungsprogramm machen zu müssen. Dazu muß man lernen, so zu essen und zu leben, daß Gesundheit, Vitalität und langes Leben unterstützt und gefördert werden. Der erste Schritt dazu ist eine giftstofffreie Ernährung. Regelmäßig befolgt, sinkt die Notwendigkeit für eine Entschlackung. Hat man sich aber nicht an eine solche Ernährung gehalten, muß man zuerst entschlacken und anschließend die nötigen grundsätzlichen und dauerhaften Veränderungen vornehmen.

Zu einer Ernährung ohne Giftstoffe gehört außerdem das Vermeiden von Drogen (freiverkäufliche und verschriebene Arzneimittel sowie Genußdrogen). Sie sollten möglichst durch natürliche Heilmittel wie Nahrungszusätze, Heilpflanzen, Kräuter oder homöopathische Mittel ersetzt werden, die alle sehr viel weniger Nebenwirkungen haben. Andere natürliche Therapien wie Akupunktur, Massage und Chiropraktik können ebenfalls bei bestimmten Problemen hilfreich sein und den Gebrauch von chemischen Mitteln überflüssig machen. Wichtig ist außerdem, zu Hause und am Arbeitsplatz Chemikalien zu vermeiden oder zumindest zu minimalisieren, zum Beispiel, indem man natürliche Reinigungsmittel und Kosmetik sowie Kleidung aus Naturstoffen verwendet.

Das hier beschriebene Entgiftungsprogramm ist nach meiner Erfahrung wirksamer als alle anderen Diäten. Es ist ein besonders guter Katalysator zur Heilung, zur Schaffung neuer Energien, für die Verringerung schädlicher Symptome und als Spender von Inspiration und Motivation, die für entscheidende Veränderungen im Leben und der Ernährung erforderlich sind.

Die giftstofffreie Ernährung

- Möglichst oft organische Nahrung zu sich nehmen.
- Gefiltertes Wasser trinken.
- Abwechslung in der Nahrung, speziell bei den verbreiteten Allergenen wie Milchprodukte, Eier, Weizen und Hefe.
- Nahrungsmittel kombinieren.
- Natürlich und der Jahreszeit gemäß essen.
- Immer auch Obst, Gemüse, Vollkorn, Hülsenfrüchte, Nüsse und Körner in den Speisezettel aufnehmen, außerdem fettarme oder ganz fettfreie Molkereiprodukte, frischen Fisch (keine Schalentiere) und Bio-Geflügel.
- Kochgeschirr aus Eisen, Edelstahl, Glas oder Porzellan verwenden.
- Rotes Fleisch vermeiden, ebenso hormonbehandeltes Fleisch, Innereien, verfeinerte Speisen, Dosennahrung, Zucker, Salz, essentielle Fette, Kaffee, Alkohol und Nikotin.

Als ich dieses Entgiftungsprogramm erstmals drei Wochen lang absolvierte, lernte ich zum ersten Mal im Leben, meine Speisen ordentlich und sorgfältig zu kauen. Und ich fühlte mich mit weniger Nahrung besser ernährt und bemerkte selbst bei größeren Essen, die sich über mehrere Stunden hinzogen, weniger Blähungen, Gase und Völlegefühl. Ich nahm über zwei Kilo pro Woche ab und fühlte mich leichter und reiner, energiereicher und weniger verstopft.

In den letzten fünf Jahren habe ich dieses Programm oft verschrieben, häufig Patienten mit Beschwerden, die offensichtlich durch Vergiftung infolge von Verstopfung entstanden waren, Patienten mit Bluthochdruck bei gleichzeitigem Übergewicht und Streßbelastung, mit Arthritis und Gelenkschmerzen, mit Allergien oder ständig wiederkehrenden Nebenhöhlenbeschwerden, mit Rückenschmerzen oder Lymphstauungen. Fast immer sind die Resultate gleich: Zunächst gibt es einige Tage des Übergangs mit gelegentlicher Müdigkeit, Reizbarkeit, Hungergefühl und verstärkter Verstopfung. Ab dem dritten Tag tritt dann das Gefühl der Reinigung und Entschlackung, des Heller- und Leichter-Werdens ein. Die Patienten bekommen ein besseres Körpergefühl und ein stärkeres Bewußtsein dafür, wie der Körper Speisen und Getränke aufnimmt

Das Entgiftungsprogramm
Täglicher Menüplan

Nach dem Aufstehen:
Zwei Glas Wasser (gefiltert oder Quellwasser), davon eines mit dem Saft einer frisch ausgepreßten Zitrone.

Frühstück:
Ein Stück frisches Obst (Raumtemperatur), z. B. Apfel, Birne, Banane, eine Zitrusfrucht oder einige Weintrauben. Gut kauen, jeden Bissen mit Speichel mischen.
15 bis 30 Minuten danach: eine Schüssel gekochtes Vollkorn (speziell Hirse, Wildreis, Amarant, Quinoa oder Buchweizen).
Als Gewürz zwei Eßlöffel Fruchtsaft zum Süßen oder Rahmbutter mit etwas Salz oder Tamarinde.

Mittagessen:
(12–13 Uhr) Eine oder zwei mittlere Schüsseln gedünstetes Gemüse, mit möglichst viel Abwechslung: Pflanzenteile mischen, z. B. Kartoffeln oder Süßkartoffeln, Grüne Bohnen, Broccoli oder Blumenkohl, Karotten oder Rüben, Rote Bete, Spargel, Chinakohl, Mangold und Kohl. Und nie das intensive Kauen vergessen!

Abendessen:
(17–18 Uhr) Wie Mittagessen.

Verbesserte Butter: Geben Sie eine viertel Tasse kaltgepreßtes Olivenöl zu einem Viertelpfund raumtemperierter Butter; gut verkneten, anschließend kühlstellen. Zu jeder Mahlzeit einen kleinen Teelöffel davon nehmen, maximal drei täglich.

Spezialgetränke:
(11 und 15 Uhr) Eine oder zwei Tassen Gemüsewasser (Rest vom Gemüsedünsten). Etwas Meersalz kann dazugefügt werden. Langsam trinken, jeden Schluck im Mund erst mit Speichel mischen.

Vor dem Schlafengehen:
Nach dem Abendessen nichts mehr essen. Trinken: nur Wasser und Kräutertees (Pfefferminze, Kamille oder Mischungen).

und verwertet. Die Symptome der Verstopfung und Schmerzen klingen ab und verschwinden schließlich völlig. Dies ist eine sehr positive Erfahrung – für die Patienten genauso wie für mich – und oft auch der Beginn andauernder Veränderungen.

Gemüsevorschläge nach Jahreszeiten

Das Gemüse wird gedünstet. Kombinieren Sie möglichst Gemüse unterschiedlicher Pflanzenteile: Wurzelgemüse mit Blattgemüse, Knollen, Früchten usw.

Frühling

Spargel, Karotten, Frühjahrsknoblauch, roter Mangold, Rote Bete, Lauch, Broccoli. Dazu Wildgemüse wie Senfpflanzen, Sauerampfer oder Kohl, mit einer gedünsteten Artischocke.

Sommer

Zucchini, neue Kartoffeln, Grüne Bohnen, Karotten, Zwiebeln, Rote Bete und Beteblätter, gelber Kürbis, grüner Pfeffer, Aubergine.

Herbst

Broccoli, Kohl, Kartoffeln, Sellerie, Spinat, Blumenkohl, Zwiebel, Karotten, Mangold, Zuckererbsen.

Winter

Broccoli, Kohl, Kartoffeln, Chinakohl, Spinat, Mangold, Butternußkürbis, Zwiebeln, Blumenkohl, Grünkohl, Topinambur oder Artischocken.

Zum Würzen nur wenig Meersalz und ein wenig Gemüsesalz verwenden. Zur Abwechslung auch mal ein gutes Knoblauchsalz ohne Zusätze oder Cayenne zum Wärmen. Verbesserte Butter ist ein Muß für den alkalischen Entgiftungs-Speiseplan, weil sie einen Mangel an essentiellen Fettsäuren verhindert. Die Mixtur von Butter und kaltgepreßtem Olivenöl versorgt den Organismus mit allen Fettsäuren, die als Nährstoffe und zur Geschmeidigerhaltung der Gewebe erforderlich sind.

Die Wirkungen einer entgiftenden Diät schwanken. Selbst milde Veränderungen des bisherigen Speiseplans zeigen bereits einige Wirkungen. Dramatischere Veränderungen der Ernährung können auch schon grundlegende Entschlackungen erzielen. Allein der Wechsel von stark stopfenden zu nichtstopfenden Speisen (mehr Obst, Gemüse, Korn, Nüsse und Hülsenfrüchte, weniger Gebackenes, weniger Süßigkeiten, weniger verfeinerte Speisen, weniger Gebratenes, weniger fette Speisen) entschlackt bereits stark und fördert das allgemeine innere Gleichgewicht.

Derselbe Speiseplan, aber zusätzlich mit Faserstoffen, Vitamin C und weiteren Antioxidantien, Chlorophyll und L-Cystein, stimuliert die Entgiftung ebenfalls. Heilpflanzen wie Knoblauch, Roter Klee, Echinacea (Sonnenhut) oder Cayenne regen ebenso eine gewisse Entschlackung an wie Sauna, Schwitzkuren und Niacintherapie.

Wenn zudem die Flüssigkeitszufuhr erhöht und die Zufuhr von Fett und Feinmehlprodukten vermindert wird, fördert das die Ausscheidung und bremst Giftablagerungen. Mehr gefiltertes Wasser, Kräutertees, Obst und Gemüse bei der Fettreduzierung (speziell von gebratenen Speisen, rotem Fleisch und Milchprodukten) zu sich zu nehmen, ist eine weitere Entschlackungshilfe. Eine vegetarische Diät kann besonders bei Verstopfungsproblemen hilfreich sein. Fleisch, Milchprodukte, Brot und Gebackenes (speziell Raffineriezucker und Kohlenhydratprodukte) erhöhen den Säurespiegel im Körper und verursachen verstärkte Schleimproduktion bei dem Bemühen des Organismus, seine chemische Balance zu behalten. Die mehr alkalischen vegetarischen Nahrungsmittel fördern die innere Reinigung. *Die richtige Balance von säurehaltigen und alkalischen Speisen ist der Schlüssel zu allem.*

Säurehaltig und alkalisch

Der säurehaltige bzw. alkalische Zustand ist entscheidend für das, was Ernährungswissenschaftler das biologische *Terrain* des Körpers nennen, nämlich den Zustand der Körpergewebe und Körperfunktionen. Ich glaube, daß dieses »Terrain« letztlich darüber entscheidet, ob wir gesund sind oder nicht. Infektionen durch Parasiten oder Pilze und andere Ursachen sind zweitrangig, wichtiger ist der Erhalt des Gleichgewichts im »Terrain«. Die Ernährung, unterschiedliche Belastung und andere Aspekte der Lebensführung können starke Auswirkungen darauf haben.

Weil tierische Produkte, verfeinerte Speisen (Zucker, Mehl), Nüsse und Samenkörner in ihrer chemischen Zusammensetzung säurehaltiger sind, schaffen sie beim Stoffwechsel im Körper Säurerückstände. Sie enthalten höhere Anteile der Mineralien Phosphor, Schwefel, Chlor und Jod. Speisen, die eher alkalibildend sind, enthalten hingegen Kalzium, Magnesium, Kalium und Natrium. Dazu gehören die meisten Früchte und Gemüse mit hohem Wassergehalt und auch einige Kornarten und Mandeln.

Wenn über längere Zeit hinweg vorwiegend tierische Nahrungsmittel konsumiert werden, bildet sich ein Säurestatus der Gewebe, der chronische Verstopfungen, Entzündungen, Vergiftungen und Degeneration zur Folge hat. Der Endpunkt dieses Prozesses sind die vielen schmerzhaften und tödlichen Krankheiten, die sich mit zunehmendem Alter bemerkbar machen.

Über die Jahre habe ich die pH-Werte bei vielen Patienten beobachtet, um so den Heilungsverlauf zu dokumentieren. Es gibt ganz eindeutig einen engen Zusammenhang zwischen dem individuellen pH-Wert der Körperflüssigkeiten und dem Gesundheits- bzw. Krankheitszustand. Wenn die Gewebe zuviel Säure speichern, versuchen die Nieren, mehr Säure auszuscheiden und halten dafür Bikarbonat zurück, um so das Blut stärker alkalisch zu machen.

Säurezustände gibt es bei Menschen mit akuten und chronischen Entzündungen und Schmerzsyndromen, mit Verdauungsstörungen und Verstopfung, zu deren Folgen wiederkehrende Infektionen und Allergien zählen, und bei Menschen mit degenerativen Erkrankungen wie Krebs, Problemen der Herzkranzgefäße und Diabetes. Wenn degenerative Erkrankungen einmal begonnen haben, sind sie nur noch schwer zu behandeln oder zu heilen. Immer, wenn es möglich war, bei Patienten die Biochemie in Ordnung zu bringen und auszugleichen, besserten sich alsbald die Symptome. Häufig konnte auch das Fortschreiten einer Krankheit gestoppt werden, und selbst die Umkehr einiger Zustände war feststellbar. Das habe ich mit Tausenden von Patienten erlebt.

Und nun zu unserem Entgiftungsprogramm oder genauer gesagt, der alkalischen Entgiftungsdiät: Es ist das sanfteste, langfristig am meisten umformende und heilende Programm, das es derzeit gibt. Es funktioniert wie ein großer biochemischer Ausgleich für den typischen Konsumenten westlicher Ernährungsweisen, welche ich persönlich und beruflich seit langem mit Geduld und Eifer zu verändern versuche.

Stufen des Entgiftungsprogramms

Die Grundform des Entgiftungsprogramms besteht ausschließlich aus frischem Obst, frischem Gemüse (roh oder gekocht) und Vollkorn (gekocht und gekeimt). Kein Brot irgendwelcher Art oder sonst Gebackenes, keine tierischen Speisen oder Milchprodukte, kein Alkohol und keine Nüsse. Diese Diät hält die Aufnahme von Faserstoffen und Wasser hoch und fördert damit die Entschlackung und Reinigung des Dickdarms. Damit kommen die meisten Menschen ganz gut zurecht. Sie schaffen den Wechsel von ihrer gewohnten Ernährung zu dieser regelmäßigen Diät mit höchstens einem Tag für die erforderliche Anpassung. Andere bevorzugen Fasten mit geschältem Reis (was eine eher makrobiotische Methode ist): eine oder zwei Wochen lang täglich drei oder vier Schalen Reis, dazu Flüssigkeiten wie grüner Tee oder Kräutertees.

Eine rigorosere Variante der Entgiftung ist eine Diät nur mit Obst und Gemüse – ausschließlich reinigenden, entschlackenden Nahrungsmitteln. Grünes Gemüse, besonders das stark nährstoffreiche Blattgemüse mit seinem hohen Anteil an Chlorophyll, unterstützt die Entschlackung des gesamten Magen-Darm-Trakts. Viele entscheiden sich für eine Rohkostdiät, welche sehr hochwertige Nährstoffe und viel Energie liefert. Sie wird mit Körner- und Saatkeimlingen, z. B. von Weizen, Buchweizen, Sonnenblumen, Alfalfa und Klee, mit Bohnenkeimlingen, eingeweichten oder angekeimten rohen Nüssen und frischem Obst und Gemüse bestritten. Gekochte Speisen sind bei dieser Diät nicht erlaubt, weil der Verzehr roher Kost die höchste Konzentration an Vitaminen, Mineralien und wichtigen Enzymen enthält. Viele erachten dies für die beste Diät. Auch ich bin der Meinung, sie kann für geraume Zeit gut nützen, vorausgesetzt natürlich immer, sie ist gut ausgewogen.

Man kann auch ein Entgiftungsprogramm individuell zusammenstellen, speziell für Hefepilzwucherungen oder Nahrungsmittelallergien.

Das Entschlacken oder Fasten mit Flüssigkeit wirkt über die alkalische Entgiftung und die Obst-Gemüse-Diät hinaus. Säfte, Gemüsegetränke und Tees lassen sich zur Reinigung des Organismus beim Fasten gut verwenden. Eine Miso-Suppe aus einer Paste fermentierter Sojabohnen liefert ebenfalls viele Nährstoffe und fördert mittels Unterstützung der Bakterienflora die Dickdarmfunktion. Spirulina (ein Algenpulver) oder blaugrüner frischer Seetang hat sich beim Fasten bewährt, wenn Müdigkeit eintritt, weil er Aminosäuren zur Proteinbildung liefert. Man trinkt die Auszüge wegen des Geschmacks am besten als Zutat zu Säften.

Wasserfasten ist intensiver als Säftefasten und führt oft nur zur Verstärkung der Krankheit und zum Verlust von Energie. Paavo Airola, einer der Pioniere des Fastens in Amerika, stellt in einem Buch *How to get well (Wie man sich wohlfühlt)* fest: »Systematisches Zuwenigessen und periodisches Fasten sind die beiden wichtigen Faktoren für Gesundheit und langes Leben.«

Frische, verdünnte Säfte von verschiedenen Früchten und Gemüsesorten eignen sich für viele Zustände als erster sicherer und hilfreicher Einstieg in die Behandlung. Spezielle Saftdiäten sind außer-

---

Die Stufen des Entgiftungsprogramms
- Normale Ernährung
- Tägliche Reduzierung der Toxine durch geringere Aufnahme stopfender und stärkerer Aufnahme nährender Speisen, z. B. weniger Drogen, Zucker, gebackene Speisen, Fleisch, Molkereiprodukte etc.; Dauer 1–7 Tage
- Obst, Gemüse, Vollkorn, Nüsse, Körner, Hülsenfrüchte
- Rohkost
- Obst und Gemüse
- Obst- und Gemüsesäfte
- Spezielle Saftdiät, *Master-Cleanser*, Apfel, Karotte, Grünkost etc.
- Wasser

---

dem auch nützlich für Patienten, für die sich Wasserfasten verbietet. Säfte helfen bei der Ausscheidung von Abfallprodukten und toten Zellen und bilden zugleich neues Gewebe zusammen mit den leicht zugänglichen Nährstoffen.

Das Entscheidende einer wirksamen Behandlung aber ist immer, daß sie auf die individuellen Verhältnisse ausgerichtet wird. Wer unsicher ist, fängt am besten mit der Grunddiät an, intensiviert sie dann allmählich in Richtung auf das Säftefasten und beobachtet sich selbst genau dabei, wie es einem damit geht. Man bleibt mehrere Tage auf jeder Stufe und wenn keine Probleme auftauchen, wenn man sich wohlfühlt, geht man zur nächsten Stufe über.

Bei der Erstellung eines ersten Entschlackungs- und Reinigungsprogramms berücksichtige ich in jedem Einzelfall die persönliche Krankheitsgeschichte, das Ergebnis der allgemeinen körperlichen Untersuchung, biochemische Tests, die Ernährungsanalyse und den Mineralstoffspiegel. Aktuelle Symptome oder Leiden werden genau betrachtet, ob sie nun das Resultat von Ernährung sind, von der Lebensweise oder von Veranlagung. Dann erst wird nach Festlegung des konkreten augenblicklichen Gesundheitsziels gemeinsam mit dem Patienten ein Diätplan erstellt. Wie bei jedem Heilungsprozeß muß dieser Plan laufend beobachtet, angepaßt und je nach Zustand des Patienten zusätzlich fein abgestimmt werden, damit am Ende das bestmögliche Ergebnis erzielt wird.

Weist der Patient einen Mangel an Nährstoffen und/oder Energie auf, mag ein Nachbessern der Diät mit mehr Proteinen und Nährstoffen angebracht sein. Die Diät sollte das Gewicht von Entschlackung auf Nahrung verlagern. Eine nährstoffreichere Diät ist angezeigt bei Ermattung und Erschöpfung, bei Mineralstoffmangel und ungenügenden Organfunktionen. Aber auch in diesen Fällen können kurze dreitägige Entschlackungsprogramme die Entfernung alter Schlacken fördern und dem Organismus beim Aufbau neuer gesünderer Blöcke helfen.

Unsere individuellen Entgiftungsprogramme sind natürlich variabel, so wie auch unsere Bedürfnisse allgemein immer einmal schwanken. Anfangs fand ich persönlich Fasten ein sehr kräftiges Mittel zur Veränderung und Heilung für mich selbst. Mittlerweile fühle ich mich die meiste Zeit ziemlich frei von Giftstoffen und verspüre deshalb kein größeres Bedürfnis mehr zum Fasten. Bin ich nach zu schweren Speisen, nach Reisen oder unter Streß einmal verstopft, dann korrigieren dies ein paar Tage mit Säften oder leichtem Essen alsbald wieder. Einige Jahre lang ernährte ich mich mit einer vegetarischen Kost aus wenigen Proteinen und vielen komplexen Kohlenhydraten. Jetzt bewerkstellige ich meine milderen Entschlackungen mit kräftigenderen Protein-Gemüse-Mahlzeiten. Frischer Fisch mit viel Gemüse schmeckt mir gut und kräftigt mich mehr als früher.[*] Meine frühere Diät mit viel Stärkegehalt verleitete mich oft dazu, zuviel zu essen, um satt zu werden. Diese neue Diät hier verhalf mir hingegen zur Kalorienreduzierung und Gewichtsabnahme bei gleichzeitigem Gefühl größerer Energie und Gesundheit. Aber auch dies wird sich zweifellos mit der Zeit wieder verändern.

---

[*] Die Weltmeere sind heute wie alles verschmutzt. Tiefseefisch wie Scholle, Thunfisch und Heilbutt sind deshalb noch die am wenigsten belasteten Fische.

KATHARINA WOLFRAM

Entgiftung mit Sonnenblumenöl

Ölziehen – diese Bezeichnung weist auf die Technik der Entgiftungskur hin:

Auf nüchternen Magen wird ein Eßlöffel kaltgepreßtes Pflanzenöl in den Mund genommen und dann etwa fünfzehn Minuten durch die Zähne hin und her gezogen und »gekaut«. Anschließend wird das Öl ausgespuckt und der Mund mit Wasser gründlich ausgespült.

So einfach ist das!

Doch wie die Kur im einzelnen abläuft, was dabei zu beachten ist, welche anderen Formen es gibt und vor allem, wie das Ölziehen auf Körper und Gemüt wirkt, das alles erfahren Sie auf den folgenden Seiten.

Sonnenblumenöl – dabei denken die meisten wohl in erster Linie allgemein an Küchenrezepte, speziell vielleicht an Salatsoßen. Wir assoziieren damit möglicherweise auch gesunde Ernährung durch Öle mit einem hohen Anteil an ungesättigten Fettsäuren. Doch Sonnenblumenöl als Heilmittel?

Als die ersten Berichte über die großen Heilerfolge durch das Mundspülen mit Sonnenblumenöl die deutschsprachigen Leser erreichten, war die Skepsis groß, ob eine derart simple Methode so heilkräftig wirken kann. Doch ebenso groß war die Bereitschaft, die von dem russischen Arzt Dr. Karach auf einer Tagung des All-Ukrainischen Verbandes der Onkologen und Bakteriologen vorgestellte Methode des Ölziehens auszuprobieren.

Dr. Karach hatte hinsichtlich der positiven Wirkungen des Ölziehens viel versprochen. Mit Hilfe des Sonnenblumenöls könnten unter anderem folgende Krankheiten vollständig kuriert werden: Arthrose, Bronchitis, chronische Blutkrankheiten, Darmerkrankungen, Ekzeme, Enzephalitis, Frauenkrankheiten, Herzbeschwerden, Kopfschmerzen, Magengeschwüre, Nierenbeschwerden, Paralyse, Thrombose und Zahnschmerzen.

Das Ölziehen wirke auch vorbeugend. Es würde seinen Angaben zufolge zum Beispiel Lähmungen, Nervenerkrankungen, Erkrankungen von Magen, Leber und Lunge verhindern. Nach Dr. Karach stärkt das Ölziehen darüber hinaus die Abwehrkraft des Organismus gegenüber bösartigen Tumoren und setzt das Risiko, einen Herzinfarkt zu erleiden, herab. Insgesamt sei das Ölziehen in der Lage, bei akuten wie chronischen Erkrankungen die Selbstheilungskräfte des Körpers zu mobilisieren, wobei der Wiederherstellung einer gesunden Mundflora eine entscheidende Rolle zukommt. Ist die Mundflora – und damit der gesamte Organismus – im Gleichgewicht, bleibt der Mensch im Vollbesitz seiner Kraft und erreicht ein hohes Alter. Nach dem russischen Arzt könne unter diesen Voraussetzungen ein jeder doppelt so lange leben. Ein Alter von 140 bis 150 Jahren sei für den Menschen durchaus erreichbar.

Zur Dauer der Kur gibt Dr. Karach an, daß durch das Ölziehen akute Gesundheitsstörungen innerhalb von zwei bis vier Tagen beseitigt werden könnten. Bei chronischen Krankheiten sei eine Behandlungsdauer von bis zu einem Jahr notwendig, um das Leiden zum Verschwinden zu bringen. Der Patient müsse in beiden Fällen selbst entscheiden, ob er es bei einer morgendlichen Ölspülung beläßt oder ob er das Ölziehen mehrmals am Tag – jeweils auf nüchternen Magen – wiederholt. Dies ist, wie so vieles bei der Ölzieh-Kur, eine Sache des individuellen Ausprobierens und der Ausrichtung nach persönlichen Bedürfnissen und Verträglichkeiten.

Dr. Karach weist auch auf die Möglichkeit einer Verschlechterung des Befindens hin, die sich unmittelbar nach dem Beginn der Kur einstellt. Fieberausbrüche könnten Teil dieser scheinbaren Zustandsverschlimmerung sein. Diese Reaktionen zeigten jedoch an, daß der Entgiftungsprozeß in Gang gesetzt wurde und möglicherweise noch weitere, tiefer gelegene Krankheitsherde zur Ausheilung an die Oberfläche bringt. Die Kur solle trotzdem fortgesetzt werden, um eine vollständige Genesung von allen Entzündungsherden zu erreichen (siehe zum Thema »Reinigungskrise« auch die Hinweise ab Seite 378).

Dr. Karach berichtet, daß er eine Bluterkrankung, unter der er viele Jahre gelitten habe, und eine Arthrose mit Hilfe des Ölziehens in kurzer Zeit ausheilen konnte.[1]

Ist das Sonnenblumenöl also gar ein Wundermittel? Nach den oben zitierten Angaben von Dr. Karach dient das Ölziehen als eine Art Universalheilmittel bei den verschiedensten Gesundheitsstörungen. Sein Bericht könnte deshalb bei Kranken, vor allem unter Krebspatienten, unrealistische Hoffnungen und Erwartungen wecken. Die Methode lädt zu vielerlei Spekulationen über ihre Wirkungsweise und Anwendungsbreite ein.

Tatsache ist, daß das Ölziehen mit Sonnenblumenöl in Weißrußland und der Ukraine zu den Volksheilmitteln zählt. Es wird dort zur Krankheitsvorbeugung und Behandlung von akuten Gesundheitsstörungen und chronischen Leiden angewendet. Daneben gingen seit der Erstveröffentlichung des Artikels über das Ölziehen im Jahr 1991 bei der Redaktion von *Natur und Medizin* zahlreiche Erfahrungsberichte ein. Sie wurden fachlich ausgewertet und geben eine gute Übersicht zu den Anwendungsmöglichkeiten und Heilerfolgen der von Dr. Karach beschriebenen Methode (diese Statistik ist in dem Sonderband »Sonnenblumenöl« von Annette Boes enthalten). Darüber hinaus hat die holländische Ärztin Dr. Rosi Frey aufgrund des großen Echos auf die deutschsprachigen Publikationen über das Ölziehen nach dem Rezept von Dr. Karach eine Studie mit dreißig Versuchspersonen unternommen, die drei Monate lang ein- bis zweimal täglich das Ölziehen mit Sonnenblumenöl durchführten (nähere Angaben enthält die bereits zitierte Broschüre von Annette Boes).

Die Leserbriefe und die Ergebnisse der holländischen Untersuchung lassen den Schluß zu, daß das Spülen mit Sonnenblumenöl nach der Methode von Dr. Karach generell zu einer Verbesserung des Gesundheitszustandes führt und vor allem bei Hals-Nasen-Oh-

Katharina Wolfram

Das Ölziehen mit Sonnenblumenöl ist ein Volksheilmittel aus der Ukraine und Weißrußland. Seine Wirksamkeit wurde bei uns in jüngster Zeit durch die Erfahrungen vieler Menschen bestätigt. Das Ölziehen ist kein Wundermittel, und die genaue Erforschung der Methode durch die Hochschulmedizin steht noch aus. Dennoch lassen sich mit der preiswerten und unkomplizierten Methode des Ölziehens akute und chronische Erkrankungen ausheilen oder zumindest lindern.

Das Ölziehen hat sich vor allem bewährt bei der Behandlung von
- Erkrankungen der oberen Luftwege wie Bronchitis, Husten, Halsschmerzen und Heiserkeit, Schnupfen
- Verschleimung der Kiefer-, Stirn- und Nebenhöhlen
- Zahn- und Zahnfleischerkrankungen, Zahnstein

Generell ist es eine wirksame Methode zur
- Entgiftung des Organismus
- Stärkung der Abwehrkräfte gegen Infekte
- Steigerung des körperlichen Wohlbefindens

In einzelnen Fällen wirkt das Ölziehen positiv auf
- rheumatische Erkrankungen
- Hauterkrankungen
- depressive Verstimmungen und nervöse Beschwerden

Angesichts der breit gestreuten Wirksamkeit sei es jedem empfohlen, selbst auszuprobieren, in welcher Form das Ölziehen zur eigenen Gesundheit beiträgt. Die Methode ist frei von schädlichen Nebenwirkungen; bitte beachten Sie jedoch die Hinweise zum Thema »Reinigungskrisen«.

ren-Beschwerden, Erkrankungen des Bewegungsapparates, Müdigkeit, Schlafstörungen, Entzündungen und Zahn- beziehungsweise Zahnfleischerkrankungen heilend wirkt.

In den verschiedenen Kommentaren und Interpretationen des Ölziehens wird darauf hingewiesen, daß die Kur nicht notwendigerweise mit Sonnenblumenöl durchgeführt werden muß, sondern daß auch Erdnußöl benutzt werden kann.

Aufgrund der weit verbreiteten Artikel aus *Natur und Medizin* und *Natur und Heilen* verwenden die meisten Menschen hierzulande für die Ölzieh-Kur Sonnenblumenöl. Wie Sie noch sehen werden, sind auch andere hochwertige kaltgepreßte Pflanzenöle für diese Form der Entgiftung geeignet.

Ausschlaggebend für die Wirksamkeit des Ölziehens ist also nicht die Verwendung von kaltgepreßtem Sonnenblumenöl. Das Ölziehen »funktioniert« ebenso mit hochwertigem Sesamöl oder Olivenöl oder sogar mit dem Gel der Aloe-Vera-Pflanze. Alle verwendeten Substanzen haben ihre Vorteile, und so steht es jedem offen, je nach Geschmack, Befindlichkeit und Jahreszeit das ihm angenehmste Material zu wählen.

Die Anwendung mit Sonnenblumenöl

Alles, was Sie zum Ölziehen brauchen, ist ein gutes kaltgepreßtes Sonnenblumenöl, möglichst aus biologischem Anbau. In vielen Supermärkten und Drogerieketten werden Sie das passende Öl finden, natürlich auch in jedem Naturkostladen oder Reformhaus.

Auf nüchternen Magen (d. h. auch *vor* dem Zähneputzen) nehmen Sie morgens einen Eßlöffel Sonnenblumenöl in den Mund. Sie beginnen dann, das Öl langsam im Mund zu bewegen, es zu kauen und zwischen den Zähnen hin und her zu ziehen. Spülen Sie den Mund auf diese Weise für etwa zehn bis fünfzehn Minuten. Danach spucken Sie das Öl aus und spülen es im Abfluß von Waschbecken oder Toilette fort. Wenn Sie ein Gebiß oder eine Brücke tragen, sollten Sie den Zahnersatz vor dem Ölziehen herausnehmen.

Während des Ölziehens werden Sie zuerst bemerken, daß sich das Öl für eine kurze Zeit dickflüssiger anfühlt. Bald wird es jedoch durch die Einwirkung des Speichels dünnflüssig.

Die angegebene Zeitdauer von zehn bis fünfzehn Minuten ist ein grober Anhaltspunkt. Zu Beginn könnte es sein, daß Sie bereits nach beispielsweise fünf Minuten das Bedürfnis haben, das Öl wieder auszuspucken. Folgen Sie diesem Impuls, und halten Sie sich nicht sklavisch an eine vorgegebene Zeitdauer. Ihre spontanen Körperreaktionen folgen einer inneren Weisheit. Und für den Anfang könnte es in Ihrem individuellen Fall ausreichend sein, das Ölziehen nur sehr kurz zu praktizieren.

Demgegenüber können Sie auch das Bedürfnis haben, das Ölziehen bis zu zwanzig Minuten durchzuhalten. Auch das ist in Ordnung. Horchen Sie auf die feinen Signale Ihres Körpers und Ihre Intuition, um das für Sie Bekömmliche und Nützliche herauszuspüren und in die Tat umzusetzen.

Das Gesagte gilt auch für die Menge des in den Mund genommenen Öls. Wenn Sie sich anfangs noch unsicher sind oder das Ölziehen trotz leichter Ekelgefühle ausprobieren wollen, können Sie auch nur einen Teelöffel Öl im Mund schlürfen. Für die meisten ist jedoch ein Eßlöffel Öl die ideale Menge zum Ölziehen am Morgen.

Wenn Sie das Öl nach durchschnittlich zehn bis fünfzehn Minuten ausspucken, erkennen Sie, daß es sich nicht nur in der Konsistenz, sondern auch in der Farbe verändert hat. Das Öl ist unter der Einwirkung des Speichels dünnflüssig und weißlich–gelb oder ganz weiß geworden. Mit Hilfe eines Mikroskops lassen sich Bakterien und Krankheitserreger nachweisen. Das Öl hat offensichtlich für den Körper schädliche Stoffe gebunden. Auf leichte, rasche Weise können sie nun ausgeschieden werden.

Das im Mund befindliche Öl darf also nicht heruntergeschluckt werden. Die Wirksamkeit des Ölziehens beruht ja gerade auf der Entgiftung über die Mundschleimhaut mit Hilfe dieses Trägermaterials Öl. Falls Sie aber aus Versehen das ganze Öl heruntergeschluckt haben oder Ihnen ein bißchen davon die Kehle heruntergelaufen ist, müssen Sie nicht in Panik geraten. Das, was sich zu diesem Zeitpunkt in dem Öl befunden hat, war kurz zuvor Bestandteil Ihres eigenen Körpers. Sie haben schlimmstenfalls Ihre Entgiftungsanstrengung zunichte gemacht; das ist aber auch alles. Wenn Ihnen ein solches Mißgeschick jedoch fast bei jedem Mal geschieht, sollten Sie sich vielleicht nach einer anderen Methode des Entgiftens und Entschlackens umsehen. Offensichtlich »stimmt« das Ölziehen dann nicht für Sie. Es könnte allerdings auch sein, daß Sie beim Ölziehen zu viele Dinge nebenher tun, von den Familienmitgliedern abgelenkt sind oder Ihnen die verschiedensten Gedanken durch den Kopf gehen. In diesem Fall brauchen Sie vielleicht nur dafür zu sorgen, daß Sie das Ölziehen in einer ruhigen, konzentrierten meditativen Haltung durchführen und sich gegebenenfalls dabei hinsetzen.

Wenn Sie das Gefühl haben, daß das Öl lange genug im Mund bewegt worden ist, dann spucken Sie es aus – in den Ausguß des Waschbeckens oder in die Toilette. Die ausgespuckte Flüssigkeit ist zwar zu diesem Zeitpunkt mit körpereigenen Schadstoffen angereichert, jedoch keinesfalls Sondermüll, wie es manche überzogene Warnungen suggerieren. Sie verseuchen also nicht Ihr Waschbecken in bedenklichem Maße, wenn Sie das Öl in den Ausguß spucken und das Becken danach mit normalen Mitteln reinigen, falls etwas danebengelaufen sein sollte.

Wenn das Öl draußen ist, spülen Sie den Mund mit warmem Wasser gründlich aus und putzen sich anschließend die Zähne.

Idealer Zeitpunkt für das Ölziehen ist der Morgen. Sie können jedoch auch jeweils vor der Mittags- oder Abendmahlzeit auf nüchternen Magen mit Öl spülen. Eine andere Möglichkeit ist, morgens vor dem Aufstehen und abends vor dem Schlafengehen das Ölziehen zu praktizieren. Probieren Sie aus, was Ihnen am besten bekommt. Wenn Sie akut an einer Erkältung leiden oder erste Anzeichen einer Halsentzündung spüren, mag es sinnvoll sein, mehrmals am Tag mit Hilfe des Sonnenblumenöls zu entgiften. Für das routinemäßige Ölziehen zur Gesundheitspflege könnte es Ihnen reichen, das Ölziehen zum festen Bestandteil Ihrer Morgentoilette zu machen.

Denken Sie jedoch immer daran, das Ölziehen nur mit leerem Magen zu praktizieren.

Das Ölziehen – die einzelnen Schritte

- Besorgen Sie sich ein kaltgepreßtes Pflanzenöl, vorzugsweise Sonnenblumen- oder Sesamöl.
- Nehmen Sie auf nüchternen Magen etwa einen Eßlöffel voll Öl in den Mund.
- Bewegen Sie das Öl in ruhigen Bewegungen im Mund: »Kauen« Sie es, und ziehen Sie es zwischen den Zähnen hindurch.
- Praktizieren Sie das Ölziehen für ungefähr fünfzehn Minuten.
- Spucken Sie das Öl aus, schlucken Sie nichts davon herunter.
- Spülen Sie den Mund gründlich mit Wasser aus, und putzen Sie sich die Zähne.

Reinigungskrisen – Was tun, wenn es zu heftigen Reaktionen des Körpers kommt!

Wenn Sie mit dem Ölziehen beginnen, kann es durchaus sein, daß Ihr Körper sehr heftig auf den damit eingeleiteten Entgiftungsprozeß reagiert. Oftmals stellt sich bei dieser Gelegenheit auch heraus, daß der Betroffene beispielsweise an mehreren Entzündungsherden gleichzeitig leidet, die nun nacheinander empordrängen, um endlich ausgeheilt zu werden. Die Symptome ähneln krankhaften Veränderungen wie zum Beispiel Hautausschlag, Fieber oder Schleimabsonderungen, doch verbirgt sich dahinter eine durch das Ölziehen geförderte Reinigungskrise. Sie markiert die Rückkehr zu Gesundheit, Wohlbefinden und Gleichgewicht. Der Körper nimmt die sich ihm bietende Gelegenheit, Stoffwechselschlacken loszuwerden, in vehementer Weise an und versucht, sich tiefgreifend zu reinigen.

Aus diesem Grund wird allgemein empfohlen, das Ölziehen auch dann fortzusetzen, wenn es scheinbar zunächst zu einer Verschlimmerung kommt. Am besten wäre es, mit der Ölzieh-Kur fortzufahren und den Körper zusätzlich bei seiner Reinigungsarbeit zu unterstützen – etwa durch genügend Schlaf, leichte Kost, viel Bewegung und frische Luft sowie ausreichend Zeit für Entspannung, Meditation und die schönen Dinge des Lebens. Würde man den durch die Ölzieh-Kur soeben geöffneten »Reinigungskanal« verstopfen – womöglich mit Medikamenten, die die störenden Symptome unterdrücken –, kann es sein, daß sich der Körper eine andere Form sucht, um sich von Ballast zu befreien, und dabei an anderer Stelle noch unangenehmere Symptome entwickelt.

Eine heftige körperliche Reaktion auf das Ölziehen ist also prinzipiell ein gutes Zeichen. Sie deutet darauf hin, daß die Selbstheilungskräfte mobilisiert sind und der Körper einen vitalen Schritt in Richtung Gesundung tut. Ähnliche Reaktionen werden auch als Erstverschlimmerung in der homöopathischen Behandlung erlebt oder treten beim Heilfasten auf. Hier sind sie ebenfalls Bestandteil des Gesundungsprozesses.

Dennoch ist Vorsicht geboten, um sich nicht zu überfordern. Wenn Sie bislang dreimal täglich das Ölziehen praktiziert haben, könnte es beispielsweise nun ratsam sein, sich auf das Spülen nach dem Aufstehen am Morgen zu beschränken.

In sehr seltenen Fällen könnte es sein, daß durch das Ölziehen Zahnfüllungen, Inlays und Kronen locker werden oder herausfallen. Wahrscheinlich tritt dieser ärgerliche Nebeneffekt besonders dann auf, wenn die Füllungen bereits nicht mehr fest im Zahn saßen. Auch andere Faktoren wie Entzündungen und Materialunverträglichkeit können dabei eine Rolle spielen.

Wenn Sie Zweifel haben und unsicher sind, ob Sie mit dem Ölziehen fortfahren sollen, oder wenn Sie unter sehr unangenehmen Begleiterscheinungen leiden, sollten Sie unbedingt ärztlichen Rat einholen. Gut wäre es, wenn Sie sich von einem naturheilkundlich orientierten Mediziner, Heilpraktiker oder aufgeschlossenen Hausarzt unterstützen lassen, der die Ölzieh-Kur nicht sofort als Quacksalberei beiseite wischt.

Doch ob Schulmedizin oder »sanfte« Naturheilkunde – letztlich sollten Sie den Arzt oder Heilpraktiker konsultieren, zu dem Sie Vertrauen haben, der Ihnen zuhört und von dem Sie sich in jeder Hinsicht gut behandelt fühlen. Viele Schulmediziner haben inzwi-

schen ein offenes Ohr für die Methoden der Ganzheitsmedizin und
sind bereit, auch von ihren Patienten dazuzulernen.

[1] Im Jahr 1991 erschienen zwei in etwa gleichlautende Übersetzungen des
Beitrags von Dr. F. Karach. Wegen des großen Publikumsinteresses wurden
beide zu einem späteren Zeitpunkt nochmals abgedruckt (siehe auch Lite-
raturverzeichnis): »Heilung durch Sonnenblumenöl«, in: Boes, Sonnenblumenöl. Bonn, 2. Aufl. 1997 (Natur und Medizin, Patientenratgeber 14) und
»Frank, Die Öltherapie«, in: Natur und Heilen, Heft 8/1996.

Quellennachweis

    Enterprises Inc.), © der deutschsprachigen Ausgabe 1997 by Wilhelm
    Goldmann Verlag, München

Ruediger Dahlke: »Wer soll fasten?«, aus: *Bewußt Fasten;* © 1980 by Urania
    Verlags AG, Neuhausen

Irene Dalichow & Mike Booth: »Aura-Soma«, aus: Irene Dalichow & Mike
    Booth unter Mitarbeit von Claudia Booth, *Das Aura-Soma-Praxisbuch;* ©
    1995 by Wilhelm Goldmann Verlag, München

Marilyn Diamond & Donald B. Schnell: »Natürliche Ernährung«, aus: *Fitonics*
    fürs Leben (aus dem Amerikanischen von Karin Miedler, Cäcilie Plienin-
    ger und Cornelia Stoll); © 1996 by Fitonics Inc. (Avon Books, New York),
    © der deutschsprachigen Ausgabe 1997 by Wilhelm Goldmann Verlag,
    München

Alan Forman & Stephan Niederwieser: »Schwarzkümmel gegen körperliche
    Streßsymptome«, aus: *Heilen mit Schwarzkümmel;* © 1998 by Wilhelm
    Goldmann Verlag, München

Stephen Fulder: »Ginseng und Alter«, aus: *Das Buch vom Ginseng* (aus dem
    Englischen von Ursula Bischoff); © 1980, 1990, 1993 by Stephen Fulder
    (Healing Arts Press, Rochester/Vermont), © der deutschsprachigen Aus-
    gabe 1995 by Wilhelm Goldmann Verlag, München

Avi Grinberg: »Fußdiagnose«, aus: *Fuß-Diagnose* (aus dem Amerikanischen
    von Monnica Hackl); © 1993 by The Grinberg Method Holland B. V.
    (Samuel Weiser, York Beach/Maine), © der deutschsprachigen Ausgabe
    1996 by Wilhelm Goldmann Verlag, München

Elson M. Haas: »Das Entgiftungsprogramm«, aus: *Das Entgiftungsprogramm*
    (aus dem Amerikanischen von W. M. Riegel); 1996 by Elson M. Haas
    (Celestial Arts Publishing, Berkeley/Kalifornien), © der deutschsprachigen
    Ausgabe 1998 by Wilhelm Goldmann Verlag, München

Wanja von Hausen: »Zigeunermedizin gegen Erkältungskrankheiten«, aus: *Die*
    geheimen Rezepte der Zigeunermedizin; © 1986 by Verlag Orac GesmbH
    & Co.KG, Wien

Louise L. Hay: »Heiler, heile dich selbst«, aus: Richard Carlson & Benjamin
    Shield (Hrsg.), *Was ist Heilen?* (aus dem Amerikanischen von Ursula
    Fassbender); © Richard Carlson & Benjamin Shield (Jeremy P. Tarcher,
    Los Angeles), © der deutschsprachigen Ausgabe 1992 by Kösel Verlag,
    München

Anita Höhne: »Heiltees gegen Schwäche und Schwindelzustände«, aus: *Heiltees;* © 1986 by Ariston Verlag, Genf/München

Hans Höting: »Eigenharntherapie«, aus: *Lebenssaft Urin;* © 1994 by Wilhelm Goldmann Verlag, München

Hans Höting: »Harndiagnose«, aus: *Heilkraft des Urins;* © 1997 by Wilhelm Goldmann Verlag, München

Cathy Hopkins: »Aromatherapie«, aus: *Aromatherapie* (aus dem Englischen von Ursula Rahn-Huber); © Cathy Hopkins (Thorsons, London), © der deutschsprachigen Ausgabe 1997 by Wilhelm Goldmann Verlag, München

Erich Keller: »Ätherische Öle gegen Frauenbeschwerden«, aus: *Das Handbuch der ätherischen Öle;* © 1989 by Wilhelm Goldmann Verlag, München

Julia Lawless: »Teebaumöl gegen Hauterkrankungen«, aus: *Das Tea-Tree-Öl* (aus dem Englischen von Diane von Weltzien); © 1994 by Julia Lawless (Thorsons, London), © der deutschsprachigen Ausgabe 1996 by Wilhelm Goldmann Verlag, München

Linda Lazarides: »Ernährungsbedingte Mangelerscheinungen«, aus: *Ernährungstherapie* (aus dem Englischen von Diane von Weltzien); © 1996 by Linda Lazarides (Thorsons, London), © der deutschsprachigen Ausgabe 1998 by Wilhelm Goldmann Verlag, München

Eric Meyer: »Homöopathie«, aus: *Das große Handbuch der Homöopathie* (aus dem Französischen von Virginie Puschmann); © 1989 by Ariston Verlag, Genf

Richard Moss: »Das Geheimnis der Ganzheit«, aus: Richard Carlson & Benjamin Shield (Hrsg.), *Was ist Heilen?* (aus dem Amerikanischen von Ursula Fassbender); © Richard Carlson & Benjamin Shield (Jeremy P. Tarcher, Los Angeles), © der deutschsprachigen Ausgabe 1992 by Kösel Verlag, München

Petra Neumayer: »Einsatzmöglichkeiten des Grapefruitkern-Extrakts«, aus: *Das Geheimnis im Grapefruitkern;* © 1997 by Wilhelm Goldmann Verlag, München

Petra Neumayer: »Die Heilkraft von Algen«, aus: *Algen;* © 1998 by Wilhelm Goldmann Verlag, München

Leila Parker: »Kinesiologie«, aus: Leila Parker & Wulfing von Rohr, *Das Praxisbuch der Kinesiologie;* © 1996 by Wilhelm Goldmann Verlag, München, © der englischsprachigen Rechte 1996 by Leila Parker

Hans Piper: »Selbstbehandlung mit biologischen Heilmitteln«, aus: *Medizin ohne Nebenwirkungen;* © 1997 by Wilhelm Goldmann Verlag, München

Lori Reid: »Handdiagnose«, aus: *Die Hand* (aus dem Englischen von Gerda Bean); © 1993 by Lori Reid (Thorsons, London), © der deutschsprachigen Ausgabe 1994 by Scherz Verlag Bern/München/Wien

Wally & Jenny Richardson: »Die Heilenergie des Kristallquarz«, aus: Wally & Jenny Richardson übermittelt durch Lenora Huett, *Die geistigen Heilkräfte der Edelsteine* (aus dem Amerikanischen von Susanne Harrington); © by Wallace G. Richardson (De Vorss & Co. Publishing), © der deutschsprachigen Ausgabe 1990 by Aquamarin Verlag

Mechthild Scheffer: »Edward Bach«, aus: Mechthild Scheffer unter Mitarbeit von Irina Mamula, *Die praktische Anwendung der Original Bach-Blütentherapie;* © 1993 by Wilhelm Goldmann Verlag, München

Ernst Schrott: »Der Ayurveda«, aus: Dr. Med. Ernst Schrott unter Mitarbeit von Birgit Frohn, *Ayurveda für jeden Tag;* © 1994 by Mosaik Verlag, München

Maria Szabó: »Johanniskraut und Depression«, aus : *Johanniskraut;* © 1998 by Wilhelm Goldmann Verlag, München

Andrew Weil: »Primum non nocere – vis medicatrix naturae«, aus: *Heilung aus eigener Kraft* (aus dem Amerikanischen von Anni Pott); © 1995 by Andrew Weil (Alfred Knopf, New York), © der deutschsprachigen Ausgabe 1995 by C. Bertelsmann Verlag, München

Rainer Wellbaum: »Die freiwerdenden Kräfte beim Heilfasten«, aus: *Heilfasten mit Leib und Seele;* © 1989 by Mosaik Verlag, München, © 1998 by Wilhelm Goldmann Verlag, München

Jeremiah & Catherine Weser: »Irisdiagnose«, aus: *Deine Augen: Das Tor zur Seele* (aus dem Englischen von Marion B. Kroh); © 1989 by Jeremiah & Catherine Weser, © der deutschsprachigen Ausgabe 1990 by Wilhelm Goldmann Verlag, München

Harald Wiesendanger: »Geistheiler – Hoffnung für Millionen«, aus: *Das große Buch vom geistigen Heilen;* © 1994 by Scherz Verlag Bern/München/Wien

Katharina Wolfram: »Entgiftung mit Sonnenblumenöl«, aus: *Die Ölzieh-Kur;* © 1997 by Wilhelm Goldmann Verlag, München